Eloges des professionnels d

« Je recommande fortement le programme naturel relatif au traitement de la scoliose du Dr Kevin Lau, chiropraticien, ce dernier s'avère être une alternative plus sûre et plus efficace au conventionnel port du corset et à la chirurgie qui sont généralement recommandés. Je suis très impressionné par les résultats que j'ai pu observer ! Je recommande à chaque spécialiste de la colonne vertébrale de lire ces informations.»

— Dr Alan Kwan, Directeur médical en ostéopathie

« En tant que chirurgien orthopédique, je ne recommande des traitements chirurgicaux pour soigner les scolioses qu'en dernier recours. La plupart des patients atteints de scoliose ne présentent pas les critères d'un candidat à la chirurgie et devraient donc se tourner vers des mesures plus conservatrices. Le programme du Dr Kevin Lau, chiropraticien est une alternative sûre et indolore pour les patients atteints de scoliose et a beaucoup de valeur. Je recommande donc d'expérimenter le programme non chirurgical de correction de la scoliose de Kevin Lau, D.C. »

— Dr Gul Keng, Docteur en médecine, Chirurgien orthopédique

Témoignages de patients

«Le Dr Kevin Lau présente les faits de façon logique et rationnelle. J'ai apprécié le fait que ses conseils étaient faciles à suivre et relativement simples. Je n'ai pas eu besoin de plus de temps, d'efforts ou de budget pour réinventer mon régime alimentaire. J'ai juste besoin d'être plus attentive aux proportions et à ma consommation nutritive. Il avait raison de dire qu'un tel régime ne me ruinerait pas. C'est pourquoi je vous remercie, Kevin Lau, de fournir à des lecteurs tels que moi des idées aussi précieuses et pratiques. »

— Wendy Y.

« Au début, j'étais vraiment sceptique quant au programme de traitement de la scoliose du Dr Kevin Lau, notamment en ce qui concerne le niveau de graisses inclus dans le régime alimentaire. Mais j'ai quand même tenté l'expérience. Quatre semaines après le début du régime, j'ai commencé à en constater les bénéfices. Mon énergie est remontée, la douleur dans mon dos a disparu, je peux dormir toute une nuit sans me réveiller, je n'ai plus de forte envie de chocolat ou de cheese-cake, je me sens vraiment bien et j'ai perdu 3 kilogrammes sans effort. »

— Isla W.

« Mes problèmes de dos ont été un fardeau pour moi pendant plus de 20 ans. Je pensais que cela avait un rapport avec une mauvaise posture ou que c'était dû à mon travail. L'acupuncture et les massages ne m'ont soulagée que temporairement. Six mois après avoir fait une radiographie, j'ai commencé mon traitement avec le Dr Kevin Lau. Les résultats ont dépassé toutes mes espérances, une amélioration de 8 degrés au niveau du thorax et 12 degrés au niveau des lombaires, j'ai également grandi de 1 centimètre. »

— Lucy K.

« Le Dr Kevin Lau est un homme au grand cœur, il comprend les problèmes et les douleurs endurés par ses patients. Il se met en quatre pour les soigner. Il est soucieux de ses patients et surveille leurs progrès constamment. Après avoir suivi le programme du Dr Kevin Lau, j'ai réalisé que mes problèmes de dos et de santé s'étaient améliorés. Ma condition générale s'était également améliorée. Enfin, j'ai trouvé quelqu'un capable de m'aider à atténuer mes problèmes de dos. »

— Christie C.

« Pour moi, toute cette expérience de traitement signifiait bien plus que la simple correction de 15 degrés au niveau de ma colonne. Je me suis sentie très chanceuse, et j'ai appris à croire que peu importe le problème, il y a toujours une solution. Sachant que, d'après une estimation très générale, la scoliose s'aggrave d'un degré par an chez l'adulte, ces améliorations ont peut-être sauvé quinze ans de ma vie… même si ce n'est pas autant, je suis sincèrement reconnaissante de ces résultats. »

— Cher C.

« Enfin ! J'étais en bonne santé et je ne ressentais plus de douleur, le savoir qu'il m'a offert m'a permis d'acquérir un niveau de santé et de bien-être que je n'aurais jamais cru pouvoir atteindre. »

— Alisa L.

« Encore plus impressionnant est le fait que, après ma thérapie, Kevin Lau a sollicité les radiographies qui ont montré que j'étais parvenu à renverser la dégénérescence au niveau de mon disque vertébral déficient. Je suis vraiment impressionné par le programme de Kevin Lau. J'admets que j'étais un peu sceptique au début, mais les résultats obtenus m'ont vraiment convaincu ! Merci, Kevin Lau! »

— Andre Z.

DR. KEVIN LAU

VOTRE PROGRAMME POUR LA

PRÉVENTION

ET LE TRAITEMENT NATUREL DE LA SCOLIOSE

Le programme et le manuel ultimes pour une colonne vertébrale plus forte et plus droite.

La 4e édition

ScolioLife™

ScolioLife™

Dr Kevin Lau
302 Orchard Road #10-02A,
Tong Building (Rolex Centre),
Singapore 238862.

Pour plus d'informations sur le DVD d'exercices, le livre audio et l'application pour iPhone ScolioTrack, visitez:

www.Scoliolife.com
www.ScolioTrack.com

Imprimé aux Etats-Unis

ISBN: 9789810994495

A propos de l'auteur

Kevin Lau, Docteur en Chiropratique, est diplômé de l'université RMIT de Melbourne en Australie et du Clayton College en Alabama aux Etats-Unis. Il a associé une éducation universitaire à toute une vie de pratique de la médecine naturelle et préventive. Son approche consiste en un traitement holistique du corps, de l'esprit et de l'âme.

Après être venu en aide à des centaines de patients atteints de scoliose et de nombreuses autres maladies, le Dr Kevin Lau a fait des découvertes novatrices qui ont permis d'établir, sans le moindre doute, les mérites du traitement non-chirurgical de la scoliose.

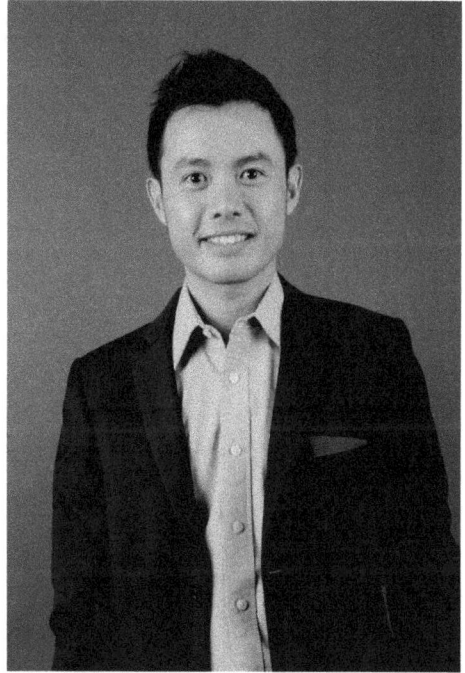

Croyant fortement à l'idéologie selon laquelle la santé et la maladie dépendent de notre propre volonté, les principaux fondements du Dr Kevin Lau découlent des expériences de sa propre vie. Ses patients viennent de tous les milieux et incluent de jeunes enfants comme des patients de 90 ans. Le journal « Straits Time Newspaper » a décerné au Dr Kevin Lau le « Best Healthcare Provider Award ».

Au fil de sa carrière et en se basant sur ses expériences, le Dr Kevin Lau est devenu un expert du traitement des patients atteints de scoliose, de diabète, de dépression, d'arthrose, d'hypertension artérielle, de maladies cardiaques, de douleurs chroniques cervicales et lombaires, de fatigues chroniques, ainsi que de nombreuses autres « maladies modernes ».

Le Dr Kevin Lau est convaincu que les meilleurs remèdes au monde viennent tout droit de la nature et qu'ils ne peuvent être produits et commercialisés en masse par un laboratoire.

SOSORT

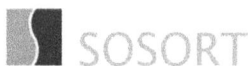

SOCIÉTÉ INTERNATIONALE SUR LE TRAITEMENT ORTHOPÉDIQUE ET RÉHABILITATION DE LA SCOLIOSE

En reconnaissance de sa contribution
aux soins et aux traitements conservateurs de la scoliose,

Kevin LAU, DC
Singapour

Est par la présente déclaré
Membre Associé de la SOSORT en 2012

Stefano Negrini, MD,
Italie, Président

Patrick Knott, PhD, PA-C,
Secrétaire Général

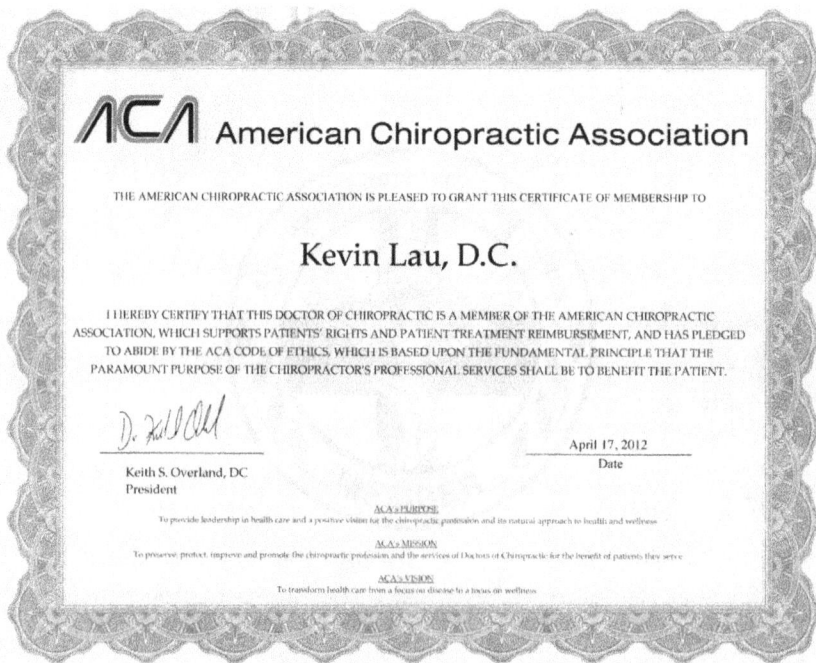

ACA American Chiropractic Association

THE AMERICAN CHIROPRACTIC ASSOCIATION IS PLEASED TO GRANT THIS CERTIFICATE OF MEMBERSHIP TO

Kevin Lau, D.C.

I HEREBY CERTIFY THAT THIS DOCTOR OF CHIROPRACTIC IS A MEMBER OF THE AMERICAN CHIROPRACTIC ASSOCIATION, WHICH SUPPORTS PATIENTS' RIGHTS AND PATIENT TREATMENT REIMBURSEMENT, AND HAS PLEDGED TO ABIDE BY THE ACA CODE OF ETHICS, WHICH IS BASED UPON THE FUNDAMENTAL PRINCIPLE THAT THE PARAMOUNT PURPOSE OF THE CHIROPRACTOR'S PROFESSIONAL SERVICES SHALL BE TO BENEFIT THE PATIENT.

Keith S. Overland, DC
President

April 17, 2012
Date

ACA's PURPOSE
To provide leadership in health care and a positive vision for the chiropractic profession and its natural approach to health and wellness

ACA's MISSION
To preserve, protect, improve and promote the chiropractic profession and the services of Doctors of Chiropractic for the benefit of patients they serve

ACA's VISION
To transform health care from a focus on disease to a focus on wellness

---

Il est un membre de "International Society On Scoliosis Orthopedic and Rehabilitation Treatment (SOSORT), la société internationale leader dans le traitement conservatif des déformations de la colonne vertébrale, ainsi que de l'Association Américaine de Chiropratique (ACA), la plus grande association professionnelle des Etats Unis.

Mon histoire

J'ai grandi en vivant une vie très heureuse et saine, insouciant des défis que ma santé était sur le point de m'imposer. A l'âge de 14 ans, je commençais à travailler dans un fast-food où mon unique nourriture était composée de burger et de frites. Je buvais des litres de sodas et de milk-shakes comme si c'était de l'eau. Pourtant peu importe ce que j'ingérais, je ne prenais jamais un gramme. J'ai commencé à remarquer l'apparition d'acné prononcée sur mon visage, ce qui m'a particulièrement complexé. J'ai alors testé tous les produits de soins du visage disponibles, lotions et crèmes comprises.

Plus tard, quand j'ai déménagé pour étudier la chiropratique, ma santé a commencé à réellement se détériorer, allant de mal en pis. A l'âge de 21 ans, j'étais devenu malade chronique et dépressif clinique.

Loin des bons petits plats de ma mère, je consommais des plats tout-prêts et je mangeais directement dans les boîtes de conserves, je prenais tout ce qui pouvait me remplir l'estomac, sans me ruiner. Je me rappelle encore de la première fois où je suis allé au supermarché, ignorant le rayon des fruits et légumes et me dirigeant directement vers les nouilles instantanées, les céréales gorgées de sucres et les barres énergétiques. Ma peau s'est alors progressivement détériorée, mais à cette époque, je n'avais pas fait le lien entre mon alimentation et ma santé. Mon acné s'est ensuite tellement détériorée que je suis allé voir un médecin qui m'a immédiatement prescrit des antibiotiques.

Les antibiotiques ont été efficaces au début, mais je devais continuer le traitement sous peine de voir ma peau se détériorer de nouveau. Plusieurs années de dépendance continue aux antibiotiques m'ont marqué de façon permanente et m'ont rongé de problèmes digestifs. Je me sentais fatigué et exténué en permanence, ressentant le besoin de dormir toute la journée. Intérieurement, je savais que quelque chose n'allait pas dans mon système. Ma concentration et ma mémoire en souffrait. Je suis passé du statut d'élève abonné aux « A » à celui d'étudiant obtenant des « B » et même des « C ». Quand je repense à cette période, je comprends maintenant que la majorité de mes problèmes était une conséquence de ma naïveté et un manque de compréhension des principes basiques de la nutrition.

Les antibiotiques ne traitaient que les symptômes de l'acné et n'en soignaient pas la cause, qui elle était due à une mauvaise alimentation.

Puis quelque chose de spectaculaire est arrivé. Un jour, je me suis « réveillé » et mon esprit s'est éclairé. Ce fut un tournant dans ma vie, j'ai décidé de ne plus suivre les prescriptions qui m'avaient été faites et j'ai commencé à lire de manière assidue tous les écrits sur la santé au naturel.

A cette époque, je me suis beaucoup documenté, j'ai commencé à réaliser que tout ce que j'avais fait jusque là me menait vers un seul résultat : un empoisonnement lent de mon fonctionnement métabolique. J'étais devenu mon pire ennemi.

Une consommation irréfléchie de grandes quantités de graisses, de sucres, de préparations pharmaceutiques et la rigueur de mes études avaient commencé à causer beaucoup de dégâts sur mon esprit et mon corps, et me menaient doucement sur la voie de la maladie et de la dépression.

Ce fut comme un déclic. Je me trouvais à un carrefour important de ma vie lorsque je finissais mes études et m'embarquais vers mon ultime vocation : apprendre comment reconstruire mon corps et retrouver ma santé petit à petit au prix d'efforts répétés et de réflexion. Je me rappelle m'être demandé : Comment puis-je être un professionnel de la santé si je ne respire pas moi-même la santé.

Je suis alors devenu un exemple vivant pour mes patients. Ceux qui étaient particulièrement intéressés étaient les patients atteints de scoliose, car les médecines modernes n'arrivaient pas à soigner efficacement cette maladie. Les résultats que j'obtenais avec ces patients étaient alors tellement saisissants que j'étais moi-même convaincu de ma méthodologie. Presque instinctivement, je compris l'importance de mon travail, une méthode qui promettait une meilleure santé et donnait de l'espoir à des milliers de patients atteints de scoliose dans le monde entier.

Aujourd'hui, en tant que chiropraticien et nutritionniste, je suis plus convaincu que jamais que la scoliose peut être complètement guérie et traitée. A une époque, c'était peut-être une des maladies les plus difficiles et mystérieuses qui soit, mais aujourd'hui, grâce à l'application des principes nutritionnels que j'ai incorporés, la maladie peut être complètement éradiquée et son évolution inversée. Après avoir étudié les sciences nutritionnelles, j'ai été amené à comprendre que la nourriture seule a des propriétés curatives miraculeuses, capables de guérir, non seulement la scoliose, mais également une multitude d'autres maladies.

Avec le temps, j'ai lu pratiquement chaque mot écrit sur les méthodes traditionnelles et alternatives de guérison. Certains textes étaient captivants et profonds alors que d'autres étaient déroutants et contradictoires. Malgré tout, j'étais déterminé à me réformer complètement et j'ai alors commencé à effectuer quelques changements, petits certes mais significatifs, au niveau de mon comportement alimentaire et de mon mode de vie.

Etant mon propre patient, je me suis mis à suivre un régime quasi végétarien et à consommer 10 à 20 compléments alimentaires par jour, tout en réduisant de manière drastique ma consommation de sucres, d'aliments traités et de graisses. J'ai testé de nombreuses thérapies pendant cette phase, obtenant des résultats variés, des choses aussi excentriques que la guérison spirituelle et les lavements intestinaux. Je me suis tenu à cette routine pendant plusieurs années à la recherche de solutions pour une meilleure santé.

Étrangement, une majeure partie de mes journées, bien que je me sente toujours épuisé, déprimé et vidé, consistait à poursuivre tous mes efforts pour retrouver la santé, mettant en pratique tout ce que les connaissances conventionnelles nous conseillent contre ce qu'elles considèrent comme mauvais, comme réduire les graisses, manger moins de viandes et plus de légumes.

Pourtant mes progrès (ou plutôt leur absence) ne me satisfaisaient pas complètement. Je ne parvenais pas au résultat escompté.

Après le repas, je me sentais toujours fatigué, mentalement brumeux et ballonné. Mes problèmes digestifs me perturbaient au point où la nourriture était devenue mon ennemi. C'est à ce moment là que j'ai commencé à suivre un cours sur les Maîtres de la Nutrition Holistique, et que j'ai été inspiré et largement influencé par le travail et les écrits de pionniers en nutrition tels que le Dr Weston Price, le Dr Joseph Mercola et Bill Wolcott. J'admirais également d'autres auteurs qui avaient été guéris de maladies présumées incurables grâce à des thérapies nutritionnelles, là où les médicaments conventionnels et la chirurgie avaient échoué. Parmi eux, il y avait Gillian McKeith, une présentatrice télé et auteur de « You Are What You Eat », Mike Adams du site « NaturalNew.com » et Jordan Rubin, auteur de « The Makers Diet ».

Grâce à leur enseignement, j'ai peu à peu appris à incorporer des aliments complets dans mon alimentation, je me suis mis à manger en prenant en considération mon Metabolic Type© et je me suis mis à consommer beaucoup de probiotiques préparés comme le yaourt et le kéfir.

Alors que je commençais à maîtriser davantage ces fondamentaux, j'ai découvert que j'étais génétiquement « programmé » à appartenir au groupe de type protéines et que l'abus de compléments synthétiques n'aiderait pas. En effet, cela ne faisait qu'empirer mon état de santé. A ce stade, j'avais appris à lire entre les lignes des battages marketing des fabricants de nourriture et de compléments alimentaires. Et j'ai commencé à écouter mon corps.

Je réalisais l'importance du fait de réduire ma consommation de céréales et de sucres dans mon régime alimentaire et je commençais à manger davantage de protéines et de graisses. Finalement, après tout ceci et bien plus encore, j'ai compris la signification de l'adage bien connu « La nourriture de l'un est le poison de l'autre. »

Doucement mais sûrement, chaque nouveau changement que j'introduisais dans mon régime alimentaire contribuait, au fil des repas, à rétablir et améliorer ma santé. Je ne me sentais plus ni fatigué, ni endormi ou dans un état comateux après mes repas. Au lieu de cela, je commençais à me sentir extrêmement stimulé et également plein d'énergie, de calme et de sérénité.

Encouragé par cette expérience, je décidais finalement de consacrer ma vie à explorer, acquérir et partager davantage d'informations essentielles sur la nutrition, la maladie, la santé et la guérison de mes patients qui devaient parcourir de longues distances pour venir chercher mes conseils.

Portez-vous bien,

Dr. Kevin Làu

Remerciements

Ce livre est dédié à ma famille et à mes patients, dont l'amour, le soutien et l'inspiration m'ont permis de mieux comprendre le lien qui existe entre les mécanismes de la colonne vertébrale et une santé optimisée.

Remerciements additionnels

Nigel O'Brien (Graphiste, Royaume-Uni) - Qui a travaillé sans relâche pour rendre uniques la première et la quatrième de couverture de ce livre.

Gisele Malenfant (Graphiste, Canada) - Pour avoir conçu la mise en page et m'avoir donné de multiples conseils afin de rendre le livre plus facile à lire et d'améliorer la qualité artistique générale.

Kathy Bruins (Editrice, Etats-Unis) - Pour son perfectionnisme constant et son attention continue aux détails.

Jacqueline Briggs (Illustratrice, Etats-Unis) - Pour les merveilleuses illustrations du livre et son aide pour m'aider à exprimer mes idées grâce au pouvoir des images.

Darren Stephen Lim et Jason Chee (Coachs privés, Singapour) - Pour avoir présenté visuellement les exercices contenus dans ce livre et ainsi facilité la compréhension des lecteurs.

Jericho Soh Chee Loon (Photographe, Singapour) - Pour toutes les photographies professionnelles des exercices.

Julia Pinlet (Traductrice, Canada) - Pour le travail consciencieux qu'elle a fourni à la traduction de ce livre destiné aux lecteurs francophones à travers le monde. Tous mes remerciements pour son professionnalisme et son dévouement pour la cause des personnes atteintes de scoliose.

Déborah Ilhe (Correctrice, Paris) - Pour l'attention appliquée qu'elle a portée à la relecture du manuscrit.

Je souhaiterai également remercier les nombreux scientifiques et cliniciens dévoués dont le travail m'a inspiré et a contribué au mien.

Conseils pour lire et créer votre propre programme de correction de la scoliose

I l y a beaucoup d'informations concentrées dans ces pages ! Vous serez content de trouver de nombreuses réponses aux problèmes liés à votre scoliose - mais vous risquez également d'être inondé, voire dépassé, par toutes les choses à savoir et à faire au début du programme. Pas d'inquiétude, tout va se mettre en place au fur et à mesure lorsque vous suivrez les autoévaluations et le guide pas à pas, divisé entre niveau débutant et niveau avancé, que vous trouverez à la fin du livre.

Je vous suggère de lire ce livre jusqu'au bout, en surlignant et en notant les idées et gestes que vous considérez les plus importantes. La colonne libre sur le côté de chaque page est destinée à recevoir vos commentaires. Une fois que vous aurez terminé le livre et que vous aurez commencé le régime ainsi que le programme d'exercices, relisez-le à nouveau et surlignez d'une couleur différente, car vous aurez un autre point de vue.

"*Dans la bouche de l'insensé est une verge pour son orgueil, mais les lèvres des sages les gardent.*"

— *Proverbes 14:3*

Table des matières

Partie 1 — Ce que nous connaissons actuellement de la scoliose

1. L'avenir du traitement de la scoliose 21

2. Qu'est-ce que la scoliose ? 29

3. Les options actuelles pour le traitement de la scoliose 47

4. Ne pas définir les soins à partir des symptômes 67

5. Antagonisme entre le corps humain et les régimes alimentaires modernes 87

Partie 2 — Un programme nutritionnel pour une meilleure santé et pour lutter contre la scoliose

6. Existe-t-il un lien entre la nutrition et la scoliose ? 109

7. Introduction aux aliments fermentés 121

8. Les glucides essentiels 141

9. Les protéines, composantes du corps 153

10. La vérité sur les graisses 163

11. Les nutriments pour la santé des os et des articulations 175

Partie 3 — Exercices correctifs contre la scoliose

12. Comment fonctionne votre colonne vertébrale ? 207

13. Exercices d'amélioration de la posture 223

14. Etirements pour équilibrer le corps 231

15. Bâtir son noyau corporel 257

16. Exercices d'alignement corporel 279

17. Yoga pour Scoliose 297

18. Pilates pour scoliose 319

19. Vivre avec la scoliose 331

20. Faire la synthèse 359

21. Outils pour le lecteur 367

Partie 1

Ce que nous connaissons actuellement de la scoliose

CHAPITRE I

L'avenir du traitement de la scoliose

" *Votre vie est entre vos mains, pour en faire ce que vous souhaitez* "

— **John Kehoe**

D'aussi loin qu'elle s'en souvienne, Lucy Koh souffrait de problèmes de dos chroniques. Elle en souffrait peut-être depuis près de 20 ans. Aujourd'hui âgée de 54 ans, Lucy pensait que sa souffrance venait de son travail, peut-être à cause d'une mauvaise posture et d'un style de vie sédentaire. Elle rencontra des douzaines d'acupuncteurs et de masseurs professionnels. Ils lui apportèrent un confort temporaire, mais la douleur revenait toujours la tourmenter dès qu'elle interrompait le programme.

Au fil du temps, son état se mit à se détériorer et il lui arrivait parfois de sentir une sensation de picotements et d'intense engourdissement dans le bras gauche et les doigts. Alarmée, elle décida finalement de consulter un chirurgien orthopédique.

Après plusieurs sessions douloureuses de tractions et d'autres exercices avec le thérapeute, un chirurgien l'examina et la laissa partir, considérant que son état était probablement dû à une dégénération musculaire progressive ayant entraîné le coincement d'un nerf. Au-delà de cela, il n'était pas en mesure d'identifier le problème. Malgré tout, il suggéra la chirurgie en dernier recours.

Lucy comprit les risques liés à une telle opération et refusa de prendre en compte les recommandations des docteurs orthopédiques. Elle se résigna plus ou moins à vivre avec cette douleur, lorsqu'un matin, elle jeta un coup d'œil sur une annonce pour un séminaire présenté par un chiropraticien nommé Kevin Lau. Par curiosité plutôt que par conviction, elle alla à la rencontre du Dr Kevin Lau.

Il l'examina et l'envoya faire une radiographie. Le rapport confirma les doutes du Dr Kevin Lau, Lucy avait une scoliose. Comme c'était la première fois que quelqu'un avait correctement diagnostiqué son problème, un peu sceptique au début, Lucy commença son traitement avec le Dr Kevin Lau. Au départ, elle assista aux sessions chaque semaine et après six mois, sur la suggestion du Dr Kevin Lau, elle fit une seconde radiographie.

Le résultat ? Au delà de ses attentes les plus folles. Sa scoliose s'était améliorée de 8 degrés au niveau du thorax et de 12 degrés dans la région lombaire, et pour couronner le tout elle avait grandi d'un centimètre, mesure prise par son docteur lors d'une visite routinière pour un bilan de santé à l'hôpital.

Le Dr Kevin Lau l'avait en effet habilement guidée à travers une désintoxication complète et un programme de régime alimentaire individualisé. Un an plus tard, une autre série de tests fut réalisée et cette fois, il s'avéra que le traitement et les changements proposés par le Dr Kevin Lau n'amélioraient pas uniquement le problème initial de Lucy, à savoir sa scoliose, mais également son diabète, son hypertension, son cholestérol ainsi que les fonctions de ses reins et de son foie.

Au même moment, le médecin de famille de Lucy prescrivit une importante réduction de la quantité de médicaments qu'elle prenait, diminuant son état premier de dépendance à 12 médicaments différents. Le Dr Kevin Lau l'aida à identifier un régime approprié à son Metabolic Type© - type protéine (vous en saurez plus à ce sujet dans le livre) - et lui prescrivit un régime d'exercices faciles.

Il va sans dire que Lucy fut très heureuse des résultats. Ses amis la complimentèrent sur sa posture et lui dirent qu'elle respirait la santé. Elle se sentit également plus énergique et ne cessa de dire au Dr Kevin Lau qu'elle avait l'impression d'être entrée dans une nouvelle phase de sa vie.

La nourriture comme médecine

Il y a 2.500 ans, Hippocrate fit cette déclaration provocante : « Leave your drugs in the chemist's pot if you can heal the patient with food » (« Laissez vos drogues dans le pot du chimiste si vous pouvez guérir le patient avec la nourriture. ») Hippocrate reconnaissait l'importance d'une bonne alimentation pour une bonne santé et emmena ce concept un peu plus loin en vantant les mérites des propriétés salutaires de l'alimentation.

Malheureusement, notre culture moderne a laissé ce concept derrière elle. Bien que des scientifiques aient fait de grands progrès en redéfinissant les éléments présents dans notre nourriture, ainsi que les maladies qui sont causées par le manque de certains nutriments dans nos régimes alimentaires, l'idée de la nourriture en tant que médecine est devenue moins populaire dans notre monde moderne.

Examinez ce qui suit : une personne qui mange des aliments traités et malsains toute la journée peut être affamée de nutriments, alors que quelqu'un qui mange en quantités moindres mais qui choisit des aliments de meilleure qualité sera au meilleur de sa santé. On entend souvent le proverbe : « you are what you eat » (« vous êtes ce que vous mangez »). Ce proverbe est encore plus vrai que vous ne le croyez, manger des aliments malsains entraînera une mauvaise santé, alors que manger des aliments riches en nutriments empêchera de contracter de nombreuses maladies modernes. Les nécessités nutritionnelles de chacun varient selon les prédispositions génétiques. Plus tard dans ce livre, nous verrons comment manger correctement selon votre Metabolic Typing©.

Manger les bons aliments dans les bonnes quantités correspond à prendre des médicaments préventifs, et peut aider votre corps à combattre les effets de l'âge et d'autres maladies liées à l'usure du corps. Au contraire, manger les mauvais aliments mènera à l'accumulation de toxines dans le corps, ce qui aura pour effet d'accabler vos défenses naturelles, causant ainsi des maladies.

Rappelez-vous, une pomme chaque matin éloigne le médecin !

Les soins de santé: Passé, Présent et Futur

Saviez-vous que les Egyptiens ne consommaient rien de plus efficace que du chou pour combattre 87 maladies mortelles, et que l'oignon était considéré comme suffisamment efficace pour en guérir 28 autres ! Bien sûr, ils n'avaient pas d'aspirine ou de viagra à cette époque-là. Certaines recherches prouvent que plusieurs maladies liées aux régimes des sociétés civilisées sont relativement absentes des sociétés aborigènes, les protégeant ainsi de nombreuses maladies dégénératives actuelles, aussi appelées « syndrome du mode de vie ». Ces maladies incluent : la coronaropathie, l'hypertension artérielle, l'usure des disques vertébraux, l'arthrite, l'appendicite, les calculs biliaires, le diabète, l'obésité, les accidents vasculaires cérébraux, les hémorroïdes, les hernies, les caries dentaires, les polypes rectaux, les varices et le cancer du colon, de l'ovaire et du sein.

Par exemple, une nouvelle recherche publiée dans le « New England Journal of Medicine » (2000 ; 343 : 16-22) a montré des réductions très significatives du nombre de maladies cardiaques simplement grâce à de petits changements de régime alimentaire et de mode de vie de la part des patients. Une autre étude similaire prouve que quelques changements dans le mode de vie suffisent à bloquer significativement l'avancement du cancer de la prostate, en particulier en cas de détection précoce chez l'homme.[1]

Fait : Pendant les 70 dernières années, la société moderne a connu une augmentation spectaculaire des maladies mortelles

- Maladie mentale : 400 %
- Cancer : 308 %
- Anémie : 300 %
- Epilepsie : 397 %
- La maladie de Bright : 65 %
- Maladie du cœur : 179 %
- Diabète : 1800 % (malgré ou à cause de l'insuline)
- Poliomyélite : 680 %

Est-ce alors surprenant d'apprendre que la première cause de décès dans notre société moderne n'est pas liée aux maladies cardiaques ni aux cancers, mais bien à de mauvaises habitudes alimentaires ?

Dans une étude réalisée par Gary Null, médecin, Carolyn Dean, docteur en médecine, Martin Feldman, docteur en médecine et bien d'autres (2003), les auteurs s'accordent à dire que les décès causés par la médecine pourraient être réunis dans un long rapport de recherche. Selon ces experts, près de 751.936 Américains meurent chaque année suite à des erreurs médicales. Cela représente six avions gros porteurs pleins de passagers qui tombent du ciel chaque jour !

Alors que le nombre de patients traités à l'hôpital et souffrant des effets indésirables liés aux médicaments prescrits approche les 2,2 millions, le Dr Richard Besser a également révélé en 1995 que les antibiotiques prescrits chaque année pour traiter les infections virales atteignaient les 20 millions !

En 2003, ce chiffre a augmenté pour atteindre près de dix millions d'antibiotiques superflus. De plus, à cette époque, le nombre de procédures médicales et chirurgicales avait aussi augmenté pour atteindre 7,5 millions par an alors que le nombre de personnes exposées à une hospitalisation superflue atteignait les 8,9 millions. Il n'est donc pas surprenant d'apprendre que les décès causés par des « erreurs médicales » (le terme technique est mort iatrogène) ont atteint le chiffre de 783.936 décès au cours de cette période.[2]

Admettons-le : depuis presque trois décennies, nous entendons parler de conseils diététiques, de remèdes et d'autres drogues miraculeuses. Cependant, le problème commun à toutes ces options de remise en forme rapide est que ce sont des solutions de masse et elles ne sont donc pas personnalisées pour répondre aux besoins d'un patient en particulier. En conséquence, elles échouent invariablement dans leur impact final ou global.

Pouvez-vous imaginer une robe qui irait à disons « toutes les femmes âgées de 35 ans dans le monde ? » Comment, alors, pouvez-vous attendre la même chose de la médecine qui doit elle aussi prendre en compte des receveurs spécifiques. C'est précisément ce que je m'efforce d'établir dans ce livre.

Une idée à méditer

« Une pratique efficace de l'art de la guérison doit être basée sur les lois de la vie, l'économie de l'énergie. Les seuls fondements d'une vraie guérison reposent donc sur des principes physiologiques adéquats ; et c'est précisément là où tout le système médical orthodoxe actuel échoue complètement. Il ne possède pas de sciences physiologiques ou biologiques sur lesquelles se baser pour pratiquer l'art de la guérison. »

— *R. T. Trall, M.D*

Selon moi, la scoliose n'est qu'un symptôme d'un malaise plus profond, un plus gros dysfonctionnement biochimique et mécanique présent chez une personne et qui apparaît comme une maladie. Il n'y a pas deux patients atteints de scoliose avec une même densité osseuse ou une même courbure de la colonne. Comment alors s'attendre à ce que leurs options de traitement soient les mêmes ? Comment s'attendre à ce qu'une option standard (port de corset ou chirurgie) non spécifique aux besoins individuels du patient puisse apporter des résultats identiques ?

C'est impossible et c'est ce que ce livre va expliquer.

CHAPITRE 2

Qu'est-ce que la scoliose ?

> *Nous devons embrasser la douleur et la brûler comme combustible pour notre voyage.*
>
> — **Kenji Miyazawa**

Quand Susan avait 12 ans, sa mère remarqua une petite bosse sur son dos. Elle s'inquiéta immédiatement pensant qu'il pouvait s'agir d'une tumeur. La radiographie de la jeune fille montra que sa colonne se développait de travers en suivant la forme d'un S. Le docteur l'informa qu'il s'agissait d'une scoliose.

Plus tard, les radiographies montrèrent que la colonne de Susan était décentrée de 36 degrés. Son docteur qualifia ce mouvement d'« idiopathique », ce qui signifiait que la cause était inconnue. Approximativement 80 % des patients ont cette forme de scoliose. Le reste des cas est attribué à des défauts de naissance, des blessures de la moelle épinière ou des maladies affectant les nerfs et les muscles telles que la dystrophie musculaire.

Comment la scoliose est détectée?

Qu'ont Elizabeth Taylor, Sarah Michelle Gellar, Isabella Rossellini et Vanessa Williams en commun ? En dehors du fait qu'elles sont des célébrités populaires et magnifiques, ces femmes souffrent toutes de scoliose. La maladie frappe 2 à 3 pourcents de tous les adolescents et devient généralement apparente vers 10-15 ans, au moment où les adolescents sont très soucieux de leur image. Pour des raisons inconnues, ce phénomène affecte plus de filles

Épaules inégales

Courbure de
la colonne

Hanches inégales

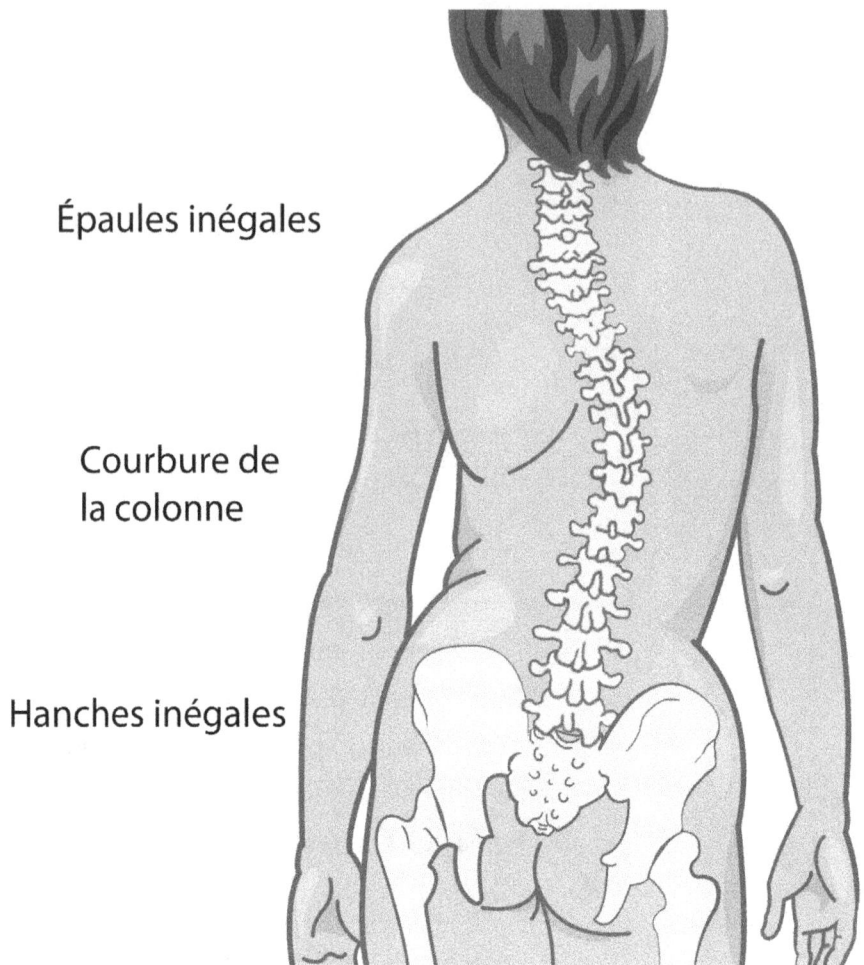

Image 1 : Signes de la Scoliose

que de garçons - un rapport de 3,6 pour 1 ; et de 10 pour 1 lorsque les courbures dépassent 30 degrés. Les symptômes incluent généralement : une omoplate ou une hanche plus haute que l'autre, une taille inégale, la tête qui n'est pas centrée directement au dessus du pelvis et l'inclinaison du corps sur un côté.

Selon une étude menée en 2008 par une équipe de chirurgiens spécialistes de la colonne vertébrale, un Singapourien sur 10 de plus de quarante ans souffre d'une scoliose lombaire.

Cette étude révèle également que plus de 9 % des plus de quarante ans sont atteints de cette maladie. Pire encore, l'étude révèle également que cette maladie apparaît 1,6 fois plus chez la femme que chez l'homme et qu'elle survient deux fois plus chez les Chinois et les Malais que chez les Indiens.[3]

Bien que la cause exacte de la scoliose soit encore inconnue, les médecins cherchent la responsabilité de facteurs tels que les dérèglements hormonaux, la mauvaise nutrition, les défauts mécaniques et les défauts génétiques qui ont été associés à cette maladie.

Trouver des indicateurs des causes de la scoliose

Bien que les médecins soient encore perplexes face au mystère que représente la scoliose, ils savent au moins une chose : ce que sont les implications nutritionnelles au niveau des maladies qui ont tendance à apparaître conjointement à la scoliose. Quelques-unes de ces maladies sont énumérées ci-dessous. Comprendre la cause de ces dernières pourrait peut-être nous permettre de mieux comprendre les causes de la scoliose.

1. **Prolapsus de la valvule mitrale (PVM)** - Une maladie du cœur qui se manifeste souvent en cas de scoliose. Ce phénomène peut être isolé ou apparaître comme un mal courant lié à des troubles des tissus conjonctifs et à d'autres troubles génétiques tels que le syndrome de Down.

   Une étude indienne a montré que 55% des enfants touchés par le prolapsus de la valvule mitrale avaient également une scoliose.[4] De nombreuses études ont montré que jusqu'à 85 % des patients touchés par le prolapsus de la valvule mitrale présentaient des déficiences en magnésium, et elles ont également prouvé que des compléments à base de magnésium atténuaient les symptômes du PVM. Ces déficiences en magnésium sont également liées à l'ostéoporose et l'ostéopénie, des maladies également associées à la scoliose. Sachant cela, il est logique de considérer la possibilité que le manque de magnésium soit un facteur sous-jacent participant à l'apparition de la scoliose.

Ces déficiences sont également réputées causer des contractions musculaires, et ces contractions seraient en partie responsables de la scoliose, comme cela fut déjà mentionné dans de nombreuses études portées sur la posture dans les cas de scoliose.

Fait intéressant : tout comme la scoliose idiopathique, le prolapsus de la valvule mitrale est un phénomène plus répandu chez la femme. Le prolapsus de la valvule mitrale et la scoliose idiopathique semblent s'aggraver au début de la puberté. Cela a peut-être un rapport avec les recherches du Dr Roger J.Williams pour qui les déficiences liées au régime alimentaire ont tendance à se manifester à l'adolescence.

Le Dr Williams fait remarquer dans ses livres qu'un régime parfaitement adapté pour un jeune enfant pourrait ne pas l'être au moment de la puberté, et que les besoins nutritionnels augmentent de façon disproportionnée afin de soutenir le développement sexuel.

Fait également bien connu, les femmes menstruées présentent un plus grand risque d'anémie que les hommes en raison de la diminution des taux de fer et de magnésium pendant leurs menstruations.

2. **Tendance aux saignements** - De nombreuses études ont montré qu'un manque de vitamine K est étroitement associé à des saignements prolongés et à l'ostéoporose, et que cela peut représenter un facteur contribuant au développement de la scoliose.

Les symptômes liés à un saignement prolongé causé par une déficience en vitamine K incluent l'hématurie (sang dans les urines), une prédisposition aux contusions, des saignements menstruels importants ou prolongés, des saignements gastro-intestinaux, des hémorragies des yeux et des saignements de nez.

3. **Hypoestrogénie (faible taux d'œstrogène)** - Depuis longtemps et dans de nombreuses études, de faibles taux d'œstrogènes ont été associés à la scoliose. Une étude réalisée sur des danseuses[5] de ballet suggère que le retard de la puberté ainsi que les intervalles prolongés entre les menstruations sont le reflet de faibles taux d'hypoestrogénie prolongée et qu'ils peuvent prédisposer les danseuses de ballets à présenter une scoliose et des fractures de fatigue, avec un taux de 24-40 %.[6] Des taux d'œstrogène faibles sont reconnus comme étant une cause d'ostéoporose et d'ostéopénie, maladies que de nombreuses autres études ont associées à la scoliose. Les danseuses de ballets seraient victime d'hypoestrogénie parce qu'elles ont tendance à faire trop d'exercice et qu'elles maintiennent un poids très bas, entraînant de faibles taux d'œstrogène. Outre les danseuses de ballet, les athlètes de haut niveau de sexe féminin qui s'entraînent de façon excessive souffrent également de faibles taux d'œstrogène, de retard de ménarche, de fracture et de scoliose. Le taux de scoliose est dix fois plus élevé chez les gymnastes si on compare un groupe d'entrainement de gymnastiques rythmiques où il est de 12 % à un groupe de contrôle où il ne représente que 1,1 %.[7] Des retards de menstruation et une hypermobilité des articulations sont courants chez les apprentis gymnastes rythmiques.

Les athlètes de sexe féminin présentent généralement un taux élevé de scoliose.[8] Une raison probable est que les femmes qui s'entraînent de façon excessive comme les danseuses professionnelles et les athlètes peuvent présenter une aménorrhée, ce qui a pour effet de diminuer les taux d'œstrogène et de les prédisposer à l'ostéoporose, une maladie étroitement associée à la scoliose.

Ce risque accru de scoliose et d'ostéoporose est similaire à ce qui survient lorsque les femmes atteignent la ménopause. Les athlètes comme les femmes post-ménopausées risquent d'avoir des taux d'œstrogène faibles, des fractures, de l'ostéopénie, des scolioses et de l'ostéoporose. Peut-être parce que les faibles taux d'œstrogène que l'on observe chez ces deux groupes de femmes entraînent une fragilisation des os, ce qui provoque l'apparition d'ostéoporose, de scolioses et de fractures.

En dehors de l'exercice excessif et de la ménopause, l'hypoestrogénie apparaît parallèlement à la scoliose, causée par une multitude de déficiences nutritionnelles. Cela inclut sans s'y limiter :

a)   **Les fractures** sont liées à l'ostéoporose, qui peut être causée par une grande variété de déficiences nutritionnelles. La cause première des fractures et de l'ostéoporose est une déficience en vitamine K. Comme mentionné ci-dessus, les déficiences en vitamine K peuvent aussi être la cause de tendances aux saignements, un état pathologique également lié à la scoliose.

b)   **L'hypermobilité** est une particularité du rachitisme liée à une variété de déficits nutritionnels, y compris en vitamine D, en calcium, en magnésium (voir le prolapsus de la valvule mitrale plus haut) et en zinc.

c)   **L'hypoestrogénie** (puberté tardive et petite corpulence) peut être due à des déficiences en zinc. Les singes présentant des déficiences en zinc ont une maturation sexuelle retardée, une réduction en termes de prise de poids et une mauvaise minéralisation des os, plusieurs des conditions observées chez l'homme dans le cas d'une scoliose. Les déficiences en zinc chez l'humain sont liées à une puberté tardive et à une petite corpulence. Les déficiences en zinc observées lors d'études sur des animaux se sont également avérées causer la scoliose.

4. **Le pectus excavatum (thorax en entonnoir)** - Statistiquement parlant, il existe une relation importante entre le pectus excavatum et la scoliose. Le pectus excavatum peut être causé par le rachitisme, qui comme mentionné plus haut peut être dû à une large variété de déficiences nutritionnelles.

Les déficiences en zinc chez le singe sont connues pour être la cause d'un syndrome rachitique similaire au rachitisme humain. Fait intéressant, une autre étude a montré que les gymnastes étaient souvent touchées par la scoliose et l'hypermobilité des articulations, toutes deux étant des caractéristiques du rachitisme.

Est-ce dans nos gènes ?

Avec la découverte du génome humain et avec l'identification des causes génétiques de nombreuses maladies qui ont résulté de cette découverte, la science a maintenant dépassé le stade de la simple identification des facteurs de risque des maladies. Elle se concentre davantage aujourd'hui sur ce que nous sommes en mesure de faire afin d'influencer la manière dont nos gènes s'expriment.

Nos gènes nous rendent spéciaux et uniques, ils aident également à déterminer quelle maladie nous sommes susceptibles de développer. Il était courant par le passé de penser que nous étions « coincés » avec les gènes que nous avions, pourtant les scientifiques ont récemment démontré que nous avions plus de contrôle sur nos gènes que nous ne le pensions.

Nous pouvons faire plus pour utiliser nos gènes à notre avantage, en passant par exemple par une alimentation équilibrée. Les nutriments nourrissent nos gènes, et sont même considérés comme étant capables d'activer et de désactiver nos gènes. Un bon exemple est celui du cancer. Il est reconnu que le cancer est souvent causé par une multiplication trop rapide des cellules, c'est ainsi que se forment les tumeurs, qui sont simplement des grosseurs causées par une prolifération cellulaire massive. Les nutriments peuvent permettre d'empêcher « l'activation » de ces cellules, prévenant ainsi le cancer. Les nutriments agissent à plusieurs niveaux à travers le corps, et s'alimenter de façon nutritive peut aider à ne pas développer de cancer, même si vous êtes génétiquement prédisposés à certaines formes de cancer !

Une étude récente menée par des scientifiques de l'Institut de Génétique du Centre Médical du Cedars-Sinai a découvert que les mutations d'un certain gène sont la cause d'une forme de scoliose héréditaire.

Les scientifiques ont indiqué que les personnes qui héritent de cette maladie, une sorte de difformité du squelette, ont un buste, des membres, des doigts et des orteils plus petits que la normale. Ils sont également affectés par la scoliose, principalement au niveau des vertèbres lombaires.

Les mutations de ce gène causeraient une accumulation du calcium dans les cellules du squelette en développement. Bien qu'il ne s'agisse que de la première étude à identifier ce mécanisme comme contribuant à ce type de difformité du squelette, les observations suggèrent que l'équilibre en calcium est important pour un développement normal de la colonne, d'où l'importance capitale de la nutrition pour gérer certains types de scoliose, même celles qui découlent d'une prédisposition génétique.

Test génétique de la scoliose

Le test de pronostic ScoliScore AIS est un nouveau test génétique qui analyse l'ADN des patients atteints de Scoliose Idiopathique des Adolescents (SIA), la forme la plus courante de la scoliose. Ce test permet de déterminer la probabilité d'un développement en courbe de la colonne. En d'autres termes, ce test permet aux médecins de déterminer le degré de courbure de la colonne du patient ainsi qu'un éventuel besoin futur en termes de chirurgie ou d'autres types d'interventions.

Environ 85 à 90 % des patients diagnostiqués comme souffrants de SIA ne verront jamais leur courbure scoliotique modérée (angle de Cobb de 10 à 25°) se détériorer au point de nécessiter un traitement chirurgical. Les résultats du test sont utilisés pour déterminer, avec plus de 99% de probabilité, si une courbure scoliotique modérée finira par nécessiter un traitement chirurgical. Sachant cela, il est possible d'éviter aux patients d'avoir à assister à de nombreux rendez-vous et de s'exposer inutilement à l'imagerie radiographique au fil des ans afin de contrôler la progression potentielle de la courbure.

Ce qui ne cause PAS la scoliose

Je travaille avec des patients atteints de scoliose depuis des années. La question que l'on me pose le plus souvent est de savoir si une mauvaise position lorsqu'on dort, une mauvaise posture, une blessure ou le port d'objets lourds peuvent être à l'origine d'une scoliose. La réponse à cette question est un retentissant « non ». Bien que ces activités puissent être la cause de douleurs ou d'inconfort, sachant qu'elles font travailler les muscles et les tissus conjonctifs, elles ne sont en aucun cas des causes à l'origine d'une scoliose.

Ceci est confirmé par d'autres professionnels qui travaillent en collaboration avec des patients atteints de scoliose, comme le Docteur Arthur Steindler de l'Université de l'Iowa et le Docteur Robert H. Lovett, orthopédiste, qui ont mis en évidence le fait qu'une mauvaise posture était la cause d'une « fausse scoliose », soit une colonne normale qui a été tordue. Pour eux, une mauvaise posture, le fait de mal s'asseoir, de prendre une mauvaise position pour dormir ne sont pas responsables de la scoliose idiopathique des adolescents.

Les scolioses apparaissent généralement chez l'adolescent au cours de la croissance, et bien qu'il y ait de nombreuses théories concernant les causes de la scoliose, la plupart des cas sont idiopathiques, c'est-à-dire que l'on ne peut identifier de cause particulière. Il est probable que plus d'un facteur contribuent au développement de la scoliose.

Conclusion : Quelles sont les causes de la scoliose ?

En bref, de nombreux chercheurs passent beaucoup de temps à déterminer une unique cause de la scoliose. Le dénominateur commun dans la plupart des théories concernant le développement et la progression de la scoliose est qu'il s'agit d'une forme d'anomalie soit structurelle, neurologique, biochimique ou génétique qui influencerait l'orientation du corps dans l'espace. Ma théorie est que la scoliose résulte souvent de plusieurs facteurs : des gènes défectueux, des forces biomécaniques anormales sur la colonne vertébrale, une mauvaise alimentation qui mène à des déficiences ou des déséquilibres nutritionnels, un problème d'asymétrie physique dans le cerveau, et/ou un déséquilibre au niveau du système hormonal menant à une déficience en mélatonine ou en œstrogènes.

La chimie corporelle peut être équilibrée en mangeant des aliments que nous sommes génétiquement censés manger et en sélectionnant avec attention un programme d'exercices comme détaillé dans ce livre, nous serons alors en mesure de corriger les symptômes de ce déséquilibre en guidant notre corps vers une orientation et un alignement adéquats.

Les scolioses ont tendance à être héréditaires et soumises à des récidives dans 25 à 35 % des cas.[9] Quand des membres d'une même famille, comme des parents ou des grands-parents, ont une scoliose, les chances de développer soi-même une scoliose sont multipliées par 3 ou par 4. Lorsque les deux parents sont concernés, 40 % des enfants présentent des courbures, chiffre bien supérieur à celui des parents non affectés.[10] Sachant que les facteurs héréditaires prédisposent les enfants à développer une scoliose, en cas d'antécédents familiaux de scoliose, il faut être particulièrement vigilant et surveiller les signes similaires chez les enfants. Il faut alors commencer à modifier radicalement les habitudes alimentaires de la famille et incorporer une routine d'exercices réguliers comme décrit dans ce livre.

A partir de quel moment une courbure de la colonne peut être qualifiée de scoliose?

Les docteurs ne s'inquiètent généralement pas des courbures modérées de la colonne vertébrale, soit toute courbure inférieure à 10 degrés. Ces courbures se redressent généralement d'elles mêmes, et seulement 3 sur 1.000 se détériorent au point de nécessiter un traitement.[11] Cependant, quand la courbure s'aggrave, la colonne se tord sur son centre, tirant doucement la cage thoracique hors de sa position normale. Bien que la plupart des courbures suivent une forme de S, certaines prennent la forme d'un long C.

Souvent, le premier indice qui montre que la scoliose se développe est un ourlet de jupe inégal ou une différence au niveau de la longueur des jambes de pantalon. Parmi les signes qui surviennent assez tôt et qui apparaissent souvent comme une mauvaise posture pour un œil non entraîné, on peut trouver une hanche ou une épaule plus haute que l'autre, une omoplate en avant ou une inclinaison de la tête.

Les courbures de plus de 30 degrés ont tendance à s'aggraver lorsqu'elles atteignent un degré tel que la gravité est favorisée.[12] Lorsqu'une courbure atteint 60 degrés, la cage thoracique déformée peut empêcher l'expansion des poumons et ainsi causer des problèmes respiratoires.

Le test d'Adams

Le test de dépistage le plus souvent utilisé dans les écoles, chez les pédiatres et chez les médecins généralistes est appelé le test d'Adams.

L'enfant se penche en avant les bras ballants, les pieds joints et les genoux droits. La courbure d'une scoliose structurelle est plus apparente lorsque l'on se penche. Chez un enfant atteint de scoliose, l'examinateur pourra observer une cage thoracique déséquilibrée, un côté plus haut que l'autre et d'autres difformités.

Le test d'Adams n'est cependant pas efficace en cas d'anomalies au niveau du bas du dos, qui est pourtant un lieu de prédilection de la scoliose. Les experts ne recommandent pas de se limiter à cet unique test qui ignore près de 15 % des cas de scoliose.

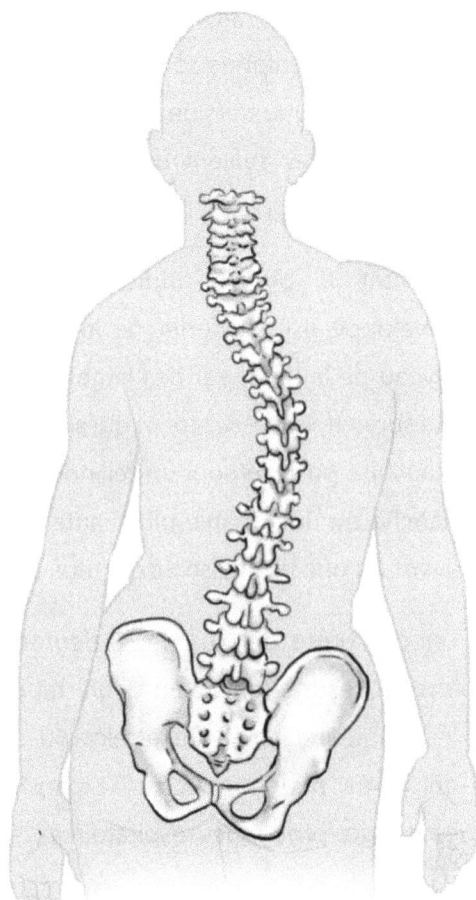

Image 2 : Scoliose en forme de C

Dépistage de la scoliose à la maison

La scoliose peut être facilement détectée et surveillée dans le confort de votre domicile avec l'aide de la famille ou d'un ami. Il suffit d'un crayon et d'un papier pour noter vos réponses. Si vous pensez que votre enfant a une scoliose, suivez ces étapes :

1) En utilisant des petites gommettes adhésives, placez une gommette sur chacune des proéminences osseuses le long de la colonne. Afin de réaliser ceci dans les meilleures conditions, placez ces gommettes sur les os saillants de la colonne. Une fois que vous avez placé ces points sur les os visibles, vous pouvez glisser vos doigts le long de la colonne pour repérer les os qui sont présents mais qui ne sont pas forcément discernables. Il devrait y avoir 6 points le long de l'arrière de la nuque (ils seront plus faciles à repérer si vous demandez à votre enfant de pencher son cou), 12 points dans le milieu du dos, et 5 points dans le bas du dos. Au total, vous aurez placé 23 points, pas d'inquiétude si vous ne les avez pas tous trouvés.

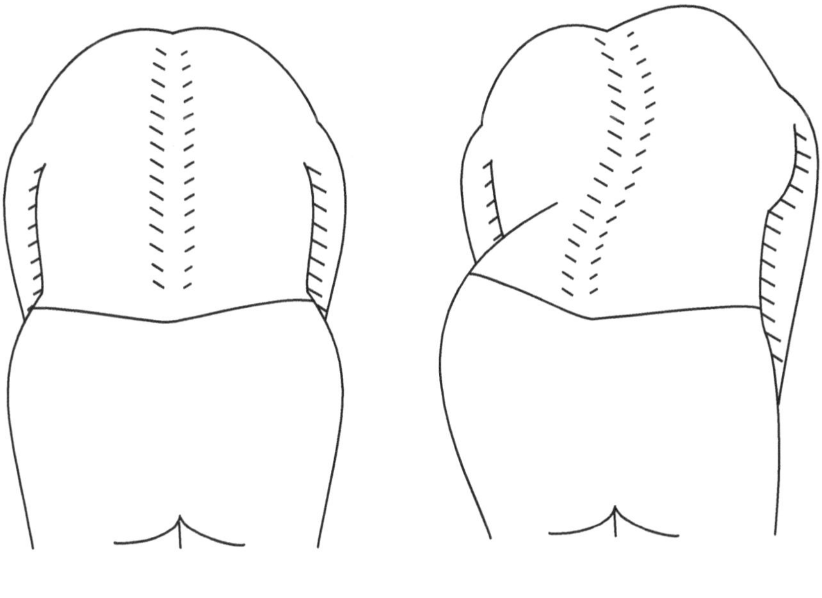

Image 3: Le test d'Adams – colonne normale (à gauche), colonne scoliotique (à droite)

2) Votre enfant se tenant debout, droit mais détendu et vous tournant le dos, examinez la rangée de points afin de voir si elle forme une ligne droite. En vous tenant derrière votre enfant, observez les éléments suivants :

		OUI	
Une épaule est plus haute que l'autre	NON	gauche	droite
Les côtes sont plus hautes d'un côté que de l'autre	NON	gauche	droite
Une des omoplates ressort plus que l'autre	NON	gauche	droite
Une des hanches est plus haute que l'autre	NON	gauche	droite
Le bas du dos ressort plus d'un côté que de l'autre	NON	gauche	droite

3) Demandez à votre enfant de joindre les paumes et de se pencher au niveau de la ceinture (test d'Adams). Une fois de plus, observez les éléments suivants :

		OUI	
Les côtes sont plus hautes d'un côté que de l'autre	NON	gauche	droite
Une des omoplates ressort plus que l'autre	NON	gauche	droite
Une hanche est plus haute que l'autre	NON	gauche	droite
Le bas du dos ressort plus d'un côté que de l'autre	NON	gauche	droite

Résultats :

Au fur et à mesure des étapes, prenez des notes sur la figure 4, en prenant soin de définir l'emplacement de l'anomalie, par exemple l'épaule droite semble plus haute vue de derrière, les côtes semblent plus hautes sur le côté droit vues de derrière. Si la ligne de points que vous aviez placée sur le dos de votre enfant semble tordue ou inégale, indiquez sur l'image 4 l'endroit où la colonne semble se courber. Est-ce vers le bas ou le milieu du dos? Y a t-il une ou deux courbures ? Notez également la direction de la

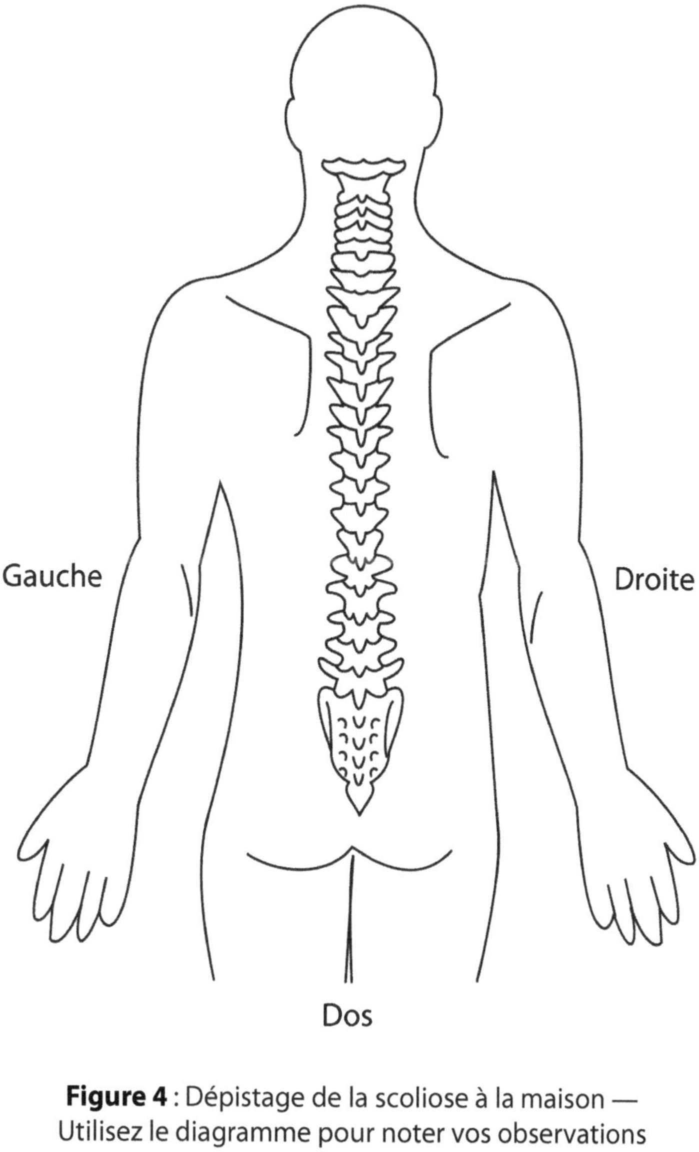

Gauche   Droite

Dos

Figure 4 : Dépistage de la scoliose à la maison —
Utilisez le diagramme pour noter vos observations

courbure (droite ou gauche). Utilisez le diagramme ci-dessous pour vous aider à mieux définir votre scoliose :

Si vous avez répondu oui à la plupart de ces observations, il serait bon de le signaler à un professionnel de la santé. Celui-ci, un médecin de famille ou un chiropraticien, vous examinera, vous ou votre enfant et sera en mesure de confirmer s'il s'agit ou non d'une scoliose.

Il est bon d'effectuer cet examen régulièrement pendant la phase de croissance adolescente soit de 10 à 16 ans, la scoliose étant le plus souvent détectée vers cet âge.

Les filles peuvent se vêtir d'un maillot de bain deux pièces afin d'être plus à l'aise et les garçons peuvent porter un short. Il est facile de détecter la scoliose chez l'enfant depuis chez soi. Vous aurez besoin d'un papier et d'un crayon pour noter vos réponses et si vous suivez les méthodes prescrites dans ce livre je vous suggère également de prendre une photo tous les 2 ou 3 mois afin de documenter l'évolution de votre dos.

Comment la scoliose est-elle mesurée : l'angle de Cobb

La méthode la plus précise pour déterminer la sévérité d'une courbure de la colonne vertébrale se fait à l'aide d'une radiographie. La scoliose est alors étudiée selon les critères suivants : l'angle de la scoliose, le côté vers lequel la courbe dévie, les vertèbres hautes et basses, la vertèbre qui est la plus éloignée de la ligne médiane de la colonne. L'évaluation de toute courbure détectée par radiographie se fait généralement par la méthode de Cobb. Elle consiste à identifier la courbure et à trouver par la suite les vertèbres se situant aux extrémités de cette courbure et qui ont le plus dévié par rapport à l'horizon.

Lorsque ces deux vertèbres ont été identifiées, un trait horizontal est dessiné en suivant le bord de ces dernières. L'angle entre ces deux lignes est mesuré et se voit attribué une valeur numérique en degrés. Cette mesure est appelé l'angle de Cobb.

Bien que cette mesure soit la norme pour évaluer les courbures de la colonne, elle présente quelques inconvénients. Par exemple, en utilisant cette méthode, on ne peut pas déterminer si la colonne a effectué une rotation (s'est tordue) autour de la courbure, ainsi la gravité d'une courbure peut être sous-estimée si seule cette méthode est employée. Cependant, calculer l'angle de Cobb est un excellent point de départ, sachant que les radiographies de la colonne vertébrale sont facilement accessibles et peu onéreuses.

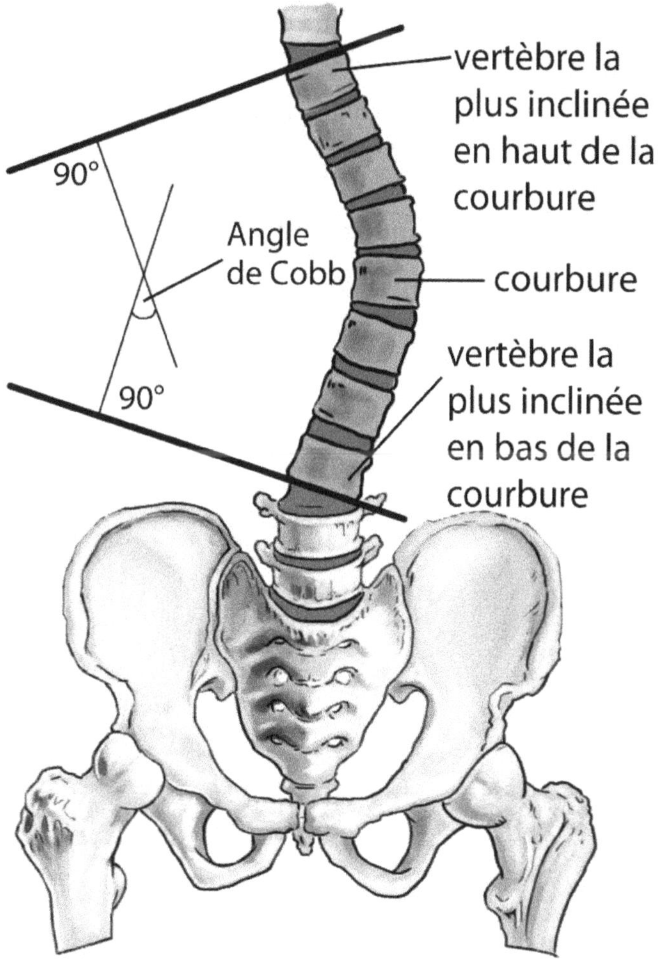

Figure 5 : Angle de Cobb

Etude de cas : la correction de la scoliose à tout âge

Madame Chan, âgée de 62 ans, a vécu avec une scoliose la plus grande partie de sa vie sans pour autant en présenter les symptômes. Puis, il y a une vingtaine d'années, en travaillant à la maison, elle s'est penché et a ressenti une intense douleur dans la colonne. A l'époque, elle n'a pas consulté de spécialiste pour s'occuper de la blessure. Parfois, les douleurs lancinantes dans sa colonne étaient si intenses qu'elle devait rester complètement immobilisée pendant plusieurs jours. Mais dès que son état s'améliorait, elle n'y prêtait plus attention.

Convaincue par un ami, elle a consulté un physiothérapeute qui ne put calmer sa douleur que temporairement. En 2003, elle subit une chirurgie de remplacement de la hanche. Elle fut soulagée, mais les problèmes de dos persistaient. En octobre 2005, elle est venue me voir. En quelques mois de thérapie et de travail sur son régime alimentaire, la scoliose et les douleurs qu'elle causait s'étaient améliorées.

« J'ai enfin fini par trouver quelqu'un en mesure de soulager mes problèmes de dos »

— *Madame Chan (62 ans)*

CHAPITRE 3

Les options actuelles pour le traitement de la scoliose

> *Si vous limitez vos choix à ce qui semble possible et raisonnable, vous vous éloignez de ce qui compte vraiment et votre vie n'est plus qu'une suite de compromis*
>
> — **Robert Fritz**

L e choix d'un traitement traditionnel dépend de l'âge, du sexe, de l'état de santé général du patient atteint de scoliose, ainsi que du potentiel de développement, de la gravité et de l'emplacement de la courbure. La scoliose affecte 4,5 % de la population mondiale et peut réduire la durée de vie de 14 ans en moyenne.13 Ainsi, prévenir la scoliose de façon proactive, comme le suggèrent les régimes alimentaires et les exercices présentés dans mon livre, permettra de gagner l'équivalent de 168 millions d'années de vie supplémentaires pour les patients atteints de scoliose, et autant d'années de productivité pour notre société.13 En observant de plus près les régimes actuels en termes de traitement et d'encadrement, il apparaît clairement que le régime que je propose devrait être préconisé chez les patients atteints de scoliose. En ce qui concerne cette maladie, les médecins sont réputés recommander la pratique du « on attend et on verra ». Dans le cas d'une courbure très modérée, les médecins proposent généralement de surveiller la progression en faisant des radiographies tous les 3 ou 6 mois, voire une fois par an. Même des courbures de 25 à 40 degrés ne nécessitent pas nécessairement de traitement autre que le port du corset, mais lorsque la courbure est plus sévère (40 à 50 degrés), les médecins recommandent alors la chirurgie en dernier recours, mais il est souvent déjà trop tard. La théorie du « on attend et on verra » ne fait que générer des problèmes par un refus d'agir. Elle n'est basée sur aucun processus de réflexion rationnelle, elle découle plutôt du manque d'options de traitement de la part des chirurgiens. Alors que la chirurgie sera toujours une option de traitement pertinente dans le cas des courbures sévères, il y a beaucoup à faire dans les premiers stades de la maladie afin d'éviter que les scolioses ne s'aggravent.

Depuis des années, les médecins se sont investis pour comprendre les causes de cette courbure anormale de la colonne. Cela pourrait être dû à une incapacité de développer une structure squelettique (vertèbres, disques, ligaments, côtes, pelvis et membres inférieurs) capable d'évoluer pendant une période de croissance intense. Des dysfonctionnements neuromusculaires, des influences de tissus conjonctifs ou génétiques sont également mis en cause. En réalité, personne n'a encore réussi à identifier un facteur unique responsable de la scoliose.

Porter un corset ou non ?

Il existe plusieurs types de corsets scoliotiques :[14]

Thoraco-Lumbo-Sacral-Orthosis (TLSO)

La forme la plus courante de corset TLSO est appelée le corset de Boston dont la partie supérieure commence en dessous des bras. Ce corset est ajusté au corps de l'enfant et moulé sur mesure dans une matière plastique. Il fonctionne en faisant pression sur trois points de la courbure, empêchant ainsi sa progression. Il peut être porté sous des vêtements et n'est généralement pas apparent. Il est généralement porté 23 heures/jour et prescrit dans le cas de courbures dans la zone lombaire ou thoraco-lombaire de la colonne.

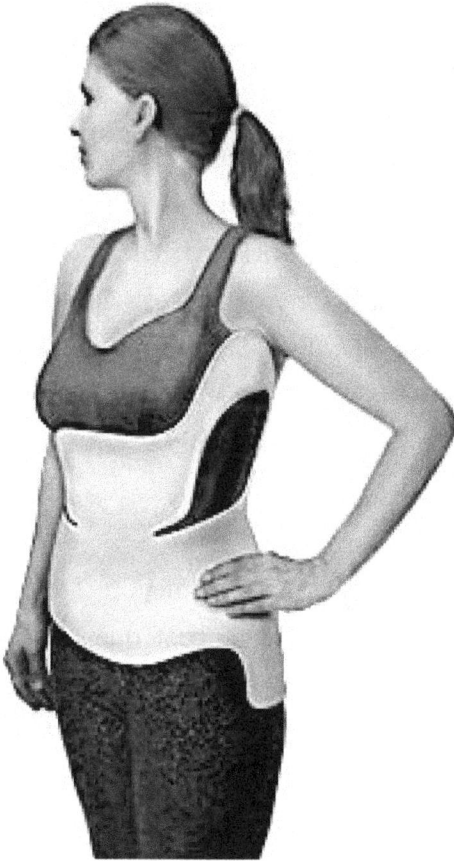

Cervico-Thoraco-Lumbo-Sacral-Orthosis (aussi appelé le corset de Milwaukee)

Le corset de Milwaukee est similaire au modèle TLSO mais il inclut en plus un anneau au niveau du cou et il est maintenu en place par des barres verticales attachées au corps du corset. Il se porte également environ 23 heures/jour et il est généralement prescrit en cas de courbures de la colonne thoracique.

Le corset de Charleston

Ce type de corset est aussi appelé corset « de nuit » car il n'est porté que pendant la période de sommeil. Un corset de Charleston est moulé sur le patient lorsqu'il est penché sur le côté, il applique ainsi plus de pression en penchant l'enfant contre la courbure. Cette pression améliore l'action corrective du corset. Ce type de corset n'est porté que la nuit lorsque l'enfant dort. Pour que le corset de Charleston soit efficace, les courbures doivent être entre 20 et 40 degrés et en dessous du niveau de l'omoplate.

Le corset SpineCor

Le corset SpineCor est un nouveau corset flexible généralement prescrit à des patients qui présentent un angle de Cobb compris entre 15° et 50°. Les patients doivent le porter au moins 20 heures par jour jusqu'à l'âge adulte. Des évaluations radiologiques doivent être effectuées avant et immédiatement après la pose du corset, puis tous les 4 à 6 mois. Ces corsets sont équipés d'éléments permettant de s'adapter au patient, raison pour laquelle ils doivent être changés tous les 1,5 à 2 ans. Une étude réalisée sur des patients atteints de scoliose idiopathique juvénile qualifie les résultats du port du corset d'extrêmement probants.[15] Cependant, le compte-rendu du centre Cochrane met en avant le fait que cette recherche se base sur des preuves de faible qualité et qu'aucune amélioration relative aux difficultés quotidiennes liées au port du corset SpineCor n'a été mise en évidence. Il est donc primordial pour ce type d'études qu'elles soient réalisées en respectant les directives relatives aux études sur les corsets énoncées par la Scoliosis Research Society (SRS) (Société de Recherche sur la Scoliose) et la Society on Scoliosis Orthopedic and Rehabilitation Treatment (SOSORT) (Société sur la Scoliose Orthopédique et le Traitement de Rééducation) afin que leurs résultats soient considérés comme convaincants.[16]

Corset de 3D ScolioAlign

Le corset de 3D ScolioAlign est un développement récent dans le contreventement et est basé sur le concept que pour les résultats positifs, on doit traiter la scoliose en trois dimensions. Il s'applique à tous les types de courbures possibles et est, à mon avis, de loin, un type de corset le plus approprié aux enfants aussi bien qu'aux adultes. C'est un corset de surcorrection, il s'efforce donc de réduire la courbure (pour les adolescents en période de croissance) plutôt que de geler simplement la courbure comme la plupart des corsets préexistants. Il est aussi plus facile à porter et s'endure mieux que d'autres.

Le corset de 3D ScolioAlign est créé en utilisant la technologie CAD/CAM, qui favorise un ajustement amélioré. Avant qu'un modèle est fait, le torse du patient est scanné par le scanner 3D optique sur l'ensemble du tronc et les données sont enregistrées. Un modèle de corset est alors créé a) en modifiant les données du patient sur l'écran pour créer un corset très individuel pour le patient ou b) en choisissant le modèle de corset de la bibliothèque et en le redimensionnant pour l'adapter aux besoins du patient.

Le corset de 3D ScolioAlign a été créé par le Dr Kevin Lau, qui travaillait dur sur le développement du corset pendant longtemps. Il aspirait à créer un corset qui n'était pas seulement souple en termes de poids, mais aussi très efficace dans le traitement de la SIA (scoliose idiopathique de l'adolescent). Il travaillait aussi fort pour créer un corset qui soigne des courbures sévères ainsi que modérées, celles qui ne sont pas généralement considérées être traitées à l'aide de corset c-à-d les courbures supérieures à 40°. S'il s'agit d'un enfant en croissance, la plupart des docteurs envisagent la chirurgie comme la seule option. Personnellement, je n'ai pas pris le parti du contreventement ou de la chirurgie comme une option de traitement pendant assez longtemps puisque le port d'un corset rigide a non seulement des effets négatifs sur le bien-être physique, mais aussi des séquelles psychologiques pénibles qui se produisent dans la plupart des cas. Cependant, depuis le temps où je suis venu à découvrir et évaluer le corset de 3D ScolioAlign, j'ai penché pour le recommander à la plupart des patients.

Bien que le corset de 3D ScolioAlign vise aux corrections maximales pendant le port ; comme d'autres types de corset, je recommande toujours les exercices pour la scoliose décrits dans ce livre avec le port du corset pour réduire les impacts négatifs (connus ou inconnus) du contreventement. Cela peut comprendre l'impact sur les muscles, l'os et la respiration. Le contreventement, donc, ne devrait être fait qu'en combinaison avec les exercices et d'autres méthodes prescrites plus loin dans le livre.

Quand un corset est difficile à porter pour le patient, la perspective de la souplesse se réduit légèrement. C'est un des essais critiques de corset pour les jeunes gens. Le corset de 3D ScolioAlign améliore le confort et dorénavant la souplesse. Un autre aspect important en ce qui concerne les corsets pour la scoliose chez les jeunes gens est un horaire de port rigoureux. Le corset de 3D ScolioAlign aide les enfants à mieux adhérer à leur programme de port. Ainsi, la courbure est réduite et une meilleure forme du dos et du tronc est atteinte et finalement, la chirurgie de la scoliose peut être évitée. Selon la réponse des patients, le corset de 3D

ScolioAlign est facile à porter, si et quand il est ajusté avec précision. Les études complémentaires sont toujours indispensables pour estimer le niveau de confort de corset et l'efficacité via les critères d'inclusion de SRS.

Efficacité du corset de scoliose

Dès 1993, un rapport rédigé par l'US Preventive Services Task Force (Groupe de travail des services préventifs des Etats-Unis) a mis en évidence le fait que « en dépit de la correction temporaire de la courbure, il manque des preuves pour confirmer que les corsets limitent la progression naturelle de la maladie ».[17] De plus, une étude réalisée sur les corsets de scoliose en 1984 mentionne une amélioration « légère mais insignifiante » de l'état des patients traités, « suggérant que le corset réduit le risque de progression des courbures ». Les auteurs de l'étude poursuivent en mentionnant que près de 75 % des courbures du groupe témoin n'étaient pas évolutives, il est donc probable qu'une proportion similaire de courbures n'avait, en réalité, pas besoin d'être équipée de corset.[18]

Des années plus tard, en 1995, une troisième étude réalisée par la Scoliosis Research Society (Société de Recherche sur la Scoliose) a constaté que les corsets étaient efficaces.[19] Cependant, il est important de mentionner que cette étude était sponsorisée par la Scoliosis Research Society (Société de Recherche sur la Scoliose), un groupe industriel composé d'orthopédistes qui auraient très bien pu avoir un intérêt économique en prescrivant le port de corsets comme option principale de traitement de la scoliose. Je pense personnellement qu'il faut considérer avec beaucoup de prudence les études menées par des chercheurs qui peuvent en retirer un intérêt économique.

En 2007, une étude publiée dans « Spine » par les docteurs Dolan et Weinstein a conclu que « se limiter à l'observation de l'évolution de la scoliose ou la traiter à l'aide d'un corset ne présentent aucun réel avantage. »[20] De plus, aucune de ces approches n'est recommandée pour empêcher le recours à la chirurgie. Ils ont cependant recommandé le port du corset pour les patients de type « D », en se basant uniquement sur des « études étonnamment inconsistantes et peu concluantes à tous les niveaux. » La manière rationnelle de comparer l'efficacité du corset consiste à comparer les résultats obtenus par des patients portant un corset aux résultats génétiques de patients non traités. Ogilvie et al. de Axial Bio-Tech a effectué une étude similaire et a rapporté dans le journal « Scoliose » en 2009 que le corset n'avait absolument aucun effet sur la scoliose.[21]

D'après les chercheurs, les recherches n'ont pas réussi à prouver de manière définitive l'efficacité du port du corset. Le Dr Stefano Negrini, de l'Italian Scientific Spine Institute of Milan en Italie (l'Institut scientifique italien de la colonne vertébrale à Milan), ainsi que ses collègues ont rapporté au centre Cochrane (2010) que les preuves de l'efficacité du corset étaient faibles, tout comme celles démontrant un bénéfice sur le long terme.[16] Les textes disponibles s'entendent pour dire que l'utilisation du corset n'est soutenue que par des preuves réfutables. Les questions et les incertitudes concernant l'efficacité et le besoin du corset comme traitement de la scoliose, seront mieux comprises, lorsque l'étude du National Institute of Arthritis and Musculoskeletal and Skin Diseases (Institut national de l'arthrite, des troubles musculo-squelettiques et des maladies de peaux) aura abouti de façon impartiale. Cette étude s'étendra sur 5 ans et coûtera plusieurs millions de dollars. Le journal « Spine » a rapporté, dans un article de septembre 2001 intitulé « Efficacité d'un corset chez un patient masculin atteint de scoliose idiopathique », qu'« une progression de 6 degrés avait eu lieu chez 74 % des garçons et que 46 % avaient atteint le stade de la chirurgie. Le corset chez le patient masculin atteint de scoliose idiopathique est inefficace. »[22] Dans un autre article, le Children's Research Center (le centre de recherche pour enfants) de Dublin en Irlande affirme que « depuis 1991, le port du corset n'a pas été recommandé pour les enfants du centre atteints de SIA (Scoliose idiopathique de l'adolescent), aucun avantage significatif n'ayant été signalé pour les patients ou la communauté toute entière».[23]

De son côté, « Musculoskeletal Disorders » (« Troubles Musculosquelettiques ») a fait état d'une étude datant du 14 septembre 2004 intitulée « Traitement de la scoliose par une combinaison de thérapies incluant manipulation et rééducation ». Cette étude réalisée par Mark Morningstar, D.C., Dennis Woggon, D.C., et Gary Lawrence, D.C., montre que 22 patients présentant des angles de Cobb compris entre 15 et 52 degrés ont fait l'objet d'un protocole de rééducation qui impliquait des ajustements spécifiques au niveau de la colonne, une thérapie d'exercices et de stimulations vibratoires. Sur les 19 patients qui ont terminé l'expérience, la réduction moyenne de l'angle de Cobb, après 6 semaines, était de 62 % (allant de 8 à 33 degrés de réduction ; aucun cas ne présentant de détérioration).[24] Cela justifie qu'il faille continuer le développement et les tests concernant ces procédures innovantes et non chirurgicales, dont les cibles principales sont les causes de la scoliose et pas uniquement les symptômes manifestes.

Malgré toutes ces études, le traitement standard des courbures modérées (24 à 40 degrés) sans faire appel à la chirurgie reste encore le corset. Son apparence peu seyante est très dissuasive et constitue la principale raison de son rejet, en particulier chez les jeunes filles. La thérapie du port du corset conventionnel entraîne plusieurs inconvénients non négligeables. Le corset doit stabiliser la colonne en exerçant de la pression sur la poitrine à des points précis, il doit envelopper le tronc et peut ainsi être encombrant et inconfortable. Un corset limite également les mouvements du corps, et peut-être une cause d'atrophie sur le long terme et de faiblesse au niveau de la poitrine et de la musculature de la colonne. Ainsi, la colonne de l'enfant commence à perdre un peu de sa flexibilité initiale, il risque donc de se blesser dès qu'il ne porte plus le corset. Lorsque les muscles qui entourent la colonne s'affaiblissent, la scoliose risque d'empirer. Pire encore, dans certains cas, la pression constante appliquée par le corset peut être la cause de déformations permanentes de la cage thoracique ou des tissus mous situés directement sous les points de pression.

Une étude récente sur l'impact psychologique du port du corset chez un enfant en croissance révèle que « 60 % trouvaient que le corset les handicapait dans leur vie quotidienne et 14 % considéraient qu'ils étaient marqués psychologiquement.»[25] Imaginez-vous imposer de telles séquelles à vos enfants…

La chirurgie est-elle une option ?

Bien sûr, si le port du corset était aussi efficace qu'on le prétend, alors la demande en chirurgie de la colonne aurait sensiblement diminuée. Malheureusement, ce n'est pas le cas. Sur les 30.000 à 70.000 procédures chirurgicales de la colonne réalisées chaque année, environ un tiers concerne des scolioses sévères.[26] Alors que je suis convaincu des bienfaits de la chirurgie dans le cas de scoliose sévère (pour laquelle aucune autre forme de traitement n'est envisageable), je crois que suivre les méthodes prescrites dans ce livre aidera certainement à améliorer votre état de santé, peu importe la sévérité des courbures. Afin de vous aider à prendre une décision éclairée sur les différentes méthodes de traitement, vous trouverez ci-dessous les différentes formes de chirurgie envisageables.[27, 28]

1. La procédure de Harrington

Il y a une dizaine d'années, cette procédure était la technique standard pour la chirurgie de la scoliose. Elle consiste à utiliser une tige en métal qui s'étire du bas vers le haut de la courbure, celle-ci étant censée soutenir la fusion des vertèbres. Des chevilles sont insérées dans les os et servent d'ancrage pour la ou les tige(s) suspendue(s). A noter qu'une telle procédure exige d'emblée l'application d'un plâtre intégral et nécessite un repos continu, allongé pendant 3 à 6 mois après l'opération. Inexplicablement, bien que la tige ne soit pas nécessaire après un ou deux ans, les chirurgiens ne la retirent que lorsqu'une infection ou des complications apparaissent.

Les inconvénients qui en découlent :

1. Cette procédure est très éprouvante, en particulier chez l'adolescent.

2. Avec le temps, il y a une perte de correction de 10 à 25 % (sur une correction initiale de 50 % dans le meilleur des cas) ; de plus, la procédure est inefficace en ce qui concerne la rotation de la colonne et ne réduit donc pas la bosse au niveau des côtes.

3. Le syndrome du dos plat se manifeste dans plus de 40 % des cas, car cette procédure prive le patient de la courbure naturelle vers l'intérieur du bas du dos (lordose). Si le syndrome persiste, il finit par empêcher une personne de se tenir debout.

4. Le risque de phénomène de Vilebrequin est présent chez l'enfant de moins de 11 ans qui a subi une telle chirurgie. La raison sous-jacente étant la poursuite du processus d'ossification

Matière à réfléchir

« Le taux de chirurgies réalisées dans une région dépend plus du nombre de chirurgiens que de la taille de la population. Une étude montre que dans une région où exercent 4,5 chirurgiens pour 10.000 habitants, 940 opérations sont réalisées alors que dans une région où n'exercent que 2,5 chirurgiens pour 10.000 habitants, seuls 590 actes de chirurgie sont réalisés chaque année ».

— Michael Murray, « Encyclopédie de Médecine naturelle », dans un compte rendu sur l'article de 1989 de L.L. Leape intitulé : « Chirurgies inutiles »

du squelette pendant la durée du traitement chirurgical et la croissance de l'avant des segments fusionnés de la colonne après la chirurgie. La colonne se courbe car elle ne peut pas se développer en ligne droite en raison de la traction.

2. La procédure de Cotrel-Dubousset

Cette procédure est un peu plus intéressante que celle de Harrington, puisqu'elle se charge non seulement de rectifier la courbure, mais aussi la rotation de la colonne et empêche que le syndrome du dos plat ne soit une complication. La procédure implique de relier les tiges parallèles de façon transversale afin de fournir plus de stabilité aux vertèbres fusionnées. Le délai de récupération équivaut à 3 semaines. Les principaux désavantages d'une chirurgie aussi complexe sont les risques inhérents à la chirurgie en elle-même et le nombre de crochets et de liaisons transversales nécessaires (Humke et al., 1995).[26]

3. L'instrumentation du Texas Scottish-Rite Hospital (TSRH)

Sa conception est très similaire à celle de la procédure de Cotrel-Dubousset, la seule différence étant l'utilisation de tiges et crochets de texture plus lisse, sachant qu'en cas de complication après l'opération, ils peuvent être retirés ou réajustés. Les désavantages se rapprochent également de ceux du protocole de Cotrel-Dubousset.

Une autre instrumentation utilisée est celle de Luque.[29] Elle maintient une lordose normale et était initialement considérée comme permettant d'éviter le recours à un corset post-chirurgie. Mais l'inconvénient est que la correction de la courbure réalisée pendant la chirurgie est complètement inversée en l'absence du port du corset post-chirurgical. Des blessures peuvent se multiplier au niveau de la moelle épinière. Parmi les instrumentations, on trouve également celle du « Wisconsin Segmental Sine Instrumentation » (WSSI)[30] qui est souvent utilisée mais semble hériter des problèmes associés aux procédures de Luque et Harrington et s'avère donc très problématique.

Les chirurgiens avaient l'habitude, par le passé, d'utiliser l'approche postérieure[31] (accès à la zone d'opération après une incision dans le dos du patient) alors que l'approche antérieure[32] (accès à la zone d'opération après avoir ouvert la paroi thoracique) est aujourd'hui celle qui trouve le plus de partisans. Les complications majeures qui découlent de l'approche postérieure sont un risque accru de l'apparition du phénomène du Vilebrequin, où la courbe s'intensifie avec le temps et a des effets néfastes sur la région thoraco-lombaire. On associe généralement les complications suivantes à l'approche antérieure : cyphose (aggravation de la courbure externe), prédisposition accrue aux infections des poumons et de la poitrine, et pseudo-arthrose (fausse articulation à l'endroit de la fusion).

Tout ceci et plus encore peut être évité en améliorant simplement son état général, notamment en effectuant quelques modifications au niveau du régime alimentaire et en effectuant quotidiennement des exercices, comme décrit dans ce livre. J'ai travaillé avec des centaines de patients atteints de scoliose et cela m'a amené à la conclusion que la guérison réside rarement dans une chirurgie unique ou dans la pose d'un corset inconfortable. La plupart du temps, le patient a simplement besoin d'être prêt à jouer un rôle proactif afin de voir sa santé s'améliorer.

Etude des risques d'une chirurgie de la colonne

D'après une étude réalisée entre 1993 et 2002, le taux de complication pour des procédures de fusion est estimé à 15 % chez l'enfant et 25 % chez l'adulte.[33] Les complications principales sont les suivantes :

La perte de sang

Comme pour toute procédure chirurgicale, la perte de sang est importante. Face au besoin en termes de transfusion sanguine, les patients sont encouragés à faire don de leur sang avant l'opération, ce qui ajoute davantage de stress pour un patient déjà en souffrance. De nouvelles techniques endoscopiques et l'utilisation d'érythropoïétine humaine recombinante (rHuEPO) pour stimuler l'hématopoïèse sont actuellement étudiées pour éviter ces pertes sanguines.

Les infections

Comme dans toutes les chirurgies, l'infection est un risque. Les infections urinaires et du pancréas ne sont pas rares et la prise d'antibiotiques après la chirurgie est généralement recommandée.

Les complications neuronales

Des lésions neuronales sont constatées chez environ 1 % des patients, les adultes présentent un risque considérablement supérieur à celui des patients les plus jeunes et il en découle généralement une faiblesse musculaire et/ou une paralysie.

La pseudarthrose

Ce phénomène très douloureux apparaît lorsque la fusion ne guérit pas et qu'une « fausse » articulation se développe sur la zone de chirurgie. L'approche antérieure risque davantage d'entraîner une telle complication et apparaît dans 20 % de tous les cas chirurgicaux.

Des douleurs dans le bas du dos et une dégénérescence des disques : la tension au niveau du bas du dos résulte de fusions dans la région lombaire et finit par entraîner une dégénérescence des disques. De plus, la diminution de la puissance des muscles, de la mobilité des membres inférieurs et un phénomène de déséquilibre peuvent également être la source de douleurs dorsales insoutenables.

Les fonctions pulmonaires

Les jeunes adultes et les enfants risquent de développer des problèmes pulmonaires jusqu'à environ 2 mois après la chirurgie.

Le risque est considérablement supérieur chez les patients dont la scoliose est le résultat secondaire de problèmes neuromusculaires.

En plus de ces problèmes, le calcul biliaire, la pancréatite, l'obstruction intestinale et les blessures liées à l'équipement (résultant de crochets délogés, cassés ou rouillés, ou d'une fracture au niveau d'une vertèbre fusionnée) sont également des risques associés à la chirurgie.

Afin d'apaiser ces inquiétudes, de nouvelles formes de chirurgies, beaucoup moins invasives ont été développées (technique de la tige qui grandit, agrafage des vertèbres et des accroches au niveau antérieur de la colonne vertébrale).

Bien que ces techniques aient montré des résultats encourageants sur le court terme, l'observation des effets et des améliorations sur le long terme est nécessaire pour qu'on puisse les considérer sérieusement.

La vérité cachée sur la chirurgie scoliotique

Le coût approximatif moyen d'une opération chirurgicale sur une scoliose aux Etats-Unis est de 120.000 dollars par opération, pour 20.000 chaque année.[34] Il est choquant de constater que parmi les patients opérés, 8.000 présentent des handicaps chaque année, et que pour les autres patients, un retour à l'état initial survient au cours des 22 années suivant l'opération.[35] Il faut également ajouter les chirurgies de suivi pour resserrer les crochets, réparer les tiges cassées et enrayer la formation de rouille ![36] Pire encore, 25 % des patients qui ont subit une opération voient leur contrôle moteur compromis après la chirurgie.[37] Dans certains milieux, on va jusqu'à suggérer que les écueils de la chirurgie curative font plus de mal que la scoliose elle-même. Toutes ces raisons ne sont-elles pas suffisantes pour éviter la chirurgie comme traitement de la scoliose, à moins bien sûr que ce ne soit en dernier recours et absolument nécessaire ?

N'avons-nous pas la responsabilité sociale d'utiliser et d'incorporer des changements dans nos styles de vie, changements qui pourraient significativement réduire les inconvénients importants et inéluctables de la chirurgie ? La technique que je propose va précisément vous amener à faire ce premier pas vers la réhabilitation, sans pour autant recourir à la chirurgie et ainsi éviter les dangers qui lui sont associés. Parallèlement, votre qualité de vie va s'améliorer sachant que comprendre sa maladie et ses causes est le début de la rémission.

Les expériences vécues et les études de cas évoquées ci-dessous vont renforcer les affirmations précédentes.

1. Stuart Weinstein, Docteur en médecine, Université de l'Iowa a rapporté en 2003 dans le « Journal of the American Medical Association » (JAMA) (« Journal de l'Association Médicale Américaine ») : « d'après une étude réalisée sur 50 années, nombreux sont les patients qui présentent une courbure de la colonne et qui ont une vie normale. Beaucoup d'adolescents présentant une colonne courbée peuvent éviter le port du corset, la chirurgie ou tout autre traitement, sans pour autant développer des troubles moteurs débilitants ».[38] *Avons-nous réellement besoin d'inclure le corset ou la chirurgie chez les jeunes patients ?*

2. Le Dr J. Steinbeck a rapporté en 2002 que « quarante pour cent des patient opérés d'une scoliose idiopathique ont été considérés légalement sévèrement handicapés 16,7 ans après leur chirurgie ».[39] *La chirurgie améliore-t-elle vraiment la qualité de vie avec le temps ?*

3. Le Dr Sponseller a rapporté en 1987 que « la fréquence des douleurs ne diminuait pas... les fonctions pulmonaires ne variaient pas... 40 % souffraient de légères complications, 20 % souffraient de sévères complications et... un patient sur 45 décédait. Etant donné ces taux démesurés de complications,

les avantages limités d'une fusion de la colonne devraient être évalués et correctement expliqués aux patients.»[40] *Pourquoi persistons-nous avec l'option chirurgicale ?*

4. Le Dr H. Moriya a rapporté en 2005 que « de la corrosion était visible sur de nombreuses jonctions des tiges (66,2 %) après une implantation sur le long terme ».[41] *Pourquoi des méthodes plus efficaces et moins dangereuses ne sont-elles pas adoptées ?*

5. Le « Reuters Health » (New York) a rapporté le 29 janvier 2008 que : « des chercheurs Néerlandais ont écrit dans la publication de janvier de « Pediatrics for Parents » (« La pédiatrie pour les parents ») que les tests de dépistage de la scoliose et le port de corset qui en découle ne semblent d'aucune utilité pour éviter la chirurgie. L'enquêtrice principale Eveline M. Bunge ajouta dans « Reuters Health » : « Nous pensons que l'abolition des tests de dépistage de la scoliose est justifiée, comme en atteste le manque de preuves concernant le caractère bénéfique de ce dépistage et/ou des traitements par le port de corset ».[42]

6. Le Dr M. Hawes a rapporté dans le « Journal of Pediatric Rehabilitation » (« Journal de la Rééducation Pédiatrique ») que : « la scoliose pédiatrique est associée à des signes et des symptômes qui incluent des fonctions pulmonaires réduites, des douleurs intensifiées et une qualité de vie diminuée, tout cela empirant à l'âge adulte, même si la courbure reste stable. En 1941, l'« American Orthopedic Association » (« l'Association Orthopédique américaine ») a rapporté que chez 70 % des patients opérés, les résultats étaient mauvais ». Les chirurgies réussies ne parviennent pas à éliminer les courbures de la colonne et sont à l'origine de complications irréversibles dont l'impact à long terme est encore mal compris. Chez la plupart des patients, il y a peu ou pas de progrès au niveau des fonctions pulmonaires… La difformité

des côtes ne peut-être éliminée que par la résection de celles-ci, ce qui peut significativement affaiblir les fonctions respiratoires même chez les adolescents en pleine forme. L'aggravation des fonctions pulmonaires et des difformités sont plus importantes chez les patients de moins de 10 ans qui subissent une opération, malgré un traitement précoce. Les recherches pour développer des méthodes non chirurgicales efficaces et empêcher la transformation de légères courbures réversibles en difformités irréversibles et complexes, auraient dû être réalisées depuis longtemps. » [43] ***Avons-nous vraiment besoin de chirurgie ?***

Pourquoi les méthodes formulées dans ce livre sont-elles plus adaptées ?

Les prédispositions héréditaires : le groupe de James W. Ogilvie a découvert des marqueurs génétiques, deux loci majeurs et 12 mineurs liés au développement de la scoliose. 95 % des patients avec une courbure de plus de 40 degrés présentaient un lien avec ces marqueurs identifiés.[44] Il est donc possible, à présent, de prévoir la prédisposition héréditaire à la scoliose ; un régime alimentaire individualisé peut ainsi être défini d'après la stratégie thérapeutique de soins complets que je propose, qui a également l'avantage d'être totalement non invasive. La raison principale de l'échec de telles procédures est qu'elles s'efforcent de soigner les maladies et pas leurs causes. Alors que nous sommes incapables de changer nos gènes, nous pouvons encore changer la façon dont ils interagissent avec l'environnement et ainsi supprimer les défauts génétiques et la façon dont les gènes finissent par s'exprimer à travers la maladie. C'est ainsi que le régime que je propose et qui consiste à équilibrer les facteurs métaboliques, neurologiques et homéostatiques biochimiques, par le biais d'une nutrition, d'exercices et d'un style de vie individualisés, sera plus efficace pour se débarrasser des causes de la scoliose.

L'histoire personnelle de Claire

Comme la plupart des jeunes filles, Claire C. ne savait pas ce qu'était une scoliose avant d'être elle-même diagnostiquée au cours d'un dépistage dans son collège. A cette époque, sa scoliose n'était que de 15 degrés, elle ne devait donc consulter que 6 mois plus tard pour une nouvelle analyse. Le médecin fit alors la demande d'une nouvelle radiographie, celle-ci révéla que la scoliose avait progressé. Claire présentait une courbure primaire du bas du dos de presque 40 degrés et une courbure compensatrice plus petite au niveau du thorax (milieu/haut du dos) d'environ 34 degrés.

Elle ne souffrait pas encore, mais elle présentait une bosse visible sur le dos et une hauteur des épaules inégales, ce qui inquiétait ses parents. Suivant les conseils de son médecin orthopédique, on lui posa un corset rigide et elle fut informée que si la courbure venait à progresser, elle aurait besoin de subir une opération chirurgicale.

Elle dut porter son corset 23 heures/jour, en espérant que cela empêcherait sa colonne de se détériorer. Mais avec la chaleur et l'humidité du climat de Singapour, le corset était extrêmement inconfortable et après environ un mois, Claire, ne supportant plus la douleur et l'irritation provoquées par le corset, arrêta de le porter.

Claire et sa famille commencèrent à chercher des traitements alternatifs, craignant qu'une chirurgie à haut risque ne soit la seule solution offerte par la médecine. C'est alors qu'ils trouvèrent le Dr Kevin Lau. Après six mois de traitement, la scoliose fut réduite de 28 degrés ! Le déséquilibre au niveau de ses épaules et la bosse sur son dos furent significativement corrigés.

Elle retourna chez le spécialiste orthopédique pour un suivi et il fut très étonné du résultat. Il attribua immédiatement ce succès au corset, celui qu'elle ne portait plus !

Comme elle avait refusé d'accepter une solution unique pour traiter sa scoliose, Claire put éviter le port du corset et une chirurgie risquée.

« Le corset n'était pas efficace du tout. Je ne pouvais pas le porter en suivant les recommandations car il était extrêmement inconfortable et gênant ; c'est pourquoi, j'ai arrêté de le mettre pendant un moment. L'idée d'une chirurgie n'était pas mieux non plus. J'avais peur des complications, de la douleur et de la cicatrice. Grâce au programme du Dr Kevin Lau, j'ai pu éviter les deux ! »

— Claire C. (16 ans)

CHAPITRE 4

Ne pas définir les soins à partir des symptômes

> *Malheureusement, tout ce que les experts nous disent à propos des régimes vise l'être humain en général, alors que nous sommes tous uniques.*
>
> — « **Le magazine scientifique** »

Dites moi : combien de fois avez-vous consulté un médecin qui vous a assuré avoir un remède (un médicament) spécifique pour chaque maladie ?

Le refrain habituel est : « si vous souffrez de ceci, essayez ceci. Si vous souffrez de cela, essayez cela ». Au final, la liste des prescriptions pourrait être aussi longue que le nombre de maladies identifiées dans le monde !

J'ai appris qu'il ne s'agissait que d'un stratagème. Les préparations allopathiques ou les médicaments ne guérissent pas, ils ne font que dissimuler les symptômes. Le corps est le seul à pouvoir guérir de maladies, à condition de lui en donner les moyens. Les médicaments ne font qu'éliminer les symptômes et encore… On commence alors à se sentir mieux puisqu'en fait ce sont les symptômes qui nous dérangent vraiment. Les médicaments ne guérissent généralement pas l'origine du problème. C'est pour cela qu'ils n'offrent pas une guérison permanente et ne font qu'assurer des clients à vie pour les pharmaciens et les laboratoires pharmaceutiques.

Voici un exemple : imaginez que vous êtes en train de rouler dans une voiture et vous remarquez une lumière rouge qui clignote sur le tableau de bord : ceci est le symptôme. Cette lumière vous dit que la voiture est en surchauffe, dans le cas présent en raison d'une fuite au niveau du système de refroidissement : ceci est la cause.

Vous emmenez votre voiture chez le réparateur (le médecin), celui-ci coupe le câble relié à la petite lumière rouge et vous dit : « le problème est réglé ». Vous êtes tranquille sur le moment. Il vous dit de mettre de l'eau dans le système de refroidissement tous les jours, d'ajouter de l'huile quand c'est nécessaire et d'acheter ces produits dans n'importe quelle « pharmacie ». Cela revient à traiter le symptôme et à vous forcer à continuellement acheter des produits auprès de ces mêmes fournisseurs (dans ce cas de l'eau et de l'huile). Vous ne pouvez plus jamais conduire cette voiture sans ces « médicaments » et un jour votre bonne vieille voiture rendra l'âme, tout simplement.

Le problème avec ce genre d'approche est que vous n'êtes jamais amené à réparer la fuite.

La société industrielle dans laquelle nous vivons a établi une nouvelle image du corps humain. Les patients commencent à croire que nos corps sont des appareils réparables qui peuvent être diagnostiqués, mesurés, surveillés et maintenus en vie par d'autres machines. Cette nouvelle image du corps est même reflétée dans notre lexique : « péter les plombs », « lâcher la vapeur », « recharger les batteries », « se reprogrammer ». Certains patients considèrent ainsi leurs médecins comme des réparateurs, des plombiers, des électriciens ou des charpentiers, plutôt que des guérisseurs.

Les médecins ont également tendance à diagnostiquer et soigner les patients d'après des critères de santé ou de maladie auxquels les patients ne correspondent peut-être pas. Nombreux sont ceux qui ne sont pas satisfaits de cette approche purement biologique de la maladie et recherchent ainsi des traitements alternatifs et holistiques.

En tant que chiropraticien et nutritionniste spécialisé dans le soin des patients atteints de scoliose, j'ai toujours cru en l'aptitude innée de notre corps à se guérir et se régénérer de lui-même. Un médecin vous promettrait un soulagement symptomatique sous la forme d'une chirurgie ou du port de corset, alors que pour soigner un déséquilibre fondamental, je proposerais plutôt une alimentation différente, et pour corriger la difformité, des exercices appropriés et une thérapie physique.

Je conseille souvent à mes patients de ne suivre aucune mode, ni aucun battage marketing. Faites attention à ce que votre corps demande et donnez lui ce qu'il veut. Votre corps a cette sagesse innée de pouvoir réguler toutes ses fonctions complexes et de restaurer un équilibre sain. Ce livre va vous apprendre à faire attention à cet avis d'expert.

Fait nutritionnel: Une même taille ne convient pas à tout le monde

Avez-vous eu l'occasion, étant petit, de participer à une lutte à la corde, lorsqu'un groupe tire l'extrémité d'une corde et l'autre groupe l'extrémité opposée, afin de voir qui va finir par tirer le plus long bout de corde, cette dernière cassait généralement à force d'être tirée des deux côtés.

D'après moi, le grand débat à propos de la diététique est similaire, on a affaire à une lutte de corde nutritionnelle. Longtemps, tout le monde fut unanime pour dire qu'un régime riche en protéines et pauvre en glucides était le plus sain pour la santé et pour la perte de poids. Plus tard, les glucides furent à la mode alors que les régimes riches en protéines ne l'étaient plus. Chacune de ces idéologies diététiques a ses défenseurs dévoués et ses adeptes qui ont vu leur régime réussir ; le nombre d'échecs étant pourtant le même. De nos jours, on en est arrivé au point où tout le monde est dubitatif : dois-je suivre ce régime ou celui-là ?

J'ai moi-même connu des patients qui ont essayé plus de six régimes différents et qui ont fini dans ma clinique totalement épuisés et mentalement découragés ; les différents régimes suivis avaient également déréglé leur système et produit des résultats souvent contre-productifs !

Ne laissez pas cela vous arriver. D'après moi, ces experts ont eu tort ; complètement tort pour certains adeptes et vraiment tort pour des millions d'autres. Au lieu de tenir leur promesse, leur dernier « régime miracle universel » en date a involontairement semé une confusion globale sur ce qu'est une alimentation saine et a abouti à un type d'obésité que nos sociétés modernes n'avaient encore jamais vu, ainsi qu'à un effet secondaire « bonus » : un nombre toujours plus grand de diabétiques.

Durant mes premiers jours de pratique, les recommandations diététiques étaient souvent une question de chance. Je mettais en place un régime « sain » qui marchait pour un groupe de patients mais qui n'aidait pas vraiment les autres. En effet, dans certains cas, cela empirait même leur situation !

J'étais tellement frustré que, malgré mes résultats peu probants, ma motivation pour continuer mes recherches sur la nutrition demeurait intacte. A cette période, je lisais un livre de William Wolcott. Son concept de Metabolic Typing© a complètement révolutionné ma façon de penser et toutes les pièces du puzzle ont commencé à se mettre en place. J'ai compris que chacun de nous est unique et que nos besoins en nutriments sont également différents.

Pensez-y : Nous sommes tous différents extérieurement et nous fonctionnons également différemment à l'intérieur, pourquoi alors devrions-nous tous manger la même chose ? J'appellerai cela de la science nutritionnelle de « comptoir » !

Evolution alimentaire

Un jour, je me suis trouvé en présence d'un article à la fois brillant et stimulant écrit par Henry Harpending, un anthropologue célèbre de l'université de l'Utah.

Cet article était publié en tant que rapport dans « Science Daily »[45], l'auteur écrivait : « Nous ne sommes plus les mêmes qu'il y a 1.000 ou 2.000 ans » et pour justifier ce propos, il mentionnait « l'énorme influence de la génétique ». Il ajoutait que des chercheurs avaient découvert la preuve génétique de l'accélération de l'évolution de l'homme. Contrairement à ce que l'on avait cru, l'évolution de l'homme ne s'était pas arrêtée et n'avait pas maintenu un rythme constant. Ceci confirmait que les êtres humains des différents continents devenaient de plus en plus distincts.

En effet, la recherche de Harpending montre que les humains ont évolué de façon relativement rapide au fil des siècles et des millénaires, et que ces changements ont été différents selon les groupes continentaux. Fait intéressant : cette étude confirme la conclusion similaire formulée il y quelques années par le Dr Weston A. Price, dentiste ayant fait ses études à Harvard. (Ce sujet sera approfondi dans le prochain chapitre).

Harpending mentionne que le développement rapide de la population est à associer à de grands changements dans nos cultures et notre environnement, créant de nouvelles opportunités d'adaptation.

Il écrit que « les 10.000 dernières années ont vu de rapides évolutions au niveau du squelette et des dents des populations humaines, ainsi que l'apparition de nouvelles réponses génétiques aux régimes et à la maladie ».

Le problème est que la race humaine n'a pas suivi ces évolutions et les changements qui en ont résulté au niveau de nos comportements alimentaires. Les recherches d'Harpending mettent en évidence le fait que les migrations humaines vers des environnements eurasiens ont créé des pressions sélectives favorisant une pigmentation de peau plus claire (afin que plus de lumière solaire soit absorbée par la peau et puisse fabriquer de la vitamine D), une adaptation aux temps froids et à certains changements alimentaires.

D'après Harpending, la population humaine étant passée de plusieurs millions à la fin de l'âge de glace à 6 milliards aujourd'hui, de nouveaux gènes dominants sont apparus et l'évolution s'est

Etude de cas : douleurs dans le bas du dos, cholestérol élevé et problèmes digestifs

Avant qu'elle ne me rencontre, Alisa L. (56 ans, professeur des écoles) souffrait de douleurs aiguës dans le bas du dos, d'un taux élevé de cholestérol et de problèmes digestifs importants. Elle avait consulté de nombreux médecins, spécialistes et thérapeute-masseurs et elle finissait toujours par voir ses problèmes réapparaître lorsqu'elle arrêtait ses traitements. Alisa L. était un exemple parfait du « chasseur-cueilleur » vivant dans une société moderne saturée de sucres et de céréales. Après lui avoir appris à consommer des aliments visant à rééquilibrer son corps et éliminer ceux qui détérioraient sa santé, elle constata une amélioration de ses problèmes dorsaux et digestifs, ainsi qu'une diminution de son cholestérol.

Après avoir suivi mon traitement, elle écrivit :

> « Merci au Dr Kevin Lau d'être aussi attentionné et d'être à notre écoute. Il est une source d'inspiration pour tous les autres patients. Son approche holistique de la santé est ce dont j'avais besoin. Je me suis tenue à un bon style de vie, des habitudes alimentaires et à une attitude mentale saines et je me suis battue pour rétablir ma santé. Mes problèmes de dos et mes problèmes digestifs ont disparu et mon taux de cholestérol est à nouveau normal. Je suis enfin apte à contrôler mon état de santé, sans médicament et sans douleur. De plus, on m'a dit que je paraissais plus jeune. »

> — *Alisa L. (56 ans)*

accélérée, à la fois à l'échelle mondiale et à l'échelle des groupes d'un même continent.

Par exemple, en Chine et dans la plus grande partie de l'Afrique, peu de gens sont capables de digérer du lait frais, arrivés à l'âge adulte. Pourtant en Suède et au Danemark, le gène qui crée l'enzyme lactase, permettant la digestion du lait, est bien actif. Ainsi, quasiment toute la population est en mesure de boire du lait frais, ce qui explique pourquoi le lait est plus répandu en Europe qu'en Asie ou en Afrique.

Harpending ajoute : « Si vous modifiez soudainement le régime des chasseurs-cueilleurs en leur donnant du maïs, du riz ou du blé, ils développeront généralement du diabète. Notre adaptation est toujours en cours. Plusieurs nouveaux gènes que l'on voit se développer à travers les populations nous aident justement à nous adapter à des régimes riches en glucides ».

Le futur de la science nutritionnelle

Dites moi : « Pouvez-vous remplir votre voiture avec du diesel alors qu'elle a besoin de super? »

Roulerait-elle alors sans encombre ?

Je dirais qu'il en va de même de votre corps. Les aliments que vous fournissez à ce dernier peuvent soit vous faire avancer de façon efficace (comme une voiture) et contribuer à satisfaire vos besoins génétiques, soit entraîner des effets négatifs, comme de la fatigue, de l'inefficacité et de l'inconfort ainsi qu'accentuer vos défauts génétiques si vous lui donnez le mauvais carburant.

Dans tous les cas, l'idée de recommander des régimes individualisés n'a rien de nouveau. Les Grecs anciens et les Romains ont d'ailleurs fait cette déclaration bien connue : « la nourriture de l'un est le poison de l'autre ».

De la même façon, en Extrême-Orient, la médecine chinoise nous a appris qu'à la naissance, nous avons tous une constitution différente et que nous avons donc besoin de différentes sortes de nourritures basées sur nos caractéristiques uniques et nos déséquilibres énergétiques. La médecine Ayurvédique datant de 5.000 ans et venue d'Inde a identifié trois morphologies et maladies principales (dorshas) : pitta, vatta et kapha, chacune ayant ses propres besoins alimentaires et problèmes.

L'auteur de ce livre, William Wolcott et d'autres chercheurs en nutrition ont abouti à la même conclusion, à savoir qu'il existe trois « types » métaboliques : type protéine, type glucide et type mixte. Ce dont nous avons besoin pour atteindre une santé optimale est particulièrement lié à notre code génétique et à nos origines culturelles.

Ceux qui sont de type protéine doivent se tourner vers des protéines de haute densité et riches en « purine » que l'on trouve dans des viandes brunes comme les cuisses de poulet, l'agneau, le bœuf et le saumon, y compris les abats. Ils doivent limiter leur consommation de glucides riches en glycémie comme les sucres, les céréales raffinées et les pommes de terre. Ils doivent plutôt choisir en priorité des céréales complètes et des légumes pauvres en glycémie comme les asperges, les haricots verts frais, le chou-fleur, les épinards, le céleri et les champignons. Ils doivent limiter leur quantité de fruits car le type protéine à tendance à développer des problèmes sanguins relatifs au sucre : noix de coco, avocats, olives noires et vertes, pommes vertes et poires sont les meilleurs choix. Ils doivent également prendre des en-cas plus souvent et éviter toute forme d'alcool.

A l'opposé, il y a le type glucide. Ceux qui appartiennent à ce type doivent se concentrer sur les aliments pauvres en protéines (faible purine) et en graisses, comme le poulet, le poisson et les légumes. Les féculents sont également recommandés. Bien que le corps des individus appartenant à ce groupe soit plus apte à tolérer des légumineux et des céréales riches en amidon, ces derniers doivent être consommés modérément. Tous les fruits sont recommandés, les fruits des bois et les agrumes étant particulièrement conseillés.

Dans la section des ressources du lecteur, vous trouverez une liste de courses que vous pouvez adapter aux besoins alimentaires qui conviennent à votre Metabolic Type©. La façon la plus simple d'estimer les proportions de nourriture dont vous avez besoin est de visualiser une assiette et de la remplir du pourcentage correct de chaque type d'aliments comme sur la figure 6 : Proportions des Repas.

Quel est votre Metabolic Type© ?

Le Metabolic Typing© est basé sur trois catégories auxquelles vous pouvez appartenir :

1. **Type protéine**
2. **Type mixte**
3. **Type glucide**

Ces trois types fondamentaux en disent beaucoup sur la façon dont votre corps fonctionne intérieurement et sur la façon dont votre système transforme les aliments et absorbe les nutriments. Des différences anatomiques et des constatations physiques prouvent que la forme de l'estomac varie significativement d'un individu à l'autre.

Le fait est que, bien que nous ayons tous besoin de la gamme complète des nutriments, chaque individu a besoin de quantités différentes. Ce sont ces besoins génétiques distincts qui font qu'un nutriment va permettre à un individu de se sentir mieux, à un autre de se sentir moins bien et au dernier de ne voir aucune différence.

Ainsi, le plus gros mythe détruit par le Metabolic Typing© est qu'il existe des régimes universels définis pour l'être humain. Cette approche générale de la nutrition s'avère faire plus de mal que

Glucides

Protéines

Graisses

Type mixte

30%

20%

50%

15%

25%

60%

40%

30%

30%

Type glucide

Type protéine

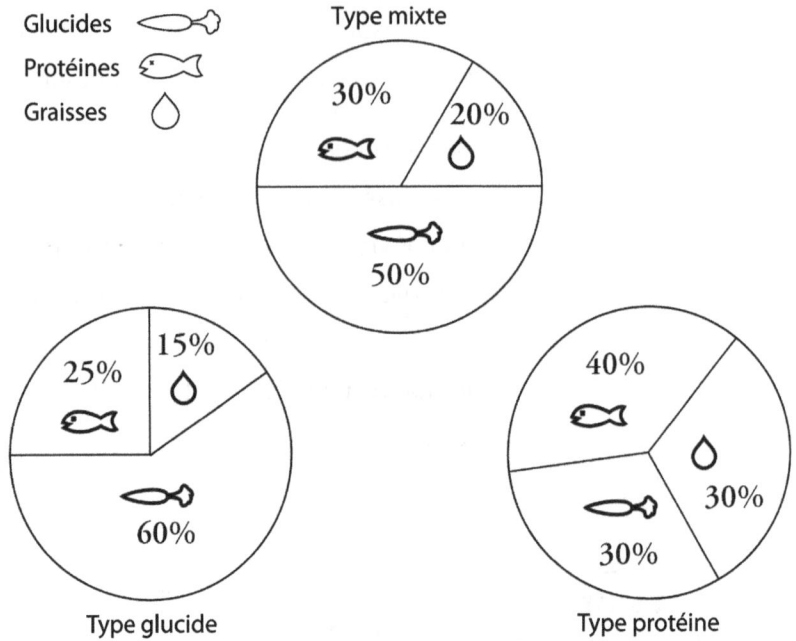

Figure 6: Proportions des repas

de bien. En recommandant une formule universelle pour tout le monde, ces régimes ne prennent pas en compte la qualité et la quantité de protéines, de glucides ou de graisses que l'on doit consommer. Même si, parfois, au début, ils obtiennent des progrès, c'est parce qu'ils jouent à une sorte de roulette diététique : ils arrivent parfois à toucher le jackpot mais généralement ils échouent.

En effet, si la vie était aussi simple que le prétendent ces gourous modernes de la diététique, il n'y aurait pas autant de maladies dans le monde, n'est-ce pas ?

La vérité est que les nutriments diététiques doivent être choisis sur mesure selon les besoins individuels, car ce qui fonctionne chez l'un peut être le poison de l'autre. J'ai bon espoir que ce soit le début de la médecine personnalisée. Il est étonnant de voir la façon dont notre système de santé nous traite tous comme une seule et même personne. Nous sommes tous uniques. Nous réagissons différemment aux régimes et aux médicaments et ceci est peut être lié à nos différences génétiques, certains diront à hauteur de 20 %.

Cependant, on ne peut pas attribuer toutes ces différences à la génétique. Certaines sont dues à des facteurs environnementaux. Les habitants de régions tropicales ont par exemple le besoin héréditaire fort de suivre des régimes riches en glucides (légumes, fruits, céréales et légumineux). C'est le genre de biocarburant dont leur corps a besoin pour faire fonctionner la machine et la maintenir en bonne condition. Ils sont en effet génétiquement programmés pour transformer ce genre d'aliments.

Au contraire, le régime des Esquimaux peut facilement être constitué de plus de 90 % de graisses, de protéines de phoques et de baleines car c'est exactement ce dont leur corps a besoin pour faire face aux conditions de froid extrême de leur habitat naturel. Fait intéressant : ils ne sont pas non plus touchés par les maladies cardiaques malgré ce régime riche en graisse et en cholestérol.

Ainsi, un régime considéré comme sain dans une partie du monde peut s'avérer tout à fait inadéquat et même dangereux pour des gens qui vivent dans une autre partie du monde.

Le Dr Lendon Smith confirme cette idée lorsqu'il écrit dans son livre « Happiness Is a Healthy Life » (« Le bonheur, c'est une vie saine »), « l'astuce pour bien manger est de définir vos origines raciales/ ethniques et de tenter de les imiter ». Cependant, sachant que déménager vers un autre continent est aussi facile que de s'acheter un billet d'avion en ligne, il s'avère que nous avons peut-être des parents d'origines différentes et nous ne pouvons donc pas établir nos habitudes alimentaires d'après le pays d'où nous venons.

C'est là que le Metabolic Typing© entre en jeu. Il vous aide à trouver l'équilibre parfait en macronutriments (protéines, glucides et graisses dont votre corps a besoin en respectant vos réactions à l'alimentation).

Par le passé, nous n'avions pas les connaissances cliniques qui nous permettaient de comprendre pourquoi nous développions telles ou telles maladies. Mais aujourd'hui, principalement grâce aux travaux du Dr Price, du Dr Williams et d'autres chercheurs, nous pouvons déterminer les besoins nutritionnels adaptés à chaque personne. Le fait qu'un déséquilibre métabolique puisse se manifester de différentes façons, sous forme de maladies diverses ou de processus dégénératifs, est un tout autre sujet.

En 1956, le Dr Roger Williams a écrit un livre révolutionnaire intitulé « Biochemical Individuality » (« Individualité biochimique »), dans lequel il postulait que l'individualité imprégnait les moindres recoins de notre corps, que les êtres humains étaient tout à fait distincts à l'échelle cellulaire et que ces différences héritées s'étendaient à notre structure basique ainsi qu'à nos processus métaboliques. Ainsi des déséquilibres nutritionnels ou des nutriments inadaptés au niveau cellulaire pourraient être la cause majeure de n'importe quelle maladie. Ces découvertes étaient tellement surprenantes que le Dr Williams est rapidement devenu un des premiers défenseurs du Metabolic Typing©.

Le modèle du Metabolic Type©, dont nous allons discuter dans ce livre, est plus pertinent si vous prêtez attention aux indications de votre propre corps en ce qui concerne les aliments qui pourraient restaurer votre équilibre et corriger les désordres de façon naturelle. D'après mes observations, ceux qui suivent scrupuleusement le modèle du Metabolic Typing© mentionné ici constatent rapidement des améliorations au niveau de leur corps et de leur mental, parfois après seulement un mois. Peut-on faire mieux ?

Malheureusement, notre culture met en avant un système médical basé sur le traitement des symptômes et non des causes sous-jacentes à ces symptômes. Ainsi, la médecine conventionnelle a une capacité limitée à soigner la plupart des maladies chroniques dont nous souffrons aujourd'hui, bien qu'elle soit parfois efficace dans le cas de problèmes de santé graves. En décidant de suivre ce modèle, afin de résoudre les déséquilibres biochimiques personnels qui sont les causes sous-jacentes de la maladie, vous serez en mesure de rééquilibrer votre chimie corporelle et ainsi d'assurer une croissance appropriée de votre corps et de votre colonne vertébrale.

S'intéresser au stade causal de maladies telle que la scoliose, avant qu'elles ne deviennent chroniques peut :

- Assurer une croissance adéquate du corps
- Eviter les maladies opportunistes
- Reconstruire votre système immunitaire, afin de ne pas être trop facilement sujet aux infections
- Fournir à votre corps des bienfaits sur le long terme

En bref, lorsque vous commencez à manger en suivant votre Metabolic Type©, votre système corporel commence à retrouver un état d'équilibre général, (corps, esprit et âme). En suivant ce régime, votre corps va produire davantage d'énergie à partir de votre consommation alimentaire, afin de vous procurer une meilleure santé et vous assurez une croissance saine.

Quand votre métabolisme sera équilibré, vous aurez plus d'énergie que vous ne l'espériez. Vous aurez créé un environnement cellulaire propice à un développement optimal :

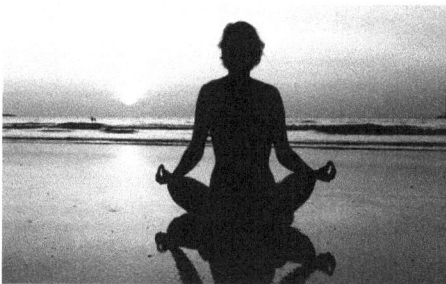

- D'énergie zen
- De vivacité maitrisée
- D'équilibre émotionnel
- D'humeur stable et positive
- De grande clarté mentale

Lorsque vous consommez des aliments qui ne sont pas faits pour votre corps, ce dernier va protester. Cette protestation se traduira par des symptômes tels que des ballonnements, une grande fatigue, une sensation de faim et des envies irrationnelles de nourriture même après un gros repas!

Cela vous rappelle t-il quelque chose ? Je reviens un moment sur le point développé précédemment : nos dispositions génétiques, nos personnalités et nos traits physiques sont tellement différents… Pourquoi nos besoins nutritionnels seraient-ils les mêmes ? Mon but est de vous aider à être plus en phase avec les besoins de votre corps, d'un repas à l'autre, afin d'optimiser votre potentiel génétique et de supprimer les faiblesses génétiques responsables de maladies.

En même temps, il se doit d'être mentionné que, bien qu'il existe des prédispositions génétiques aux maladies chroniques tels que la scoliose, le diabète et l'obésité (et de toute vraisemblance, de nombreuses autres maladies), cela ne reste qu'une prédisposition et pas une décision inéluctable. Ainsi même si votre mère, père ou sœur avaient une scoliose, cela ne veut pas dire que vous l'aurez également, cela implique seulement que vous serez davantage disposé à développer cette maladie et que vous aurez besoin d'effectuer de plus lourdes modifications au niveau de votre régime alimentaire et de votre mode de vie comparé à quelqu'un qui est, lui, doté d'un tout autre bagage génétique. Dans tous les cas, connaître ses limites génétiques est une bonne chose. Cela vous aidera à lutter contre les maladies potentielles qui pourraient apparaître au cours de votre vie et à être plus proactif dans le choix d'un mode de vie plus adapté.

Qu'en est-il du régime du groupe sanguin ?

Le régime du groupe sanguin proposé par Peter D'Adamo, docteur en naturopathie et rendu célèbre dans le livre « Eat Right for Your Type » (« Mangez correctement selon votre type ») (Putman, 1997) était en réalité le précurseur du Metabolic Type©, perfectionné et développé plus tard. Le régime du groupe sanguin est, comme son nom l'indique, basé sur l'idée que nos besoins nutritionnels sont déterminés par notre groupe sanguin soit O, A, B et AB.

Cependant, il s'agissait là d'une simplification abusive d'un système bien plus complexe. Les migrations ethniques et la diversité croissante font qu'aucun de nous ne peut être vraiment sûr de la nature de son héritage génétique. Si un Chinois et un Européen appartiennent tous deux au groupe sanguin « O », devraient-ils manger les mêmes types d'aliments ? Qu'en est-il d'un Eurasien ? Cet héritage mixte ne risque t-il pas de compliquer davantage le problème ? Qu'en est-il d'une personne qui traverse plusieurs stades de sa vie tels que la puberté, la grossesse ou la ménopause ? Leurs besoins nutritionnels ne sont-ils pas différents ?

C'est ici que le Metabolic Typing© peut s'avérer très utile. Un des buts principaux de ce modèle est de déterminer quels aliments (et dans quelles quantités) sont les plus adaptés à votre type. Ce modèle consiste à personnaliser le régime alimentaire d'une personne selon ses besoins individuels et ses réactions aux différents aliments, sans prendre en compte son groupe sanguin ou généraliser abusivement à partir d'un seul élément.

Le test du Metabolic Typing©

Si vous ne croyez pas que l'individualité métabolique existe et si vous ne croyez pas que tout le monde peut-être en bonne santé et au top de sa forme seulement en suivant le bon régime alimentaire, voici le test du Metabolic Typing©.

Suivez les instructions très attentivement. Faites en sorte que votre conjoint, vos enfants et vos amis le fassent également. Comparez les résultats. Vous serez peut-être surpris de voir à quel point nous sommes tous différents l'un de l'autre, même au sein de la même famille. Prenez en compte le fait que ces différences ont aussi un rapport avec les aliments qui vous sont adaptés et ceux qui ne le sont pas. Si un régime unique convenait à tout le monde, pourquoi existent-ils des centaines de régimes et que de nouveaux apparaissent chaque année ? Pourquoi un régime rend une personne plus mince alors qu'il fait grossir l'autre ? La seule solution est de trouver ce qui est bon pour VOTRE corps, pas celui de votre conjoint ou de votre ami, mais ce qui est bon pour VOUS !

- Placez une croix à gauche de chaque réponse qui vous CONVIENT LE PLUS
- Ne choisissez qu'une seule réponse par question
- Si aucune réponse ne vous convient, laissez cette question sans réponse

IMPORTANT : Les choix qui figurent ci-dessous ne vous décriront pas forcément de manière exacte. Il est donc TRES IMPORTANT de choisir la réponse qui décrit au mieux vos TENDANCES. Les réponses fournies n'ont pas besoin d'être une description parfaite de votre situation, juste une indication de votre tendance dans une direction ou une autre. Si vous tombez entre les deux, passez à la question suivante.

Mots de la fin

Faites-en sorte que vos amis et les membres de votre famille fassent le test MT et comparez vos résultats. Une fois convaincu que vous êtes aussi unique au niveau biochimique qu'au niveau de vos empreintes digitales, la prochaine étape consiste à analyser votre Metabolic Type© en utilisant le questionnaire rédigé dans le livre « The Metabolic Typing Diet : Customize Your Diet to Your Own Unique Body Chemistry » (« Le régime du Metabolic Typing©: personnalisez votre régime selon votre propre chimie corporelle ») de Bill Wolcott, ou bien à trouver un conseiller certifié du Metabolic Typing© qui sera en mesure de réaliser un test plus précis, assisté par ordinateur.

Les conseillers en Metabolic Typing© peuvent aujourd'hui être consultés dans quarante pays. Vous pourrez trouver des conseillers certifiés en Metabolic Typing© sur le site de Healthexcel dans la section ressources de ce livre (page 330) et ainsi en apprendre davantage sur leurs qualifications et les services disponibles.

✓ **Réponse n°1**	**QUESTIONS SUR L'ALIMENTATION**	✓	**Réponse n°2**

Challenge du typage métabolique

✓ Réponse n°1	QUESTIONS SUR L'ALIMENTATION	✓	Réponse n°2
faible, diminué ou pas d'appétit du tout	**L'APPÉTIT (EN GÉNÉRAL)**		fort, féroce, vorace
aime les bonbons, a souvent besoin d'aliments sucrés pour se sentir satisfait	**LES DESSERTS**		pas d'intérêt pour les desserts mais aime parfois manger quelque chose de gras ou salé (fromage, chips, popcorn) pour grignoter après les repas
détériore le sommeil, surtout après un repas lourd	**LE GRIGNOTAGE AVANT DE DORMIR**		améliore généralement le sommeil
"manger pour vivre"- pas concerné par la nouriture et le fait de manger	**LES HABITUDES ALIMENTAIRES**		"vivre pour manger"- a besoin de manger beaucoup pour se sentir bien et mieux
pas de difficulté	**UN DÉLAI DE 4 HEURES ET + SANS MANGER**		rend irritable, nerveux, faible, affamé ou nauséeux
donne de l'énergie, satisfait	**UN JUS D'ORANGE SEUL**		étourdit, donne faim, rend nerveux, tremblant ou nauséeux
pas d'effet néfaste	**SAUTER UN REPAS**		doit manger régulièrement (OU SOUVENT); ne va pas bien si un repas est sauté
n'a que rarement envie de grignoter et/ou préfère quelque chose de sucré dans ce cas	**LE GRIGNOTAGE**		veut souvent manger entre les repas et/ou préfère quelque chose de salé ou de gras
	TOTAL DE LA SECTION DIÉTÉTIQUE		
✓ Réponse n°1	QUESTIONS SUR LE PHYSIQUE	✓	Réponse n°2
grand, mince	**LA CARRURE**		petit, rond
rots, flatulences, se sentir plein après les repas, digestion lente, attentif à ce qu'on mange	**LA DIGESTION** quelle tendance?		digère bien la plupart des aliments, digestion rapide, pas de problème de digestion particulier
pâles, claires	**LA COULEUR DES OREILLES**		rouges, rosées
plus grande que l'iris dans une chambre moyennement éclairée	**LES YEUX** la taille de la pupille		plus petite que l'iris dans une chambre moyennement éclairée
fraiches, froides	**LES MAINS - LA TEMPÉRATURE**		chaudes
génante, a besoin de lunettes de soleil	**LA LUMIÈRE - FORTE, BRILLANTE**		ne gène pas
a tendance à être terne, peu claire	**LA PEAU - LE TEINT DU VISAGE**		a tendance à être brillante, claire
réaction modérée, disparaît rapidement	**LA PEAU - LES MORSURES D'INSECTES/PIQURES**		réaction forte, disparaît rapidement
	TOTAL DE LA SECTION PHYSIQUE		

✔	Réponse n°1	QUESTIONS SUR LA PSYCHOLOGIE	✔	Réponse n°2
	faire plus qu'il n'en faut (personnalité de type A)	LES RÉALISATIONS		ne pas en faire assez (personnalité de type B)
	très actif, ralentit difficilement, a tendance à être hyperactif	LE NIVEAU D'ACTIVITÉ		pas très actif, préfère être sédentaire, aime être inactif
	se met en colère rapidement, crises émotionnelles	LA COLÈRE		difficilement en colère, tendance à être tempéré
	tôt à se coucher et à se lever	LES HEURES DE SOMMEIL		se coucher et se lever tard
	aime/préfère/se sent mieux dans un climat chaud	LA PRÉFÉRENCE CLIMATIQUE		Se sent mieux et revigoré dans un climat froid, ne se sent pas bien dans un climat chaud
	a tendance à être compétitif	L'ESPRIT COMPÉTITIF		a tendance à ne pas être compétitif
	mauvaise	L'ENDURANCE		bonne
	traduit facilement ses idées en mots	L'EXPRESSION DES IDÉES		traduit difficilement ses idées en mots
	aime l'exercice	LES EXERCICES		ne fait pas attention
	tendance à être impatient	L'IMPATIENCE		rarement, tendance à être patient
	très organisé	L'ORGANISATION		tendance à être désorganisé, prend les choses comme elles viennent
	perfectionniste	LA PERFECTION		pas très concerné
	difficile à satisfaire	LE STANDARD PERSONNEL		facile à vivre
	froide, distante, retirée	LA PERSONNALITÉ		accessible, sociale
	très productif, fait avancer les choses, travaille rapidement	LA PRODUCTIVITÉ		complète difficilement des tâches, lent
	solitaire, conscient de soi-même, se sent mal à l'aise lors de réunions, socialement inhibé	LE COMPORTEMENT SOCIAL		socialement extraverti, aime la compagnie, les rituels, la manifestation d'expressions de bon ton, aimable, facile à vivre
	tendance à être asocial, à se retirer rapidement d'engagements sociaux ou préfère ne pas y aller du tout	LA SOCIABILITÉ		très sociable, déteste être seul, aime l'amitié et les interactions sociales
	(sur)excité, passionné	LE TEMPÉRAMENT		très sociable, déteste être seul, aime l'amitié et les interactions sociales
	enervé, tendu, nerveux, irritable, anxieux	LES TENDANCES		tranquille, calme et serein
	rapide	LE PROCESSUS DE PENSÉE		lent
	bourreau de travail, ramène son travail à la maison	LE TRAVAIL		orienté vers la famille
		TOTAL DE LA SECTION PSYCHOLOGIQUE		
		TOTAL DE LA SECTION PHYSIQUE		
		TOTAL DE LA SECTION DIÉTÉTIQUE		
		GRAND TOTAL		

J'utilise le Metabolic Typing© pour aider mes patients depuis plusieurs années maintenant. Vous n'avez pas besoin de consulter un conseiller en personne. Les évaluations et les consultations peuvent être réalisées par e-mail ou par téléphone.

Se nourrir correctement selon votre Metabolic Type© a pour but d'équilibrer votre chimie corporelle et de maximiser l'efficacité métabolique en s'adressant correctement à l'individualité métabolique de chacun. Je crois fermement que l'existence de n'importe quelle maladie dégénérative (85 à 90 % des maladies affectant la population, scoliose incluse) est due à l'absence de cette prise de conscience. Ainsi, d'une façon ou d'une autre, toutes les maladies dégénératives prennent leur origine dans la malnutrition.

La malnutrition prend une toute autre signification lorsqu'on l'observe parallèlement au Metabolic Typing©. Une personne peut consommer les meilleurs aliments organiques et les compléments alimentaires les plus onéreux, et pourtant développer ou être incapable d'inverser l'évolution de maladies dégénératives. Nous avons constaté à maintes reprises que ceci pourrait être dû à l'incapacité de satisfaire les besoins nutritifs et l'équilibre biochimique déterminés par la génétique.

CHAPITRE 5

Antagonisme entre le corps humain et les régimes alimentaires modernes

"La plénitude de la vie passe par l'obéissance à Mère Nature"

— **Weston A. Price, Docteur en chirurgie dentaire**

La nourriture que nous mangeons aujourd'hui ne ressemble en rien à celle consommée par nos ancêtres. La nourriture moderne, qui inclut les fast-foods et les aliments industriels, n'est pas constituée d'aliments que notre corps est programmé à manger et à digérer. Ainsi, notre corps réagit à ces aliments « anormaux » par une inflammation, à l'origine des maladies modernes auxquelles nous sommes confrontés aujourd'hui.

Le remède consiste à graduellement transformer notre régime alimentaire et revenir ainsi à une estimation plus juste de ce que le corps est génétiquement programmé à gérer. Cela peut paraître difficile à réaliser mais peut en réalité l'être très facilement.

Afin de comprendre comment nous devrions nous nourrir et aboutir à ce résultat, il est utile d'examiner le contenu des régimes alimentaires suivis par le passé et de comprendre comment ces derniers ont formé nos gènes pendant toutes ces années.

Au début des années 1930, un dentiste de Cleveland, Weston A. Price (1870-1948) a commencé à réaliser une série de recherches uniques afin de découvrir les causes de la maladie et de la dégénération. Beaucoup le surnomme le « Albert Einstein de la nutrition ». Pendant plus de dix ans, il a voyagé vers des lieux isolés du globe pour étudier la santé des populations non affectées par la civilisation occidentale. Il a, entre autres, découvert que les caries dentaires et les dents difformes et mal implantées étaient dues à des carences nutritionnelles, causées par nos régimes alimentaires actuels de fast-food et ne sont pas le résultat de virus, de bactéries ou de défauts hérités de manière génétique.

Les recherches du Dr Price, dans les années 1930, l'ont amené à diriger une expédition de 6 ans sur les cinq continents afin d'étudier des sociétés primitives dans leur habitat naturel. Le Dr Price a étudié différents groupes dont des villages isolés de Suisse, des communautés gaéliques des Hébrides extérieures, des peuples indigènes d'Amérique du Nord et du Sud, des habitants des îles du Pacifique, de Mélanésie et Polynésie, des tribus africaines, des Aborigènes d'Australie et des Maoris de Nouvelle-Zélande. C'était alors une période clé, car il existait encore des tribus isolées, non influencées par la civilisation.

En effet, lorsque le Dr Price a analysé les aliments consommés par ces tribus anciennes, il a découvert que comparé à notre régime actuel, tellement influencé par la culture occidentale du fast-food, ces gens utilisaient des céréales complètes et des aliments naturels (non traités) qui apportaient près de quatre fois plus de vitamines hydrosolubles et de minéraux, et au moins dix fois plus de vitamines liposolubles que les régimes modernes. Le Dr Price a également découvert que ces vitamines liposolubles, les vitamines A et D sont vitales pour la santé car elles agissent comme des catalyseurs lors de l'absorption minérale et de l'utilisation de protéines. Enfin, le Dr Price a été en mesure d'isoler, à partir de leur régime, un nutriment liposoluble qu'il a nommé Activateur X.

L'Activateur X se trouve dans le foie de poisson, les crustacés, les abats et le beurre fait à partir de lait de vaches se nourrissant d'herbe qui pousse particulièrement vite au printemps et en automne. Tous ces groupes primitifs profitaient dans leur régime d'une source d'Activateur X, aujourd'hui considérée comme étant de la vitamine K.

Il documenta l'expérience à l'aide de photographies et découvrit que leur structure corporelle solide, leur fertilité, leur stabilité émotionnelle et leur absence de maladies dégénératives (maladies du cœur, diabète et cancers pour n'en mentionner que certaines) contrastaient fortement avec ce que le Dr Price appelle le « régime de l'homme blanc », consistant en des « aliments de supplantation du commerce moderne », saturés de sucres raffinés, de farine blanche, de lait pasteurisé, d'aliments à faible teneur en matière grasse, d'huiles végétales et de plats préparés contenant des colorants, des arômes, des conservateurs et d'autres additifs artificiels.

Les études du Dr Price ont également mis en évidence le phénomène de « l'emprunt » qui correspond au moment où le corps ne contient pas assez de minéraux et en emprunte au squelette, ce qui a pour conséquence, à terme, de rétrécir le squelette. Certaines personnes auraient perdu jusqu'à 25 centimètres en grandeur. Cet emprunt ne s'est produit que chez ceux qui se nourrissaient d'aliments modernes mais ne concernait pas les peuples aborigènes qu'il a étudiés. Cela explique pourquoi ceux qui suivent un régime moderne ont tendance à avoir des os moins solides et sont plus susceptibles de développer de l'ostéoporose et la scoliose.

Il a également découvert que cet emprunt se produisait plus souvent chez les femmes, en particulier chez les jeunes filles en phase de puberté et de croissance intense. Cela peut s'expliquer par le fait que la société moderne bombarde ces jeunes filles d'images de beautés ultraminces, elles se privent donc souvent des nutriments nécessaires à une croissance normale. Les os qui se forment vont emprunter ce qui leur manque aux os déjà présents, en particulier au niveau de la colonne vertébrale. Cela entraîne une fragilité des os et une courbure de la colonne, ce qui explique pourquoi la scoliose affecte davantage les filles que les garçons.

Ces problèmes de croissance entraînent souvent un allongement du corps, c'est à dire que les personnes qui suivent un régime moderne et qui ne bénéficient pas d'une nutrition correcte n'ont littéralement que « la peau sur les os », sachant que leurs squelettes sont plus étroits en raison des « emprunts » effectués, contrairement aux personnes qui sont élevées en suivant un régime traditionnel. Une fois de plus, cela confirme le lien existant entre l'alimentation et la scoliose, sachant que cette structure corporelle est souvent observée parmi ceux qui en sont atteints.

Les découvertes et les conclusions du Dr Price sont présentées dans le volume classique, « Nutrition and Physical Degeneration » (« Nutrition et Dégénération Physique »). Ce livre contient des photographies frappantes d'enfants primitifs en bonne santé et illustre de façon spectaculaire la dégénérescence physique qui a lieu lorsque des groupes humains abandonnent des régimes traditionnels nourrissants pour des plats cuisinés plus modernes. Il suffit d'observer les deux photographies ci-dessous. Aucune indication supplémentaire n'est nécessaire pour distinguer l'enfant qui provient d'une race primitive de celui qui appartient au monde moderne « civilisé » :

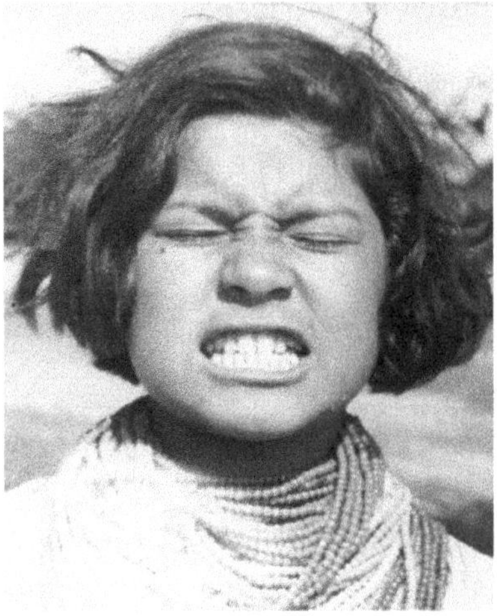

Figure 7a: jeune fille des Samoa élevée à partir des aliments du pays, riches en nutriments

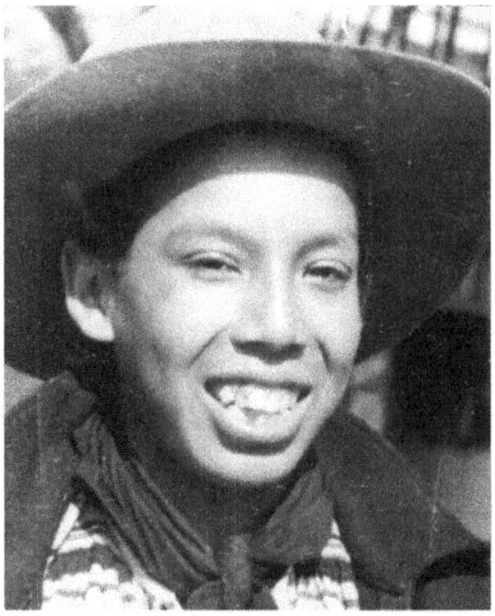

Figure 8a: jeune fille des Samoa élevée à partir d'un régime moderne

Les photographies surprenantes du Dr Price, au nombre de 18.000, ont soutenu les découvertes selon lesquelles les sociétés qui s'alimentent avec un régime primitif développent des structures bien formées et fortes au niveau des dents ou des traits du visage notamment, alors que les personnes qui suivent un régime moderne présentent des problèmes de développement : arcades dentaires déformées, dents difformes et caries dentaires.

La jeune fille des Samoa de la figure 7a est née de parents nourris à partir des aliments du pays, riches en nutriments. La jeune fille des Samoa de la figure 8a est née de parents qui avaient abandonné leur régime traditionnel pour adopter un régime plus moderne. Ses dents se chevauchent et sa structure faciale est altérée à cause des effets de « l'emprunt », elle développera donc plus facilement des détériorations dentaires et des maladies chroniques.

Pour reprendre les mots du Dr Price, « Nous n'avons ni vu, ni entendu parler de cas (d'arthrose) dans les groupes (primitifs) isolés. Cependant, lors d'ajouts d'aliments modernes dans leur régime, de nombreux cas d'arthrose ont été remarqués, dont dix infirmes alités dans environ vingt foyers indiens. D'autres maladies ont fait leur apparition, en particulier la tuberculose, qui fait beaucoup de victimes parmi les enfants nés au centre d'études. »[46]

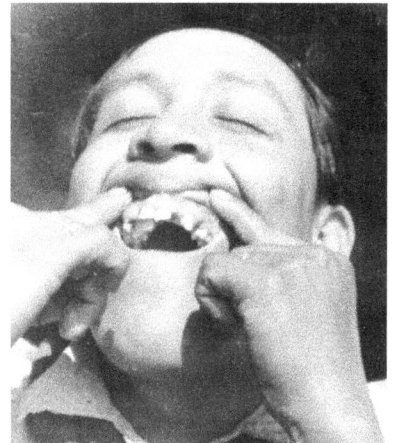

Figure 7b: Garçon élevé selon un régime indigène traditionnel

Figure 8b: Garçon élevé selon un régime moderne, composé d'aliments industriels

De façon générale, le Dr Price à découvert que les peuples isolés et en bonne santé, dont les régimes alimentaires contenaient des nutriments riches en protéines animales et en graisses, ne profitaient pas seulement d'une excellente santé mais faisaient preuve de joie de vivre. Il nota également que la plupart des détenus de prisons et d'asiles présentaient des difformités faciales indiquant des carences nutritionnelles prénatales.

Les recherches novatrices du Dr Price confirment sans aucun doute les dangers du régime moderne. Les peuples primitifs qu'il a observés ne souffraient pas autant d'obésité, de maladies cardiaques, d'arthrite ou de scoliose. En suivant des régimes primitifs, ces personnes ont pu profiter d'états de santé qui ont pratiquement disparu de notre civilisation moderne.

Le tableau ci-dessous explique les différences observées par le Dr Price durant ses recherches sur les régimes traditionnels et les régimes modernes :

Les régimes traditionnels contre les régimes modernes

les régimes traditionnels maximisent les nutriments	les régimes modernes minimisent les nutriments
la nourriture provient de sols fertiles	la nourriture provient de sols épuisés
consommation d'abats plutôt que les viandes blanches et rouges	consommation de viandes blanches et rouges plutôt que les abats
les graisses animales sont naturelles	les huiles végétales sont traitées
les animaux sont dans des prés	les animaux sont confinés
les produits laitiers sont crus et/ou fermentés	les produits laitiers sont pasteurisés ou ultra-pasteurisés
les céréales et les légumineux sont imprégnés et/ou fermentés	les graines sont traitées et/ou extrudées
les aliments à base de soja subissent une longue fermentation et sont consommés en petites quantités	les aliments à base de soja sont traités industriellement et sont consommés en larges quantités
les bouillons sont à base d'os	les aliments contiennent du glutamate monosodique, des assaisonnements artificiels
les édulcorants ne sont pas traités	les édulcorants sont traités
les légumes sont à fermentation lactique	les petits légumes crus conservés au vinaigre sont traités et pasteurisés
les boissons sont à fermentation lactique	les boissons sont les boissons modernes sans alcool
le sel est non raffiné	le sel est raffiné
les vitamines sont naturelles dans les aliments	les vitamines synthétiques sont ingérées seules ou sont ajoutées aux aliments
la cuisson est traditionnelle	la cuisson est faite au four micro-ondes, irradiée
les semences sont traditionnelles, la pollinisation est naturelle	les semences sont hybrides, les organismes sont génétiquement modifiés

Tableau 2 : Gracieusement fourni par la Fondation Weston A. Price

Aliments industriels: Riches en compléments énergétiques mais pauvres en nutriments

Des études réalisées ces dernières décennies sur les habitudes alimentaires des Américains montrent, sans surprise, que de nombreux Américains ont abandonné les plats faits maison, nourrissants et sains, en faveur d'aliments riches en calories mais pauvres en nutriments, tels que les sodas et les collations indigestes.

Ce qui était auparavant considéré comme des écarts occasionnels fait maintenant partie intégrante de l'alimentation quotidienne de nombreux Américains. Les chercheurs ont remarqué une augmentation significative de la consommation de frites, de pizzas, de poulets frits et de hamburgers.

L'évolution des repas, ces deux dernières décennies, est passée de repas pris à la maison aux repas mangés rapidement dans les nombreux fast-foods qui ont proliféré si rapidement.

L'obésité et le diabète ont atteint des proportions alarmantes et peuvent être attribués à deux causes majeures : une augmentation du nombre de calories consommées dans tous les groupes d'âge, combinée à une baisse de l'activité physique. Ces facteurs se sont avérés être une combinaison létale.

Des recherches du Ministère de l'Agriculture des Etats-Unis réalisées par le Dr Alanna Moshegh ont mis en évidence les changements relatifs à la popularité des plats les plus convoités :

- Une augmentation importante de la consommation d'aliments indigestes, comme les hamburgers, les pizzas et le chocolat
- Une consommation quotidienne de sodas chez les enfants, passée de 31 % en 1970 à 46 % quelques vingt années plus tard
- Le remplacement d'aliments sains tels que le lait écrémé, les fruits et légumes par des aliments pauvres en nutriments

Les trois dernières décennies ont amené des changements dans nos modes de vie tels qu'un accès facilité aux fast-foods et aux plats faciles à préparer, grâce aux supermarchés, ce qui a développé de mauvaises habitudes alimentaires dans une proportion épidémique.

Les informations qui suivent, relatives aux aliments industriels, expliquent les raisons de notre appétit insatiable pour ces aliments et les résultats qui en découlent.

Les aliments manufacturés rendent dépendants

Les aliments manufacturés rendent dépendants

Les aliments manufacturés sont des aliments qui ont été modifiés dans leur forme naturelle ou dont les composants ont été concentrés. Transformer ces aliments change la façon dont nous les digérons et les assimilons. La dopamine est un neurotransmetteur du cerveau qui, une fois stimulé par des aliments manufacturés ou hautement concentrés, entraîne une sensation agréable. Ainsi, manger ce genre d'aliments donne un sentiment de bien-être et l'impression que les aliments ont meilleur goût, ce qui crée des envies et dépendances vis-à-vis de ces derniers.

Les aliments industriels sont plus susceptibles d'entraîner des problèmes d'obésité

Certains additifs présents dans les aliments manufacturés sont liés à une prise de poids et à l'obésité (par exemple : le sirop de maïs à haute teneur en fructose, les sucres).

Les aliments industriels peuvent créer des déséquilibres au niveau du système digestif

Les bactéries bénéfiques pour le corps ne peuvent pas prospérer lorsqu'elles sont constamment bombardées par des aliments difficilement digérables, menant à des problèmes digestifs, des maladies et des envies de nourriture.

Les aliments industriels sont également la cause de dépressions, de pertes de mémoire et de sautes d'humeur

Les graisses et les huiles, présentes dans les aliments manufacturés, sont privées de leur valeur nutritive et ne contiennent plus les acides gras, essentiels au bon fonctionnement du cœur et du cerveau.

Les étiquettes des aliments manufacturés sont parfois trompeuses

Certains ingrédients sur les étiquettes sont parfois omis ou notés de façon trompeuse. Par exemple lorsque l'étiquette mentionne « sans sucre » alors que le produit contient des édulcorants comme l'agave, un équivalent du sirop de maïs à haute teneur en fructose. Même des consommateurs avertis peuvent être leurrés et se sentir en sécurité.

Les aliments manufacturés sont liés au cancer

Les viandes industrielles, comme les hot-dogs ou les viandes achetées dans les épiceries, sont liées au cancer du pancréas, du colon et de l'estomac.

Les aliments manufacturés sont liés à l'infertilité

Un régime alimentaire présentant des carences en vitamines et minéraux peut être partiellement responsable de nombreux cas d'infertilité, phénomène qui se développe aux Etats-Unis. Beaucoup d'aliments manufacturés sont privés de leurs nutriments initiaux.

Les aliments manufacturés sont produits de façon à être consommés même longtemps après leur fabrication

Cela signifie que des éléments chimiques et des additifs sont ajoutés aux aliments pour les empêcher de s'abîmer sur les étalages. Ces éléments peuvent être dangereux pour la santé.

Les éléments à prendre en compte concernant la croissance des enfants

Les adolescents sont réputés avoir de mauvaises habitudes alimentaires, et pourtant c'est à cette période de leur vie qu'ils ont besoin de manger des quantités suffisantes de nutriments importants, tels que le fer, la vitamine D et le calcium. La puberté et la poussée de croissance exposent cette population au risque de carences nutritionnelles, en particulier dans notre société moderne actuelle, où les aliments sains et nutritionnels ont été remplacés par des plats faciles à préparer et des aliments industriels. La nourriture typique consommée par les adolescents aujourd'hui est tout à fait différente de la nourriture consommée par les adolescents à l'époque des recherches du Dr Price.

Le fer

L'anémie en fer est courante chez les adolescents pour plusieurs raisons. Les garçons présentent une accumulation importante de la masse maigre pour chaque kilogramme gagné. Lorsque la croissance est terminée, leur masse maigre est environ le double de celle des filles. Chez elles, la prise de poids et le début des menstruations signifient que les besoins en fer deviennent bien supérieurs qu'avant la puberté.

L'augmentation de la masse musculaire et du volume sanguin pendant la période de croissance augmentent le besoin en fer pour produire de l'hémoglobine, ce qui augmente la capacité du sang à transporter l'oxygène, tout comme la protéine myoglobine dans les muscles.

C'est pourquoi les adolescents devraient être testés pour rechercher les carences en fer. Les aliments qui sont riches en fer et qui devraient donc être encouragés sont la viande, les légumes verts foncés, les haricots et le poisson. Le fer obtenu de source animale (hème) est bien mieux absorbé, mais la consommation de vitamine C et de protéines animales (viande et poisson) peut faciliter l'absorption du fer de source non animale, comme les légumes verts foncés. Les adolescents qui sont végétariens présentent un plus grand risque de carence en fer, ce qui peut être la cause du développement d'une scoliose.

Le calcium

Il faut noter que :

- La majorité de la prise de poids du squelette a lieu durant la poussée de l'adolescence
- Le squelette contient au moins 99 % des réserves en calcium
- Approximativement 45 % de la masse squelettique des adultes est formée pendant l'adolescence (bien que la croissance continue longtemps après celle-ci et ce jusqu'à la trentaine)
- Le corps ne peut pas produire de calcium, donc la croissance du squelette dépend entièrement de la consommation extérieure de calcium.

Lors d'une croissance rapide, les adolescents n'absorbent que 200 à 300 milligrammes par jour. Comme le calcium n'est absorbé que partiellement (environ 30 %), il est important que le régime de l'adolescent contienne assez de calcium pour bâtir des os solides et éviter l'apparition d'ostéoporose par la suite. La quantité de calcium recommandée peut-être atteinte en mangeant des produits laitiers comme le lait, le fromage et le yaourt.

La vitamine D et le phosphore sont également importants dans la constitution d'os solides, je les évoque plus en détails dans le chapitre 11. Porter des poids contribue également à stimuler la constitution et le maintien de la masse osseuse. Des exercices réguliers pendant 30 à 60 minutes par jour, plusieurs fois par semaine sont conseillés. Encourager, le plus tôt possible, des habitudes alimentaires saines et des exercices réguliers aidera à instaurer des comportements sains et à assurer ainsi une bonne santé tout au long de sa vie.

Habitudes alimentaires : Pourquoi est-il important de manger à des heures régulières et de prendre des collations ?

Les habitudes de vie se mettent en place au cours de l'enfance et de l'adolescence. C'est pourquoi, il est important d'apprendre et d'encourager de bonnes habitudes nutritionnelles pendant cette période.

Les adolescents développent souvent des habitudes alimentaires malsaines, sautant des repas, en particulier le petit déjeuner. Certaines études montrent que les enfants qui prennent un petit déjeuner équilibré et nutritif ont de meilleurs résultats à l'école et sont capables de se concentrer davantage que leurs camarades qui n'en prennent pas. Les adolescents sont également vulnérables aux pressions extérieures, ils suivent des régimes et deviennent anormalement minces, en particulier les filles.

Pendant l'enfance, les collations sont souvent consommées à intervalles réguliers pendant la journée, sachant que les enfants ne sont pas capables de manger de gros repas et qu'ils ont donc faim entre les repas. Il en est de même des adolescents. Ils devraient être encouragés, à la maison comme à l'école, à choisir des collations saines.

Les besoins énergétiques d'un enfant en croissance

Les êtres humains arrivent généralement à bien gérer leurs besoins énergétiques, en modérant leur appétit, de manière inconsciente, et leur consommation, de manière consciente. La plupart des adolescents sont capables d'accomplir cet équilibre et ainsi de combler leurs besoins nutritionnels. Cependant, ils sont souvent vulnérables aux influences externes qui peuvent avoir un impact négatif sur leur appétit et leurs habitudes alimentaires.

Les adolescents sont confrontés au stress, et bien que les adultes puissent considérer le stress adolescent comme négligeable, il est tout à fait réel pour l'adolescent qui le subit. Ils sont particulièrement sensibles à ce qui a trait à l'apparence physique. Les adolescents qui ont une mauvaise image de leur corps répondent parfois à leur stress émotionnel en mangeant moins (soit en suivant un régime ou en se privant complètement, ce qui mène parfois à l'anorexie mentale et à d'autres troubles alimentaires) ou en mangeant trop, ce qui mène à l'obésité. L'obésité est un problème grandissant qui persiste souvent à l'âge adulte.

Reconnaitre l'existence d'habitudes alimentaires destructrices est important et les adolescents qui sont en sous poids ou surpoids doivent recevoir une aide appropriée de la part de leurs parents, leur médecin ou tout autre spécialiste dans le domaine de l'alimentation. Ignorer le problème pourrait empirer la situation et mener à des complications plus sérieuses à l'âge adulte.

Des enquêtes nationales continuent de montrer que le manque de nutriments journaliers recommandés dans nos régimes ainsi que l'augmentation de notre consommation d'aliments riches en sucre sont les causes principales de maladies dégénératives. Les recherches montrent que ces maladies liées au mode de vie sont quasiment absentes des sociétés aborigènes. Ces maladies incluent : la coronaropathie, l'hypertension artérielle, la dégénérescence de disques, l'arthrose, l'appendicite, les calculs biliaires, le diabète, l'obésité, la congestion cérébrale, les hémorroïdes, les caries dentaires, le cancer et même la scoliose.

En réalité, le Dr Price avait l'habitude de conseiller aux Esquimaux et aux Indiens qui avaient adopté un régime moderne et qui étaient atteints de tuberculose (une condition mortelle et intraitable par la médecine moderne) de reprendre leurs habitudes de vie et leur régime alimentaire primitif. Il constata la guérison de la plupart d'entre eux !

Au cours de ses études sur les régimes indigènes, le Dr Price a remarqué des similitudes en ce qui concerne les aliments qui les maintenaient en bonne santé. Parmi eux :

- Leurs aliments étaient naturels, non traités et biologiques (et ne contenaient pas de sucre à l'exception de l'occasionnelle consommation de miel ou de sirop d'érable).

- Ils se nourrissaient d'aliments qui poussaient dans leur environnement. En d'autres termes, ils mangeaient des aliments régionaux et de saison.

- La plupart des différents groupes culturels consommait des produits laitiers non pasteurisés et tous mangeaient des aliments fermentés comme le natto, le kimchi ou le kéfir.

- Ils mangeaient une quantité significative de viande crue.

- Tous les groupes culturels se nourrissaient de produits d'origine animale, incluant les graisses animales et souvent le beurre entier et les abats.

- Dans leur régime alimentaire indigène, le taux d'oméga-3 était supérieur à celui de nos régimes modernes et celui d'oméga-6 BIEN inférieur. Un régime alimentaire pauvre en oméga-3 et riche en oméga-6 issus des huiles végétales (consommés si abondamment de nos jours) est la recette d'un désastre assuré.

L'exposition aux médicaments, aux herbicides et aux pesticides

Il faut ajouter qu'il a été prouvé, lors d'études sur les animaux, que l'exposition aux médicaments, aux herbicides et aux pesticides ont un lien avec l'apparition de la scoliose. Les résultats amènent à la déduction qu'une telle exposition peut être une des causes principales de la scoliose chez l'humain, cette conclusion devra être validée par la recherche scientifique.

A ce jour, les études réalisées sur les animaux, en ce qui concerne la scoliose, les drogues, les herbicides et les pesticides, ont mené aux conclusions suivantes :

- Le pesticide Kepone provoque des scolioses chez les poissons

- L'exposition à des pesticides peut causer des courbures de la colonne chez les têtards

- L'herbicide aquatique Diquat peut entraîner des scolioses et d'autres défauts chez les embryons de canards

- De grosses doses d'ibutilide fulmarate, une drogue anti-arythmique, peut entraîner des cas de scoliose chez les rats

Comment dès lors éviter ces dangers ?

Décider d'acheter des aliments biologiques plutôt que des aliments artificiels est une solution. En vous promenant à travers les rayons des supermarchés, vous remarquerez qu'apparaissent de plus en plus souvent des rayons biologiques. Il est prouvé aujourd'hui que les produits chimiques auxquels nous sommes quotidiennement exposés peuvent augmenter les risques pour la santé. Ceci est d'autant plus important pour les enfants, dont les organes et la colonne vertébrale doivent être fonctionnels tout au long de leur vie. Du fait de leur petit corps, de leur métabolisme rapide et de leur consommation de régimes alimentaires moins variés, les nourrissons et les enfants sont plus vulnérables aux problèmes de croissance et de santé. La réduction de la consommation de produits toxiques, au bénéfice de la consommation de produits biologiques, permet aux enfants d'être plus résistants et en bonne santé.

Ce qui ne fonctionne pas avec la nutrition « politiquement correcte »

Tout d'abord, les bienfaits de la nutrition « politiquement correcte » ne sont basés sur aucune preuve scientifique solide. Au contraire, elle fait les fausses promesses suivantes :

Mythe : « éviter les graisses saturées »

Les graisses saturées jouent plusieurs rôles importants dans le corps. Elles assurent l'intégrité des parois cellulaires, facilitent l'assimilation des acides gras essentiels, renforcent le système immunitaire, protègent le foie et contribuent à la solidification des os. Les poumons et les reins ne peuvent pas fonctionner sans graisses saturées. Ces graisses ne sont pas responsables des maladies cardiaques. En réalité, les graisses saturées constituent la nourriture la plus saine pour le cœur. Etant donné les besoins du corps en graisses saturées, il les fabrique à partir de glucides et de protéines en excès lorsqu'il n'en trouve pas assez dans l'alimentation.

Mythe : « Limiter le cholestérol. »

Le cholestérol alimentaire contribue à renforcer la paroi intestinale et aide les nourrissons et les enfants à développer un cerveau et un système nerveux sains. Les aliments qui contiennent du cholestérol apportent également de nombreux autres nutriments essentiels. Seul le cholestérol oxydé contenu dans la plupart des laits, des œufs en poudre et des œufs durs contribue au développement de maladies cardiaques.

Mythe : « éviter la viande rouge. »

La viande rouge est une source riche en nutriments qui protègent le cœur et le système nerveux, ce qui inclut les vitamines B12 et B6, le zinc, le phosphore, la carnitine et la coenzyme Q10.

Mythe : « Ne pas manger trop d'œufs. »

L'œuf est un aliment naturel parfait et contient d'excellentes protéines, toute la gamme des vitamines et d'importants acides gras qui contribuent à la santé du cerveau et du système nerveux. Les Américains souffraient moins de maladies cardiaques lorsqu'ils mangeaient davantage d'œufs. Lors de tests, les substituts d'œuf ont causé la mort rapide des animaux.

Mythe : « Manger de la viande maigre et boire du lait écrémé. »

La viande maigre et le lait écrémé ne possèdent pas les vitamines liposolubles nécessaires à l'assimilation des protéines et minéraux présents dans la viande et le lait. La consommation d'aliments faibles en matière grasse peut mener à l'épuisement des réserves des vitamines A et D.

Mythe : « Manger 6 à 11 portions de céréales par jour. »

La plupart des produits céréaliers sont faits à partir de farine blanche, dépourvue de nutriments. Les additifs de la farine blanche peuvent être la cause de carences en vitamines. Les céréales complètes, quant à elles, peuvent causer des carences en minéraux et des problèmes intestinaux si elles ne sont pas préparées convenablement.

Mythe : « Pas trop de sel. »

Le sel est essentiel à la digestion et à l'assimilation. Il est également nécessaire au développement et au fonctionnement du système nerveux.

Mythe : « Limiter la consommation de graisse à 30 % des calories absorbées »

30 % des calories en graisse est un pourcentage trop faible pour la plupart des personnes, cela peut mener à l'hypoglycémie et l'épuisement. Les régimes traditionnels étaient composés de 30 à 80 % de calories en graisses saines, principalement d'origine animale.

En conclusion, toutes les graisses ne sont pas mauvaises et certaines sont même essentielles à notre santé. Selon votre Metabolic Type©, vous pourrez déterminer la proportion de graisses qui vous convient ainsi que les proportions de protéines et de glucides.

Suivre le régime alimentaire de nos ancêtres

En comparant les régimes consommés par les hommes au cours des siècles derniers, on remarque aisément que les aliments consommés aujourd'hui sont différents de ceux consommés par nos ancêtres. Nos régimes ont tellement changé que nos corps ne reconnaissent que difficilement les aliments que nous mangeons ; c'est principalement pour cette raison que nous sommes sujets à contracter tant de maladies dégénératives de nos jours.

Si on étudie le diabète, l'épidémie de notre temps, les anciens régimes ne contenaient que très peu de sucres et de féculents raffinés, alors que nos régimes modernes en sont saturés. Le corps répond à ces éléments chimiques étrangers et ce de façon anormale, en générant des inflammations, de l'obésité et du diabète (un dérivé de l'obésité pour la plupart des personnes.)

De nombreuses maladies chroniques actuelles peuvent être associées à notre consommation d'aliments étrangers à nos gènes. Il semble donc logique d'essayer de modifier nos régimes alimentaires afin qu'ils ressemblent davantage au régime auquel nous sommes génétiquement programmé. Cette modification du régime alimentaire, évoquée plus tôt dans le livre, est la base du Metabolic Typing© et un pas important vers l'arrêt du développement de la scoliose.

Histoires personnelles : une athlète atteinte de scoliose

« D'aussi loin que je m'en souvienne, j'ai toujours eu des problèmes de dos. C'était une douleur qui apparaissait après le moindre effort physique tel que nettoyer la maison ou faire du sport. En de rares occasions, la douleur apparaissait sans même que je pratique une de ces activités. En octobre 2007, j'ai remarqué qu'après chaque activité physique, le bas ainsi que le milieu du dos étaient douloureux. A partir de janvier 2008, la douleur a empiré après chaque effort. Cela me faisait souffrir. Mon dos s'est alors détérioré de plus en plus. Je continuais à être active mais c'était de plus en plus dur. Le milieu du dos commençait à être très douloureux lorsque je m'asseyais pour étudier, que je regardais la télévision, et même quand je me mettais à table pour dîner. Puis, j'ai atteint le stade où j'ai dû prendre des antidouleurs pour pouvoir m'endormir le soir. Mon dos me faisait mal en permanence. Mi-février, j'ai compris que la douleur n'allait pas disparaitre d'elle-même et que quelque chose n'allait pas. J'ai pris rendez-vous avec le Dr Kevin Lau, chiropraticien, qui m'a envoyée faire des radiographies. Au rendez-vous suivant, il m'a expliqué les radiographies, où l'on observait une courbure nette de ma colonne vertébrale. Je suis jeune, en forme et active et je me blesse rarement, je me considérais un peu comme invincible de ce côté-là. En voyant l'état de ma colonne, j'ai été très choquée. J'essayais vraiment de m'entretenir physiquement donc j'étais vraiment déçue de voir que j'avais laissé cela m'arriver et j'ai réalisé que j'aurai du réagir plut tôt pour éviter une telle détérioration de ma colonne vertébrale ».

« Durant les mois où j'ai pratiqué les exercices pour me soulager de mes douleurs, Kevin Lau m'a fait compléter un questionnaire pour déterminer mon Metabolic Type©. Je suis du type protéine à oxydation rapide. Il m'a présenté un nouveau régime alimentaire qui consistait à consommer plus de protéines et de graisses en comparaison à ce que je mangeais habituellement. J'étais vraiment sceptique vis-à-vis de ce régime, entre autre, je m'inquiétais de la quantité de graisses que je devais absorber. Mais j'ai tenté ma chance. Pendant les 2 ou 3 premières semaines, je me sentais un peu lente et morose. La seule chose positive à ce stade était que je ressentais moins la sensation de faim entre les repas et que je grignotais moins. Puis après 4 semaines de ce nouveau régime, j'ai commencé à en ressentir les bénéfices. Mon énergie était bien supérieure, je dormais maintenant toute la nuit sans me réveiller, je n'avais plus de fortes envies de chocolat ou de cheese-cake, je me sentais vraiment bien et j'avais perdu 3 kilogrammes sans le vouloir. »

« Les choses que j'ai apprises :

- Les chiropraticiens ne font PAS peur et cela ne fait PAS mal.
- Les douleurs de dos ne doivent PAS être considérées comme normales.
- Certaines graisses ne sont PAS mauvaises.
- Il n'est pas toujours payant de jouer les durs. J'aurai dû gérer ce problème bien avant ».

— Isla W. (24 ans)

Partie 2

Un programme nutritionnel pour une meilleure santé et pour lutter contre la scoliose

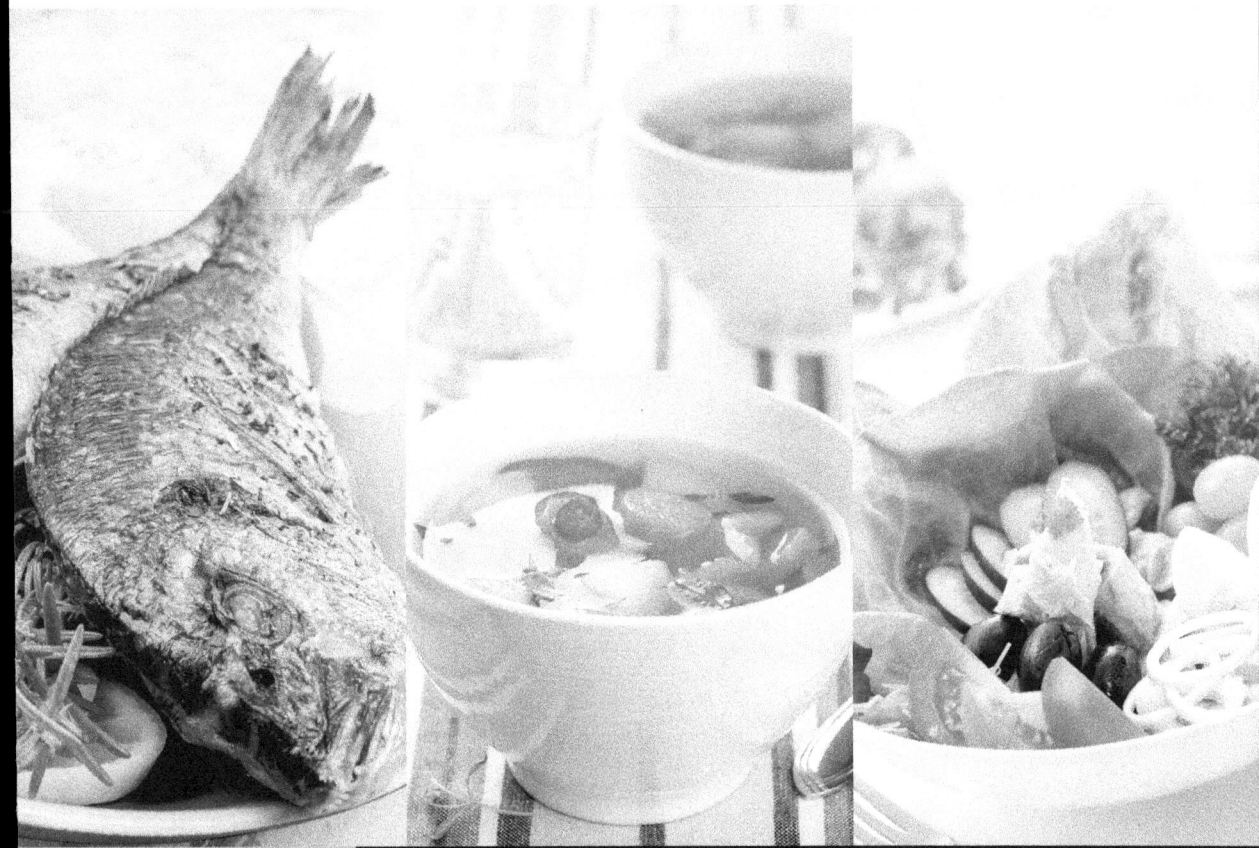

Existe-t-il un lien
entre la nutrition et la scoliose ?

> *Il faut manger pour vivre et non vivre pour manger.*
>
> — *Moliere*

J'aimerai faire un commentaire important dans cette partie. Si le « pansement » (qui représente une solution rapide) contre la détérioration de la dent est l'utilisation de la brosse à dents et du fil dentaire au quotidien, alors le pansement de la scoliose est le corset.

Remplir des cavités dentaires ou opter pour un traitement radiculaire sont des procédés qui ont la même implication qu'une chirurgie de la scoliose, et cela ne peut être mieux expliqué que par les recherches du Dr Price. Il a découvert et expliqué dans son livre « Nutrition and Physical Degeneration » (« Nutrition et dégénération physique») que les tribus indigènes vivant de leur nourriture traditionnelle présentaient généralement une dentition parfaite et n'étaient quasiment jamais atteintes de caries dentaires et cela sans utiliser de brosses à dents, de fil dentaire, de dentifrice ou sans même bénéficier de traitements de canal dentaire ou de plombages, ce qui est remarquable pour cette époque et un vrai miracle aujourd'hui ! Elles ne présentaient pas non plus de maladies chroniques du cœur, du poumon, du rein, du foie, des articulations et de la peau.

Cependant, lorsque ces tribus ont progressivement introduit le sucre et la farine dans leur alimentation, devinez ce qui s'est passé ? Le Dr Price a tenté l'expérience et a observé que leur santé et leur dentition parfaite se détérioraient rapidement !

Alors que se brosser les dents et utiliser de la soie dentaire (le mantra des dentistes modernes pour avoir de belles dents) sont des facteurs importants, ils ne peuvent être considérés comme étant aussi influents que la nourriture que vous consommez.

Le vrai problème est le régime alimentaire. Les indigènes que le Dr Price a suivis et étudiés ne présentaient ni caries dentaires, ni gencives enflammées, ni maladies dégénératives. Pas parce qu'ils avaient de meilleures brosses à dents, mais tout simplement parce qu'ils mangeaient la nourriture que la nature avait mise à leur disposition.

Dix principes nutritifs pour une meilleure santé et pour une colonne vertébrale plus saine

Le port du corset et la chirurgie, comme mentionnés dans ce livre, sont utiles jusqu'à un certain point mais, au final, il ne faut pas oublier qu'ils ne sont que des solutions « pansement ». Pour obtenir de vrais résultats sur le long terme, il faut commencer à la base, cela implique de mettre de l'ordre dans votre régime alimentaire de manière immédiate. Les prochains chapitres expliquent ces principaux conseils avec plus de détails.

Conseil n°1 : Mangez comme vos ancêtres et mangez ce que votre corps a appris à manger, le Metabolic Type©.

Conseil n°2 : Mangez divers aliments entiers et frais qui vont se gâter mais assurez vous de les manger avant que cela n'arrive.

Conseil n°3 : Consommez des aliments riches en nutriments et faites en sorte que chaque bouchée compte. Evitez tous les aliments traités qui ont tendance à être plein de sucre, d'eau, de graisses, de farine, d'amidon, de colorants et d'arômes artificiels.

Conseil n°4 : Consommez une sélection variée de fruits et légumes frais, de préférence organiques, en salade ou en soupe, ou légèrement cuits à la vapeur.

Conseil n°5 : Buvez principalement de l'eau de source ou filtrée pour vous désaltérer. Limitez les sodas et les jus de fruits industriels, en raison de leur haute teneur en sucre.

Conseil n°6 : Mangez des aliments traditionnels fermentés, sources de bonnes bactéries (probiotiques) qui facilitent la digestion.

Conseil n°7 : Préparez des réserves de viande maison faites à partir d'os et d'articulations de poulet, de bœuf, d'agneau et de poisson que vous utiliserez généreusement dans les soupes et les sauces.

Conseil n°8 : Utilisez des graines entières et des noix qui ont été trempées, germées ou traitées au levain pour neutraliser les acides phytiques et d'autres facteurs antinutritionnels. Évitez les glucides et les sucres raffinés et limitez votre consommation de toutes les sortes de glucides traités, généralement présents dans les aliments manufacturés.

Conseil n°9 : Ne consommez que des huiles et des graisses saines telles que l'huile d'olive extra vierge, le beurre, l'huile de lin et des graisses de source végétale tels que les noix, les graines, les avocats et les noix de coco. Les graisses animales provenant d'élevages naturels sont également une source de graisses saines.

Conseil n°10 : Limitez votre consommation d'huile de cuisson végétale hautement raffinée. Evitez tout aliment contenant des huiles partiellement hydrogénées ou des acides gras trans.

Recherches sur la nutrition et la scoliose

Croyez-le ou non, la scoliose a été provoquée chez divers animaux en jouant sur des carences et des déséquilibres au niveau de leur nutrition. Comme mentionné plus haut, de nombreux déséquilibres nutritionnels liés à l'apparition de la scoliose chez l'animal, comme les déficiences en manganèse, en vitamine B6 et en cuivre, ont été définis comme pouvant provoquer de l'ostéoporose chez l'être humain.

Des recherches effectuées par le passé confirment le lien flagrant qui existe entre la scoliose et l'ostéoporose. Cela soulève la question : les carences nutritionnelles et le régime alimentaire pourraient-ils être responsables de la scoliose chez l'humain ?

La réponse : Cela semble très probable.

Voici plusieurs études réalisées sur les déséquilibres nutritionnels et les anomalies réputées causer des scolioses chez les animaux et les êtres humains :

- Chez les poulets susceptibles de présenter une scoliose, la fréquence d'apparition et la sévérité de la scoliose diminuaient lorsqu'on leur donnait des quantités supérieures de cuivre. Plus tard, une étude clinique réalisée sur les êtres humains a montré que les adolescentes atteintes de scoliose présentaient des dépôts importants de cuivre sur leurs cheveux. Les auteurs de cette étude ont alors considéré que le cuivre pouvait jouer un rôle dans l'apparition de la scoliose idiopathique.[47]
- De la même façon, une autre étude, réalisée sur les poulets susceptibles de présenter une scoliose, a permis de mettre en évidence que les déficiences de vitamine B6, de manganèse et de cuivre étaient responsables d'une augmentation ou de l'apparition de la scoliose chez la majorité des volatiles.[48]
- Les truites arc-en-ciel privées d'acide ascorbique ont développé des scolioses[49]
- Les barbues de rivière privées de vitamine C ont développé des malformations du squelette.[50]
- Les rats privés de vitamines E ont développé une cyphose-scoliose[51]
- Les saumons privés de vitamine C ont développé une scoliose[52]
- Les truites dont le régime contenait de la leucine (acide aminé) ont également développé une scoliose[53]

- Dans une étude sur les humains atteints de scoliose idiopathique, le taux de calcium présent dans les muscles était supérieur au taux présent dans n'importe quelle autre forme de scoliose ou dans les muscles témoins normaux. Les auteurs de l'étude suggéraient que les défauts neuromusculaires ayant un rapport avec le calcium pouvaient être un facteur important de la genèse des scolioses idiopathiques
- Des recherches à Hong-Kong ont mis en évidence que « la consommation inadéquate de calcium et le fait de porter des poids avaient un rapport significatif avec une masse osseuse basse dans le cas de jeunes filles atteintes de scoliose idiopathique adolescente, pendant la période pré-pubère. L'importance de prévenir la généralisation de l'ostéopénie, afin de contrôler la progression de l'AIS pendant la période pré-pubère, demande davantage de recherche » [54]
- D'autres recherches se sont concentrées sur l'importance du taux de nutriments dans le développement de la scoliose comme la vitamine C, la vitamine K, la carnitine, la coenzyme Q10, la glucosamine, le magnésium, la silice[55]

Le Dr Paul Harrington, un chirurgien orthopédique de renommée mondiale, suggère qu'un déficit nutritionnel, ainsi que les influences hormonales qui lui sont associées pendant la période vulnérable au cours de laquelle la jeune fille grandit, pourrait être responsable de la scoliose. Harrington mentionne qu' « une consommation équilibrée de protéines et de vitamines C est essentielle au maintien du collagène naturel. »

Les patients atteints de scoliose idiopathique présentent généralement des carences en manganèse, qui, ajoutées à des taux d'acides hyaluroniques réduits, peuvent mener au développement d'un torse allongé.

Il a été démontré que des carences minimes en manganèse, zinc, cuivre ou pyridoxine agissent sur l'apparition et la sévérité de la scoliose idiopathique. Les incidences les plus courantes de scoliose idiopathique sont constatées pendant la période de croissance rapide, lorsque le corps a besoin d'une quantité plus importante de manganèse, de zinc, de cuivre et de pyridoxine. Le manganèse est quant à lui essentiel à l'intégrité du métabolisme des protéoglycanes. L'absence de zinc dans les tissus n'est pas propice à la formation de collagène efficient.

Il n'est donc pas étonnant que des chercheurs de Washington D.C. aient considéré la nutrition comme un facteur vraisemblablement responsable de la scoliose. Pour arriver à cette conclusion, ils se sont, en partie, basés sur l'étude de toutes les recherches mettant en évidence le rôle de la nutrition dans l'apparition de la scoliose. A la fin de cette étude, les auteurs ont conclu qu' « une mauvaise alimentation pouvait jouer un rôle dans l'étiologie de la scoliose idiopathique et que cette possibilité devrait être examinée de plus près chez les êtres humains. »[56]

La recherche a permis de montrer sans le moindre doute que la scoliose peut résulter de déséquilibres alimentaires. Pourquoi les chercheurs n'ont-ils pas découvert un « remède miracle » pour soigner la scoliose ? Leur meilleure option est encore de produire en masse des compléments alimentaires, en tentant naïvement de rééquilibrer les carences des régimes alimentaires.

Les tribus indigènes étudiées par le Dr Price n'avaient pas besoin de compléments alimentaires car leur alimentation suffisait à apporter tout ce dont leur corps avait besoin pour combattre le développement d'une scoliose et se défendre des autres maladies qui rongent actuellement notre société. Leur régime alimentaire contenait une quantité suffisante de nutriments bénéfiques à la croissance et au développement. De plus, leur consommation d'aliments cultivés contribuait au développement, dans leurs appareils digestifs, de bactéries naturelles et bénéfiques, empêchant ainsi l'apparition de problèmes dont beaucoup de personnes souffrent aujourd'hui.

Votre santé est comparable à un arbre

La pièce manquante de toutes ces recherches est que la scoliose n'est pas simplement due à la consommation insuffisante d'aliments riches et adaptés à votre type génétique. L'apparition de la scoliose dépend également, comme l'a mentionné en détail le Dr Price, d'une bonne digestion des aliments consommés afin que les carences nutritionnelles n'apparaissent pas. Une flore intestinale saine correspond à 85 % de notre protection contre la maladie. Ces deux éléments (une alimentation et une digestion saine) vont de paire.

Prenons l'exemple d'un arbre. Imaginez que votre colonne vertébrale corresponde au tronc et votre système digestif aux racines. Nous savons tous que, pour qu'un arbre devienne grand et sain, il a besoin de nutriments adaptés, trouvés dans le sol, et de suffisamment de lumière, d'eau propre et d'air.

Une personne en pleine croissance a également besoin de nutriments adaptés provenant de l'alimentation, de la lumière et d'autres facteurs qui feront que la colonne vertébrale sera saine et forte. Ce qu'on oublie souvent, c'est que même si l'arbre possède les nutriments et les autres facteurs adaptés à sa croissance, des racines endommagées entraveront son aptitude à grandir normalement. Ainsi, une mauvaise digestion et une mauvaise assimilation des nutriments auront des incidences sur la rectitude de la colonne et compromettront l'état de santé. Ce n'est pas seulement ce que vous mangez, mais également la façon dont vous le digérez qui détermine votre état de santé.

J'explique souvent à mes patients que la guérison passe par deux étapes : manger correctement selon son Metabolic Type© et bien digérer. Ce que j'ai observé chez mes patients atteints de scoliose, c'est qu'ils ont tendance à être très minces mais peuvent toutefois se suralimenter sans pour autant prendre un gramme. Ces patients n'ont pas le choix de se construire de l'extérieur puisque leur corps n'a pas la capacité de digérer et d'absorber ce qu'ils consomment. Les progrès que j'ai observés chez eux, quelques mois seulement après avoir ajusté leur régime alimentaire pour corriger leurs problèmes digestifs, sont vraiment frappants.

J'utilise le terme « ajuster » car je ne fais pas appel à une modification radicale du comportement. Je propose des solutions pratiques au quotidien qui sont adaptées aux besoins individuels de mes patients pour une croissance saine de leur colonne vertébrale. Sélectionner des aliments adaptés contribue au moral et à une sensation générale de bien-être.

Une bonne digestion est un pré-requis pour une colonne saine

Alors que les praticiens de médecine non conventionnelle l'ont toujours su, les scientifiques, eux, commencent tout juste à découvrir les preuves qui confirment que la santé des os est liée à la santé des intestins.

Un article publié dans la revue « Cell » par Gerard Karsenty, docteur en médecine, titulaire d'un doctorat et président du département de génétique et développement de l'Ordre des médecins et chirurgiens de l'Université de Columbia, rapporte que près de 95 % de la sérotonine, un neurotransmetteur qui peut contrôler la formation des os, sont produits dans les intestins alors que les 5 % restants se forment dans le cerveau.

Jusqu'à maintenant, on pensait que le squelette contrôlait la croissance des os et que la sérotonine servait principalement de neurotransmetteur.[57]

Cependant, la relation entre la formation des os et la sérotonine (l'élément chimique « joyeux » qui soulage la dépression en agissant sur le cerveau) est inverse : moins on possède de sérotonine dans les intestins, plus la structure osseuse est forte et dense. L'opposé est aussi acceptable : plus le taux de sérotonine est élevé, plus les os deviennent fragiles. Dans des cas extrêmes, on voit apparaître des maladies osseuses comme l'ostéoporose et la scoliose. Une digestion inefficace ainsi que le manque de bonnes bactéries dans le corps pourraient-ils être responsables d'une absorption réduite de sérotonine dans le corps ? C'est tout à fait probable.

Le Dr Karsenty ajoute que « la preuve de principe contenue dans cet article montre, à notre plus grand étonnement, que la formation osseuse est régulée par les intestins ! »

Pendant ce temps là, la science commence à rattraper la philosophie de la médecine naturelle sur le fait qu'il y ait un lien indéniable entre la nutrition, la santé des intestins et le développement du squelette.

Rappelez-vous, toutes les bactéries ne sont pas mauvaises

En conclusion, même le fait de consommer les aliments adaptés à votre Metabolic Type© ou à vos besoins génétiques, ainsi que les compléments alimentaires adéquats, n'implique pas que les nutriments seront correctement absorbés par le corps. En d'autres termes, même si les aliments passent par l'œsophage, cela ne signifie pas qu'ils vont atteindre les cellules. Tout d'abord, la digestion doit préparer les aliments afin qu'ils pénètrent dans la paroi intestinale. Cependant, si la nourriture n'entre pas en contact avec les bons acides et les bonnes enzymes et bactéries, les aliments ne seront donc ni digérés, ni absorbés correctement, ce qui cause la malnutrition et prédispose le corps à développer des maladies dégénératives.

En réalité, la recherche montre, à l'heure actuelle, que le type de bactéries transportées dans le système digestif affecte également la bonne ou mauvaise assimilation de la nourriture. Encore plus impressionnantes sont les preuves mettant en évidence que la cause nutritionnelle de nombreuses maladies est liée à un déséquilibre de la quantité de bactéries présentes dans les intestins. Ce problème est facilement rectifiable en mangeant les aliments correspondant à votre Metabolic Type©

et des probiotiques de bonne qualité et en ajoutant des aliments fermentés à votre régime alimentaire.

Les recherches du Dr Price confirment celles du Dr Francis Marion Pottenger, médecin et auteur de « Pottenger's Cats » (« Les chats de Pottenger »). Lors de ses expériences sur l'alimentation des chats, plus de 900 chats ont été étudiés sur une dizaine d'années. Le Dr Pottenger a montré que la consommation de lait pasteurisé et de viandes cuites résultait en l'apparition rapide de malformations corporelles. Le Dr Pottenger à découvert que seuls les régimes contenant du lait et de la viande crus permettaient une santé optimale : une bonne structure et une bonne densité osseuse, un palais assez large pour accueillir les dents, des poils soyeux, l'absence de parasite ou de maladie ainsi qu'une bonne fertilité.

Les résultats cliniques qu'il a observés suggéraient qu'un procédé similaire était également présent chez l'homme. Les implications sont importantes pour la civilisation occidentale, obsédée par les plats cuisinés traités et riches en sucre ainsi que les aliments à faible taux de matière grasse. Le Dr Pottenger fait remarquer, d'après ses découvertes, que « la nutrition devenait l'un des éléments les plus importants de la médecine préventive. »

En d'autres termes, peu importe quelle maladie est étudiée, le lien entre la nutrition et la maladie (y compris la scoliose) existe clairement dans les études ainsi que dans les observations cliniques que j'ai réalisées moi-même sur des centaines de patients.

Histoire personnelle : Guérir l'intérieur pour observer des résultats extérieurs

« Il y a 8 ans, j'ai découvert que ma colonne vertébrale présentait une courbure lors d'un massage complet du corps. La masseuse a tracé la courbure avec son doigt. J'ai alors exclu l'idée d'une anomalie congénitale et je n'y ai plus pensé, étant donné que je n'en souffrais pas du tout. Cependant, ces dernières années, je ressentais des douleurs au niveau de mes épaules qui étaient tendues ainsi qu'un manque évident d'énergie.

Il y a quelques mois, j'ai commencé à me demander si les symptômes n'étaient pas tous connectés à la scoliose. Le Dr Kevin Lau, chiropraticien, a effectué un examen visuel et m'a envoyé faire des radiographies qui ont confirmé que j'avais une scoliose thoracique de 36 degrés, en forme de C depuis le milieu du dos jusqu'au cou. Le programme de correction de Kevin Lau m'a appris à faire certains exercices pour assouplir et renforcer les muscles de la colonne vertébrale. Le traitement incluait également des exercices et de la thérapie de décompression à chaque session.

En plus des exercices et des manipulations de la colonne vertébrale, Kevin Lau souligne l'importance de fournir aux muscles, aux articulations et aux os les nutriments nécessaires pour se sentir mieux. Il nous encourage également à nous débarrasser des organismes indésirables (mauvaises bactéries) et à créer nos propres probiotiques afin d'améliorer le système digestif. En fournissant davantage de probiotiques au système digestif, les cellules seront alors en mesure d'absorber plus de nutriments et ainsi d'être en meilleure santé.

Sur une période de 6 mois, les radiographies des premiers patients se sont avérées très encourageantes. Tous les patients traités par Kevin Lau ont observé une réduction de la courbure. Une jeune fille de 15 ans a vu sa courbure passer de 45 à 28 degrés et une autre personne âgée de 70 ans a réduit sa courbure de 16 à 4 degrés. Je sais qu'en ce qui me concerne, ma colonne vertébrale s'est améliorée de 10 degrés en passant de 43 à 33 degrés et je me sens beaucoup plus détendue. La guérison des patients est le but principal de Kevin Lau. »

— June T. (34 ans)

CHAPITRE 7

Introduction aux aliments fermentés

" *Toutes les maladies naissent dans les intestins.* "

— Hippocrates (460-370 av. J.C)

Saviez-vous que...

- Tous les régimes traditionnels incluent la consommation quotidienne d'aliments et de boissons lacto-fermentés sains pour maintenir l'équilibre du système digestif.
- Le processus de fermentation augmente la valeur nutritionnelle des aliments que nous mangeons et facilite la digestion.
- Les produits fermentés repeuplent le système digestif de bactéries bénéfiques et aident les patients atteints de scoliose à mieux assimiler leur nourriture.
- Les « gentilles » bactéries, que l'on trouve dans les produits fermentés, sont bien moins chères que les probiotiques et se trouvent en quantités supérieures à celles que l'on trouve généralement dans n'importe quelle pilule ou dans n'importe quel complément alimentaire.
- Les légumes cultivés sont la solution idéale pour contrôler les envies soudaines de sucre.
- Les produits fermentés sont une source idéale d'acides aminés, de vitamines et de minéraux.
- Le dernier avantage et non le moindre : les produits fermentés permettent de se débarrasser de l'helicobacter pylori (la bactérie responsable des ulcères) ainsi que d'autres bactéries pathogènes.

Bien que le terme « fermenté » soit un peu répugnant, le résultat de cette préparation ancienne et de cette technique de préservation, qui implique la décomposition de glucides et des protéines par des micro-organismes telles que les bactéries, les levures, et les moisissures, est en réalité délicieux. Ces aliments sont présents depuis des milliers d'années et c'est aujourd'hui que nous en avons le plus besoin.

Les marins hollandais avaient l'habitude d'emporter de la choucroute durant leurs longs périples pour se protéger du scorbut. Pendant des siècles, les Chinois ont consommé, au cours des longs mois d'hiver, du chou fermenté pour s'assurer une source de légumes verts tout au long de la saison. Le kéfir, une boisson laitière fermentée originaire du Tibet (ou des montagnes du Caucase) et le natto venu du Japon (fait à partir de soja fermenté) sont régulièrement consommés dans certaines sociétés où l'espérance de vie est la plus longue au monde. Coïncidence ? Je ne crois pas.

Ces produits fermentés sont tellement nutritifs que certains sont aujourd'hui considérés comme des « alicaments » qui permettent le développement de bactéries intestinales bénéfiques, aidant à la digestion, stimulant les fonctions immunitaires, produisant

Devenir proactif grâce aux probiotiques

Le croiriez-vous si je vous disais que des scientifiques finlandais ont mis en évidence que les types de bactéries présentes dans les intestins d'un bébé pouvaient déterminer le risque de surpoids ou d'obésité au cours de sa vie ?

Après avoir analysé des échantillons de selles de 49 bébés, dont 25 qui étaient en surpoids ou obèses à l'âge de 7 ans, ils ont découvert que les bébés présentant un taux important de bifidobactéries et un taux faible de staphylocoques dorés semblaient être peu enclins à une prise de poids excessive.

De plus, ils ont découvert que les bébés qui étaient allaités présentaient moins de risques de devenir obèse car la bifidobactérie prospère dans les intestins de ces derniers.

Source: « Revue américaine sur la nutrition clinique »
March 2008, Vol. 87, No. 3, 534-538

des vitamines B (la vitamine B12 incluse), de la vitamine K, des enzymes digestives, des acides lactiques et d'autres produits chimiques immunitaires qui repoussent les bactéries nuisibles et les cellules cancéreuses hors de notre corps.

La fermentation traditionnelle ne peut se trouver sur les étalages de supermarchés

Les mots clés que vous devez rechercher sur les étiquettes alimentaires, si vous voulez apprécier pleinement les bénéfices des aliments fermentés, sont « naturellement lacto-fermenté ». En effet, tous ces savoureux condiments présents dans les supermarchés ne sont pas de la même qualité.

La fermentation est un procédé aléatoire (plus un art qu'une science), c'est pourquoi les techniques commerciales utilisées visent à obtenir un rendement constant. Techniquement, tout ce qui est trempé dans de l'eau salée est fermenté mais c'est ici que s'arrête l'analogie, car chaque type d'aliment fermenté a des besoins et des méthodes de productions spécifiques et uniques.

La réfrigération, la pasteurisation à haute température et le pH acide du vinaigre contribuent à ralentir ou à stopper le développement des enzymes bénéfiques à la santé.

Si, par exemple, vous laissez un pot de cornichons fermenter à température ambiante sur le comptoir de la cuisine, les gaz produits par la bactérie vivante feront probablement sauter le couvercle et exploser le pot. Pouvez-vous imaginer le problème que cela poserait au beau milieu du supermarché ? C'est pourquoi, tous ces cornichons longue conservation doivent préalablement être pasteurisés et sont privés des bactéries bénéfiques.

Vous serez peut-être surpris d'apprendre que les régimes primitifs et traditionnels ont toujours contenu des taux importants d'enzymes et de bactéries bénéfiques contenues dans les légumes, les fruits, les boissons, les produits laitiers, les viandes et les condiments lacto-fermentés. Lorsqu'ils sont trempés, germés et fermentés, les germes, les graines et les noix neutralisent les antinutriments, qui apparaissent naturellement tels que les inhibiteurs enzymatiques, le tanin, et l'acide phytique.

Les patients atteints de scoliose présentent souvent des carences en nombreuses vitamines et en minéraux car l'utilisation des nutriments du corps dépend de quantités adaptées de bactéries bénéfiques dans l'appareil digestif. Lorsque des aliments fermentés traditionnels sont ajoutés à un régime alimentaire, le corps sera rapidement peuplé d'une quantité suffisante de ces bactéries.

Il y a 4 ans, l'OMS a rapporté que les Japonais, consommateurs de grandes quantités de soja fermenté comme le natto et le miso, ainsi que de thé vert, de gingembre, et d'algues, jouissent de l'espérance de vie la plus longue au monde !

Dans cette même étude, des cultures modernes telles que celles de l'Amérique du Nord ne faisaient même pas partie du top 20. Serait-ce en raison de leurs habitudes alimentaires et de leur sédentarisme ?

Un régime occidental moderne typique est, comme nous le savons tous, composé de plats tout prêts, d'aliments industriels et génétiquement altérés. Est-ce alors surprenant de voir les maladies cardiaques, l'obésité, l'autisme et la scoliose se développer à un rythme constant ?

En conclusion, les aliments fermentés sont essentiels à notre santé et nous aident à rééquilibrer le cholestérol, renforcer la digestion et le système immunitaire tout en combattant activement toute sorte de maladies, y compris la scoliose.

La fermentation à l'ère moderne

Malheureusement, l'art de la fermentation a disparu, en raison du temps et des efforts qu'il nécessite. C'est pourquoi, j'utilise (et recommande fortement à mes patients) un levain de qualité qui fournira les bactéries nécessaires aux aliments que vous fermentez. Ces levains n'étaient traditionnellement pas nécessaires, car les bactéries étaient transmises d'une génération à l'autre, sous la forme de « graines » de kéfir. Aujourd'hui, elles sont difficiles à obtenir et l'art de la fermentation est pratiquement éteint.

Une culture de ferment lactique, en revanche, est un moyen très facile pour préparer des légumes fermenté, du yaourt et même de la crème fraîche (des aliments fermentés naturellement contrairement aux impostures que l'on trouve sur les étalages des supermarchés). Ajouter une culture de ferment lactique vous assure une nourriture fermentée à partir d'une solide souche de bactéries bénéfiques. Le levain contient une bactérie probiotique très robuste qui protège les nutriments clés, les vitamines et les antioxydants tout en éliminant les composants toxiques de nos aliments ainsi qu'un nombre d'agents pathogènes potentiels dans nos intestins.

Je recommande à mes patients de tester et de choisir plusieurs aliments fermentés selon leur goût, et de graduellement les inclure dans leur alimentation quotidienne.

Certains de ces « super-aliments » fermentés dont nous allons discuter dans cette section sont les suivants :

- Le kéfir
- La choucroute
- Le kimchi
- Le natto

Qu'est ce que le kéfir ?

Le kéfir qui se traduit littéralement par « se sentir bien » en turc est un aliment ancien, riche en enzymes, rempli de « bons » micro-organismes qui vous aident à équilibrer votre « écosystème interne » afin de conserver une santé optimale et de renforcer l'immunité du corps.

Le monde de la lacto-fermentation est passionnant. Pratiquement toutes les cultures ont une sorte de boisson ou d'aliment fermenté qui pourrait être une source importante d'acides aminés, de vitamines et de minéraux. Ces produits lacto-fermentés contiennent des substances qui luttent contre les bactéries nuisibles telle que la salmonelle. Ils peuvent éradiquer la bactérie Helicobacter Pylori, responsable de la majorité des ulcères gastriques. Dans ce chapitre, je vais aborder les quelques ferments que j'ai appris à connaître au fil des années. En fait, consommer des produits fermentés n'est pas seulement plus économique que de prendre des pilules probiotiques, c'est aussi beaucoup plus sain.

Le kéfir est un ferment lactique. Les végétariens le considèrent comme la mère de tous les ferments lactiques. Je considère les graines de kéfir comme les joyaux de la probiotique et le kéfir, qui résulte de leur culture, comme le diamant pur de la probiotique. Je partage cet avis avec Jordan Rubin qui a indiqué dans « The Maker's Diet » qu'il a utilisé le kéfir et d'autres habitudes alimentaires de base pour guérir de la maladie de Crohn, une maladie grave des intestins.

Tout au long de l'histoire, le kéfir a été consommé généreusement dans les montagnes du Caucase. Les peuples du Caucase jouissaient alors d'une longévité supérieure à cent ans. Une légende raconte que les graines de kéfir ont été offertes par le prophète Mohammed ; les Caucasiens auraient alors décidé de protéger avec acharnement ces graines, de peur qu'elles ne perdent leur force si elles étaient distribuées et si le secret de la fabrication du kéfir était révélé. Marco Polo rapporta même cette légende. Pourtant les propriétés magiques du kéfir ont été oubliées pendant des siècles, jusqu'au jour où la découverte qu'il pouvait être utilisé pour guérir la tuberculose, les maladies des intestins et de l'estomac s'est répandue. Les premières études publiées en Russie sur le kéfir remontent au 19ème siècle.[58]

Le kéfir est traditionnellement préparé à partir de la fermentation du lait avec des graines de kéfir. Le terme « graines » n'est pas une appellation exacte car elles ressemblent à des petites fleurs de chou-fleur et n'ont aucun lien avec les graines céréalières. Elles sont composées d'une masse gélatineuse ferme de protéines, de graisses et de polysaccharides et se reproduisent dans un milieu laitier. Cependant, il est difficile de les trouver car elles se transmettent entre amis.

Les organismes peuvent aussi varier selon les différentes graines. En effet, c'est la culture de ferment lactique qui va définir si un kéfir sera très bon, bon ou moyen.

Les ferments lactiques en poudre peuvent être trouvés dans le commerce et contiennent 10 à 15 organismes alors que le kéfir en bouteille, acheté en magasin, contient un maximum de 10 souches, (avec en plus une bonne dose de sucre que vous ne souhaitez pas consommer). La plupart des bouteilles de kéfir ne contiennent que des bactéries, car la plupart des pays n'autorisent pas la vente de boissons contenant de la levure vivante. Ainsi, si vous souhaitez consommer du kéfir pour sa valeur probiotique, vous devrez le cultiver vous-même.

La préparation très simple du kéfir ne demande que cinq minutes par jour. Il est également facile de préparer du fromage à base de kéfir.

Il a une consistance crémeuse et un goût légèrement acidulé (voire aigre) selon le temps de fermentation. Le mien devient généralement aussi dur que du yaourt. Presque toutes les personnes, si ce n'est toutes, boivent leur kéfir après qu'il ait été fermenté pendant 24 heures et égoutté. Cependant, en le buvant si tôt, elles se privent de nombreux bénéfices du kéfir. En laissant le kéfir vieillir une journée de plus, la quantité d'acide folique augmente de 116 %.

En plus de ses propriétés probiotiques évidentes, le kéfir possède de nombreuses autres propriétés de guérison. Des recherches au Japon ont montré que les rats atteints de tumeurs et nourris de graines de kéfir voyaient la taille de leurs tumeurs diminuer. Le kéfir a également des propriétés anti-inflammatoires. En 2003, ces effets anti-inflammatoires ont été examinés et confirmés scientifiquement par le Professeur Jose M. Schneedorf et al. D'autres recherches montrent qu'une consommation régulière de kéfir peut diminuer la pression sanguine, guérir de la constipation et réguler le taux de glucose dans le sang.

Le goût aigre et rafraîchissant du kéfir est similaire à celui d'un yaourt à boire et contient des levures bénéfiques ainsi que la bactérie « bienfaisante » que l'on trouve dans le yaourt. Une consommation régulière amène les bactéries et la levure du kéfir à se combiner symbiotiquement et aide à équilibrer la flore intestinale et à stimuler le système immunitaire. Parmi ses pouvoirs bénéfiques, le kéfir :

- Offre une nutrition complémentaire pour les femmes enceintes ou qui allaitent
- Contribue à un système immunitaire performant
- A un effet relaxant sur le système nerveux et aide ceux qui ont du mal à dormir
- Soutient les fonctions intestinales de l'appareil digestif, favorise l'évacuation intestinale et développe un système digestif sain (il est également utile, après la prise d'antibiotiques, pour restaurer l'équilibre de l'appareil digestif)
- Diminue les envies soudaines d'aliments malsains en nourrissant mieux le corps et en l'équilibrant

Bien que le kéfir puisse être fabriqué avec toutes sortes de lait, même le lait en poudre, il est préférable de rajouter un peu de graisse. De nombreux experts recommandent la consommation de lait frais biologique (de vache ou de chèvre) provenant d'animaux qui se nourrissent d'herbe. Si vous n'avez pas accès à du lait biologique, essayez de trouver du lait sans hormone ou sans antibiotique. Il faut par dessus tout éviter le lait ultra pasteurisé et le lait en poudre car il est dangereux pour la structure des protéines du lait, le rendant difficile à digérer. J'insiste sur le fait que les graines de kéfir ou les cultures de ferments lactiques font des miracles avec n'importe quel type de lait.

Si vous êtes intolérant au lactose, la fermentation initiale de 24 heures retirera environ 50 % du lactose qui est l'alimentation des organismes. Pour ôter la quasi-totalité du lactose, laissez le kéfir vieillir, après égouttage, pendant 24 heures supplémentaires à température ambiante ou pendant plusieurs jours au réfrigérateur.

Une autre étude, publiée en mai 2003, dans le « Journal of the American Dietetic Association » (« La revue de l'association américaine de la diététique ») révèle que boire du kéfir a permis d'éliminer ou, tout du moins de réduire fortement les symptômes de l'intolérance au lactose chez 15 participants adultes. Des chercheurs de l'Université de l'état de l'Ohio ont testé du kéfir nature, du kéfir au goût framboise, du yaourt nature et du yaourt au goût framboise et du lait à 2 % dans un groupe après un jeûne de 12 heures. Les participants notaient les symptômes d'intolérance au lactose après chaque aliment. Ils n'ont rapporté que peu ou pas de symptômes après avoir ingéré les deux types de kéfir et de yaourt.

Le saviez-vous ?

Un adulte sain possède 1,5 à 2 kilogrammes de bactéries dans les intestins. Heureusement, toutes les bactéries ne sont pas mauvaises, certaines sont bénéfiques à notre santé. Elles sont tellement utiles que, si nos intestins étaient complètement stérilisés, nous pourrions en mourir !

Le kéfir ou le yaourt

Bien que le kéfir et le yaourt soient tous les deux fabriqués à partir de produits laitiers, ils contiennent différents types de bactéries bénéfiques à l'organisme. Le yaourt contient des bactéries bénéfiques pour le transit qui maintiennent le système digestif propre et nourrissent les bactéries bénéfiques déjà présentes. Le kéfir aide à peupler l'appareil digestif, on ne peut pas en dire autant du yaourt.

De plus, le kéfir contient plusieurs souches majeures de bonnes bactéries que l'on ne trouve généralement pas dans le yaourt : Lactobacillus Caucasus, Leuconostoc, les espèces Acétobacter et streptocoques. Il contient également des levures bénéfiques, les Saccharomyces kéfir et Torula kéfir qui aident à équilibrer la flore intestinale, tout en favorisant la production de levures bénéfiques en pénétrant dans les muqueuses. Elles forment une sorte de « brigade spéciale » capable de nettoyer et de renforcer les intestins.

Les levures actives et les bactéries du kéfir pourraient offrir une valeur nutritive supérieure à celle du yaourt en aidant la digestion et en maintenant l'environnement du colon propre et sain. La taille du caillé du kéfir est plus petite que le yaourt, il est aussi plus facile à digérer, ceci le rendant idéal pour les bébés, les personnes âgées et toute personne ayant des problèmes digestifs.

Le kéfir : une centrale nutritionnelle pour les os

Le contenu nutritionnel exceptionnel du kéfir offre une multitude de bénéfices aux personnes atteintes de maladies et en particulier de la scoliose. Plus que de simples bactéries bénéfiques, le kéfir contient des minéraux et des acides aminés qui aident notre corps à s'auto-soigner et à être performant dans ses fonctions d'entretien. Les protéines complètes dans le kéfir sont partiellement digérées et sont donc utilisées plus facilement par le corps.

Le tryptophane qui se converti en sérotonine, élément chimique du cerveau qui permet de se sentir bien, est abondant dans le kéfir. Il est réputé avoir des effets relaxants sur le système nerveux et plus récemment avoir des effets importants sur la formation de la masse osseuse. Il offre également de grandes quantités de phosphore, de calcium et de magnésium, tous essentiels à la croissance normale et au développement du système locomoteur. Dans tous les cas, les personnes souffrant de scoliose auront tout intérêt à inclure le kéfir dans leur alimentation.

Faites votre propre kéfir

Ingrédients :

- 50 grammes de graines de kéfir ou une culture de ferment lactique
- 500 millilitres de lait frais

Préparation :

- Récupérez les graines de kéfir à partir de la culture de ferment lactique, en utilisant un tamis ou une passoire.
- Secouez les graines de kéfir pour retirer l'excès de kéfir. Rincer n'est pas nécessaire (vous pouvez éventuellement le rincer dans du lait frais).
- Placez les graines de kéfir dans un pot en verre ou une jarre remplie de lait frais. De manière générale, maintenez un rapport de graines de kéfir et de lait d'environ 1 pour 10.
- Mettez la préparation de côté pour qu'elle fermente à température ambiante pendant plus de 24 heures

Note : Du kéfir sans lait peut être fabriqué à partir d'eau sucrée, de jus de fruit, de jus de coco, de lait de riz ou de lait de soja. Cependant, les graines de kéfir vont cesser de grandir dans ces liquides, il est donc recommandé de n'utiliser que les graines de kéfir en trop ou des ferments lactiques de kéfir en poudre pour faire ceci.

Histoires personnelles : un père considère le kéfir bénéfique pour lutter contre la scoliose

« Depuis que mes deux filles ont commencé à boire du lait de kéfir, nous avons pu observer de grands progrès au niveau de leur santé. Elles avaient tendance à être très souvent malades. La plus petite souffrait d'allergies et d'asthme alors que la plus grande souffrait de scoliose.

Je suis certain que, depuis qu'elles ont commencé à boire du kéfir, elles n'ont pas été malades, à l'exception de rhumes occasionnels qui ne duraient que quelques jours, au lieu de grippes qui s'éternisaient sur des semaines et qui nous forçaient à nous rendre à l'hôpital et les obligeaient à ingérer toutes sortes d'antibiotiques et de stéroïdes.

Au bout d'un mois de consommation de lait de kéfir, on a immédiatement remarqué des changements chez mes filles. Les crises d'asthme de la petite étaient de moins en moins fréquentes. Elle devait généralement aller chez le médecin toutes les deux semaines à cause de son asthme. A ce jour, elle n'a pas eu de crise depuis plus de 20 mois !

Quand j'y repense et après avoir lu le blog du Dr Kevin Lau, chiropraticien, sur les effets négatifs, sur le long terme, des antibiotiques et des stéroïdes, je ne peux m'empêcher de m'interroger sur le fait que ces médicaments pourraient être à l'origine de la scoliose de ma grande fille. Après avoir consommé toutes sortes de drogues, son état s'améliorait quelques semaines avant de se détériorer à nouveau et ce cycle ne cessait de se répéter. C'est un réel soulagement de voir l'effet du lait de kéfir sur mes filles. La prévention est définitivement la meilleure médecine et une alimentation équilibrée est une alternative bien moins chère et plus saine ».

— *Edgar D. (46 ans)*

Légumes fermentés

Voici une nouvelle sorte de « super-aliments » qui peut contribuer à la guérison et à la formation du système digestif. Les légumes fermentés, mangés crus, existent depuis des milliers d'années et n'ont jamais été plus nécessaires qu'à notre époque. Ils sont riches en lactobacilles, en enzymes et sont pleins de vitamines. Ils sont l'aliment idéal qui peut et devrait être consommé à chaque repas.

Les bénéfices des légumes fermentés

Les légumes fermentés et mangés crus aident à rétablir l'écosystème interne. Les bactéries, présentent dans ces légumes, sont une alternative aux probiotiques, à moindre coût.

- Ils améliorent la digestion
- Ils augmentent la longévité

Vous pouvez considérer les bactéries présentes dans les légumes crus comme une centrale d'enzymes. Manger ces légumes permet de maintenir les réserves d'enzymes et les utiliser pour éliminer les toxines, rajeunir les cellules et renforcer le système immunitaire, tout ceci contribuant à une vie plus saine et plus longue. De plus:

- Les légumes régulent les envies soudaines
- Ils sont idéaux pour les femmes enceintes et qui allaitent
- Ils sont alcalins et ont des bienfaits purifiants

Ces légumes aident également à rééquilibrer le corps lorsqu'il souffre de toxicité ou d'acidité. Comme ils déclenchent le nettoyage de l'intestin, en libérant des déchets et des toxines de l'appareil digestif, une augmentation des flatulences est probable. Cependant, vous remarquerez rapidement une amélioration de vos selles.

Croyez-le ou non, des scientifiques ont récemment découvert un traitement à base de légumes fermentés contre la maladie mortelle qu'est la grippe aviaire.

Le professeur Kang Sa-ouk de l'Université Nationale de Séoul a indiqué dans un entretien avec l'« Associated Press » (« La Presse associée ») que la Corée du Sud avait commencé à vendre des extraits de kimchi pour guérir l'épidémie de grippe. Ce produit est largement utilisé à travers le monde et il est merveilleux de constater qu'un extrait naturel puisse être la clé de la guérison de maladies mortelles. Cependant, si l'on décide de revenir à nos racines et de recommencer à consommer des légumes fermentés traditionnels, alors nous n'aurons peut être pas besoin d'avoir recours à cet extrait onéreux.

Deux recettes de légumes

1. La choucroute traditionnelle

Ingrédients :

- Un chou frais de taille moyenne, rouge ou vert
- De l'eau non-chlorée
- Une culture de ferment lactique pour légumes

Préparation :

- Déchiquetez le chou à la main ou à l'aide d'un robot ménager.
- Placez le chou déchiqueté dans un grand bol.
- Pilez le chou.
- Mélangez 1 portion de la culture de ferment lactique avec l'eau filtrée.
- Placez le chou pilé et le jus dans un récipient en verre de taille moyenne. Pressez fortement le chou tout en versant de l'eau dans le récipient jusqu'à ce que le chou soit complètement immergé. La mixture devrait être à au moins 3 centimètres du haut du récipient.
- Couvrez le récipient et laissez-le reposer à température ambiante pendant 3 à 7 jours.
- Après la fermentation, conservez-le au réfrigérateur.

Une fois dans le réfrigérateur, la choucroute peut se conserver pendant 2 à 3 mois en raison de la méthode de conservation utilisée. Les légumes comme les carottes, les choux-fleurs, le wakame, le piment et le gingembre peuvent être ajoutés pour varier un peu.

2. Le kimchi (choucroute coréenne)

Ingrédients :

- 1 tête de chou, évidée et déchiquetée
- Quelques oignons verts, émincés
- 1 tasse de carottes, râpées
- Une ½ tasse de radis chinois (Daikon), râpé (si vous le souhaitez)
- 1 cuillère à soupe de gingembre, fraîchement râpé
- 3 gousses d'ail, épluchées, écrasées et hachées
- ½ cuillère à soupe de flocons de chili séché
- 1 cuillère à soupe de sel de mer (Sel de la mer Celtique ou Himalayen)
- Un sachet de ferment lactique pour légumes

Préparation :

- Placez les légumes, le gingembre, les flocons de piment rouge, le sel de mer et l'eau avec le ferment lactique dans un bol et pilez-le avec un maillet en bois pour libérer le jus.
- Placez le tout dans un récipient à grande ouverture qui pourra être hermétiquement fermé.
- Pressez fermement avec le maillet jusqu'à ce que le jus remonte au dessus de la mixture. Le jus doit complètement couvrir les légumes, et le niveau de jus et de la mixture doivent être en dessous de 3 centimètres du bord du récipient pour laisser de la place à l'expansion de la préparation.
- Fermez le couvercle et conservez la mixture à température ambiante (entre 20 et 25°Celsius) pendant 3 jours (72 heures).
- Placez alors le tout dans le réfrigérateur ou tout endroit froid.

Qu'est-ce que le natto ?

Le natto est souvent comparé à du fromage, en raison de son arôme relevé. Il est fabriqué à partir de graines de soja fermentées jusqu'à ce qu'elles obtiennent une saveur «noisette ». Le natto a une texture gluante en surface. Une fois remuée, la pâte glissante gagne en volume et se transforme en fils similaires à ceux d'une toile d'araignée. Le natto a un goût fort auquel il faut s'habituer, les adeptes de fromage bleus l'apprécieront sûrement.

Le natto est préparé selon la tradition japonaise depuis plus de mille ans. Le folklore japonais raconte que le célèbre guerrier Yoshiie Minamoto l'a introduit dans le nord-ouest du Japon. Les anciens samouraïs consommaient le natto tous les jours et en donnaient également à leurs montures afin d'améliorer leur vitesse et leur puissance. Pendant la période Edo (1603-1867), on donnait du natto aux femmes enceintes pour que leur bébé soit en bonne santé.

Il est produit par fermentation, en ajoutant à des graines de soja bouillies du bacillus natto, une bactérie bénéfique. Pendant des siècles, on le produisait à la maison, les graines de soja étaient emballées dans de la paille (qui contenait un bacille naturel) puis mises en terre pendant une semaine. Aujourd'hui, on fabrique le natto en injectant les bactéries. La bactérie Bacillus natto réagit avec les graines de soja, produisant l'enzyme nattokinase. D'autres aliments fabriqués à partir de graines de soja contiennent des enzymes, mais seul le natto contient cette enzyme spécifique.

En comparaison avec les graines de soja ordinaires, le natto produit plus de calories, de fibres, de calcium, de potassium et de vitamines B2. Le natto contient légèrement moins de protéines que le bœuf, mais contient plus de fibres, de fer et pratiquement deux fois plus de calcium et de vitamine E.

Le natto nourrit les os

Le natto est riche en calcium, en vitamines B et en isoflavones de soja, mais les bénéfices réels du natto proviennent directement de sa richesse en vitamines K. Cette dernière est absolument essentielle à la construction d'os solides et aide aussi à promouvoir la santé du cœur. Pendant des années, des preuves indéniables ont montré que la plupart des gens n'obtiennent pas assez de vitamine K à partir de leur alimentation pour assurer la protection efficace de leur santé.

Les légumes verts feuillus apportent près de la moitié des besoins en vitamine K chez la majorité des Américains. La plupart des aliments considérés comme étant riches en vitamine K présentent des taux moins élevés que ce que l'on croyait. Malgré cette information cruciale, la majorité des compléments multivitaminés ne contiennent pas du tout de vitamine K et ceux qui en contiennent n'en ont pas assez.

Les recherches récentes, qui confirment l'importance de la vitamine K pour les os et le cœur, sont trop nombreuses pour qu'on les ignore. Pourtant, les consommateurs conscients de l'importance de la vitamine K sont encore trop rares.

Alors que d'autres nutriments sont importants pour maintenir une bonne santé osseuse, il y a de plus en plus de preuves qui témoignent du rôle essentiel de la vitamine K pour le métabolisme osseux et la croissance d'os solides. De récentes études démontrent également le lien entre la vitamine K et une bonne santé des articulations et des cartilages. Des taux insuffisants de vitamine K dans le corps sont associés à de l'arthrose et peuvent donner lieu à une mauvaise minéralisation des os et des cartilages. Ces études ont montré que les personnes présentant des taux importants de vitamine K étaient moins susceptibles de développer de l'ostéophyte, des pincements des interlignes articulaires et de l'arthrose. La recherche montre qu'un régime alimentaire riche en vitamine K peut aider à ralentir ou à stopper la progression de l'arthrose.[59]

La vitamine K, liée aux cellules qui forment et fixent les os, produit une protéine spécifique qui agit comme une colle qui aide à incorporer le calcium dans les os. La vitamine K2 est nécessaire pour produire cette protéine.

La recherche montre que la vitamine K régule le calcium dans les os et les artères et assure en même temps une meilleure santé du cœur et des os. Elle semble réaliser l'impossible en accommandant à la fois les besoins des os et ceux des artères.

Il y a une explication simple : les protéines qui ne reçoivent pas assez de vitamine K ne peuvent pas se fixer au calcium. Sans cette protéine qui contrôle son fonctionnement, le calcium sort des os pour se diriger vers les artères et d'autres tissus mous. La vitamine K redirige doucement le calcium « perdu », vers les os.

Une étude innovante a observé des changements dans les transferts de concentrations de la vitamine K et de l'ostéocalcine Gla (favorables à la minéralisation des os) chez les individus normaux qui consomment du natto. Les volontaires étaient divisés en trois groupes. Un groupe recevait du natto classique, alors que les deux autres groupes recevaient du natto fortifié en Vitamine K à des taux différents.

Parmi ces groupes expérimentaux, on découvrit que les nutriments osseux étaient bien plus nombreux après sept, dix ou quatorze jours de consommation de natto fortifié. Ces effets bénéfiques similaires n'étaient pas observés dans le cas des volontaires consommant le natto classique, bien que leur taux de vitamine K se soit amélioré.

Ces résultats suggèrent que malgré l'efficacité du natto classique, le natto fortifié, qui contient plus de MK-7 que le natto régulier, serait exactement ce dont les patients atteints de scoliose ont besoin. Nous aborderons plus en détails le sujet des compléments en vitamine K dans les chapitres suivants du livre.

Fabriquer soi-même son natto est difficile et prend du temps. Cependant, pour ceux qui n'ont pas le temps, le natto est distribué dans certaines épiceries asiatiques, dans la section des produits congelés japonais. Il est généralement vendu par pack de 3 ou 4 sachets de 50 grammes. Je recommande aux personnes souffrant de scoliose de prendre 1 à 2 sachets par jour.

Vous trouverez ci-dessous la recette du natto. Rappelons, pour les non-initiés, qu'il faudra s'habituer à son odeur très forte et à son goût particulier. Ceux qui veulent obtenir les bienfaits de la vitamine K, sans avoir à supporter ses désagréments, peuvent prendre un complément évoqué au chapitre 11.

Le natto fait maison

Ingrédients :

- 2 tasses de graines de soja séchées
- De l'eau
- Un sachet de natto industriel ou un sachet de culture de ferment « bacillus natto »

Préparation :

- Trempez 2 tasses de graines de soja séchées pendant une nuit dans 10 tasses d'eau.
- Placez les graines de soja dans un récipient inoxydable (ou un égouttoir) et couvrez-les d'un tissu un peu plus grand que le récipient.
- Faites cuire dans un autocuiseur avec 3 tasses d'eau pendant 15 minutes.
- Préparez le sachet de natto industriel.
- Otez le couvercle de l'autocuiseur, retirez le tissu sur seulement la moitié du récipient et à l'aide d'une cuillère à soupe, mélangez rapidement deux cuillérées de la culture de ferment « natto » avec la préparation (y compris les graines). Recouvrez à l'aide du tissu.
- Fermez l'autocuiseur sans mettre la soupape.
- Placez une chaufferette sur l'autocuiseur et laissez la préparation fermenter pendant 24 à 48 heures, selon la température de la chaufferette.

Les glucides essentiels

Je vous donne des pilules couvertes de sucre. Les pilules sont inoffensives : le poison est dans le sucre.

— Stanislaw Jerzy Lec

Dans la recherche du régime parfait, les glucides sont souvent considérés comme les coupables des mauvaises habitudes alimentaires. Les glucides sont réputés être une source d'énergie pour les humains et les animaux. L'« énergie » provient d'une augmentation du métabolisme causée par les glucides, qui sont constitués d'amidon, de sucres, de celluloses et de gommes. Les glucides se présentent sous deux formes : les glucides simples et les glucides complexes. On retrouve les glucides simples dans les bonbons, les fruits, les viennoiseries alors que l'on trouve les glucides complexes dans les féculents : certains légumes, les haricots, les céréales complètes et les noix.

La culture mondiale est dorénavant dépendante d'aliments tels que la pomme de terre, les céréales, le riz et d'autres aliments qui permettent de nourrir de larges populations, comme celle de la Chine. Mais la quantité de glucides consommée par chacun est trop importante. Le problème est que les glucides, en se transformant en glucose, permettent de se sentir mieux rapidement lorsque le métabolisme augmente. Cependant, elles libèrent également de l'insuline, de l'adrénaline et du cortisol réputés causer des maladies telles que les maladies cardiaques, le diabète, les cancers, les congestions cérébrales, les caillots sanguins ainsi que d'autres maladies touchant des organes tels que les yeux, les reins, les vaisseaux sanguins et les nerfs. Aujourd'hui, nous en savons plus sur l'effet néfaste des glucides sur la colonne vertébrale et la scoliose.

Les spécialistes en nutrition tels que le Dr Loren Cordain suggèrent que 2 à 3 portions de céréales par jour et par individu seraient bénéfiques pour tous ; en consommer moins serait d'ailleurs préférable. Les glucides ne sont pas essentiels à notre survie. Il est plus important de consommer des protéines, de la graisse, de l'eau et des minéraux pour notre système, plutôt que des glucides.

L'histoire à démontré que les humains n'étaient pas faits pour digérer des aliments riches en glucides, mais plutôt ceux riches en protéines comme les animaux chassés pour leur chair. Au début du développement de l'agriculture, il y avait indéniablement de nombreux avantages à fournir de la nourriture à de nombreux pays, permettant ainsi aux communautés permanentes de survivre et d'établir une civilisation. Les études menées sur des corps fossilisés indiquent que les premiers cultivateurs présentaient, contrairement à leurs prédécesseurs chasseurs-cueilleurs, une réduction de la stature ; elles constatent également une augmentation de la mortalité infantile, une réduction de l'espérance de vie, une recrudescence des maladies infectieuses, une augmentation de l'anémie et des carences en fer, une fragilisation accrue des os, une augmentation des cas d'ostéoporose et des maladies des minéraux osseux ainsi que des caries dentaires et des défauts de l'émail.

Le Dr. Joseph Brasco, un médecin-chercheur a mis en évidence que :

« Dans une étude de 51 références, en examinant les populations humaines du monde entier et vivant à différentes périodes, pendant leur transition du stade de chasseur-cueilleur à celui de cultivateur, un chercheur a conclu qu'il y avait un déclin au niveau de la qualité et la durée de vie.

Il y a aujourd'hui des preuves empiriques et cliniques importantes qui indiquent que les changements délétères sont directement liés aux régimes des cultivateurs, basés principalement sur la consommation de céréales. Puisque 99,99 % de nos gènes ont été formés avant le développement de l'agriculture, nous sommes, d'un point de vue biologique, toujours des chasseurs-cueilleurs ».

L'agriculture primitive n'a pas apporté d'amélioration au niveau de la santé, mais c'est plutôt l'inverse, la situation s'est dégradée. C'est seulement lors des cents dernières années et depuis le développement des hautes technologies, de l'agriculture mécanisée et de l'élevage d'animaux que la tendance a changé.

Les dangers d'une consommation excessive de glucides

Il y a des siècles, les humains chassaient et cueillaient leur nourriture. Ils avaient accès à des viandes maigres, des fruits de mer et des légumes qui n'étaient pas contaminés par des pesticides, contrairement à la plupart de nos légumes aujourd'hui. Leur régime était riche en protéines, pauvre en glucides et en graisses saturées.

Afin de trouver et rassembler la nourriture, les chasseurs-cueilleurs devaient être en très bonne santé. Leur activité physique stimulait leur corps et augmentait leur nombre de cellules musculaires ainsi que le nombre de mitochondries (les centrales énergétiques des cellules) au sein de celles-ci. Ils n'étaient pas confrontés à l'obésité comme nous le sommes aujourd'hui.

A l'époque actuelle, nous devons encore trouver notre nourriture mais cela se limite à nous rendre dans le fast-food ou l'épicerie le/la plus proche, bien achalandé(e) en produits industriels empaquetés. Nos régimes sont devenus riches en sucre et en glucides raffinés. Nous mangeons de grandes quantités de gras saturés et de gras trans, mais nous ne consommons que peu de protéines, de vitamines et de minéraux de qualité. Nos repas sont généralement riches en calories et pauvres en nutriments.

Lorsque nous consommons de grandes quantités de calories vides de glucides, il en résulte un fort taux de glucose dans le corps, ce qui stimule alors la sécrétion d'insuline. L'insuline est une hormone qui a pour but de déplacer le sucre dans nos cellules afin de leur fournir de l'énergie selon nos besoins. Elle a pourtant d'autres rôles. En plus de faire parvenir le sucre à nos cellules pour obtenir de l'énergie, elle a également des implications au niveau de nos gènes et de nos cellules au delà du métabolisme du sucre.

Un taux élevé d'insuline stimule l'accumulation de graisses autour de la taille ainsi que notre appétit et augmente le risque de maladies cardiaques, de cancers et même de scoliose. L'insuline augmente le taux d'hormone corticale, une hormone de stress réputée accélérer le vieillissement et augmenter la production de la protéine C-réactive, qui accélère elle-même le processus de vieillissement et favorise l'inflammation. Ce qui est moins connu, c'est que l'insuline contrôle également les quantités de calcium et de magnésium stockées dans notre corps. Si le niveau d'insuline est trop élevé, le corps perd du calcium et du magnésium, par la diurèse. Ils ne font que circuler et n'atteignent pas les parties du corps qui en ont besoin, comme les muscles et les os. Ainsi, maintenir un niveau d'insuline bas est essentiel pour conserver une colonne vertébrale saine. En suivant les recommandations alimentaires de ce chapitre, vous pourrez obtenir une insuline à jeun en dessous de 12 mIU/mL dans le sang, dosage considéré idéal. Certains scientifiques vont même jusqu'à recommander des taux d'insuline aussi bas que 8 mIU/mL.

Le sucre : doux poison

En dehors du maïs, la plupart des gens sont dépendants au sucre et présentent en plus une addiction aux céréales ; la surconsommation de sucres ajoutés est un des problèmes de santé majeurs auxquels toutes les sociétés modernes sont confrontées.

Les sucres sont des glucides simples assimilés par le corps de la même façon que les céréales. C'est-à-dire que tout excès de sucre est transformé, par l'insuline, en graisses. Tout comme dans le cas de céréales, nous mangeons trop de sucre.

Je qualifie le sucre raffiné de poison car il est vidé de ses qualités énergétiques, de ses vitamines et de ses minéraux. Le raffinage du sucre ne laisse que les glucides. Le corps ne peut utiliser ces amidons raffinés et ces glucides sauf si les protéines, les vitamines et les minéraux sont également présents. Le corps ne peut pas métaboliser les glucides isolés. (Même si vous le pouviez, il en résulterait un effet secondaire qui serait une présence excessive de ce type de glucides).

Un métabolisme glucidique incomplet génère de l'acide pyruvique qui s'accumule dans le cerveau, certaines parties du système nerveux central et dans les globules rouges où elle a un effet dévastateur. Ces métabolites toxiques peuvent perturber la respiration des cellules. Privées d'oxygène, elles meurent peu à peu.

C'est pourquoi les médecins considèrent le sucre raffiné comme « mortel ». Il n'apporte rien d'autre que des calories « vides » ou « nues » et ne possède pas les minéraux naturels présents dans le sucre de betterave ou de cane.

De plus, le sucre draine le corps d'autres vitamines et de minéraux importants qui lui sont nécessaires comme le sodium (dérivé du sel), le potassium et le magnésium (provenant des légumes) et le calcium (provenant des os).

Prenez garde aux sucres et aux céréales

Un rapport récent de l'Agence France-Presse considère l'Inde et la Chine comme les capitales diabétiques mondiales, le nombre de diabétiques dans le monde devrait augmenter de 50 % d'ici à 2025.

Paul Zimmet, un pionnier de la recherche sur le diabète et directeur fondateur de l'« International Diabetes Institute »

(Institut international du diabète) à Melbourne en Australie a dit au cours du rapport de l'AFP que le nombre de personnes atteintes de diabète de type 2 est supposé passer de 250 millions en 2009 à 380 millions d'ici 2025.[60]

La cause la plus courante du diabète de type 2 est l'obésité provoquée par une mauvaise alimentation et un manque d'exercice. Cette maladie se répand rapidement dans les pays développés et dans les pays en voie de développement en raison de l'abandon des régimes traditionnels au bénéfice des aliments industriels, de la nourriture rapide et du manque d'activité physique. En Chine, où plus de 40 millions de personnes souffrent de diabète de type 2 ou de son précurseur, la prévention de cette maladie est devenue une priorité nationale.

Rien qu'en éliminant ou en réduisant drastiquement notre consommation de céréales et de sucres, il est très probable que notre santé s'améliorerait rapidement et que nous commencerions à perdre du poids sans délai. Peu importe votre état de santé ou votre Metabolic Type©, il est fortement conseillé d'éliminer ou de limiter la consommation de céréales et de sucres, en particulier les céréales et sucres raffinés. Eliminer les céréales est particulièrement important pour ceux qui appartiennent au type protéine et qui tendent à être génétiquement enclins à consommer des aliments pré-agricoles. Les types glucide et mixte peuvent, quant à eux, consommer des quantités limitées de céréales complètes puisqu'ils sont génétiquement adaptés à la consommation de céréales, de légumes et, en particulier, de produits à base de farine, introduits à la suite de l'agriculture moderne. Peu importe la situation, toutes les céréales devraient être des céréales complètes (95 % des céréales consommées aux Etats-Unis sont raffinées, ce qui les prive du peu de valeur nutritionnelle qu'elles possèdent).

C'est principalement la réponse du corps à la consommation excessive de céréales et de sucres, et non à la consommation de graisses, qui mène au surpoids. Consommer du sucre mène également à l'accumulation de mauvaises bactéries et à la prolifération de champignons dans le système digestif, qui atteignent les fonctions des globules blancs, fragilisant ainsi le système immunitaire et rendant plus vulnérable à toutes sortes de maladies.

Graisses ou glucides

Les graisses alimentaires, saturées ou non, ne sont pas responsables de l'obésité, des maladies cardiaques et d'autres maladies chroniques propres à la civilisation moderne. Le problème des glucides, dans un régime alimentaire, est leur effet sur la sécrétion d'insuline et par conséquent la régulation hormonale du corps humain. Plus les glucides sont raffinés et facilement digérables, plus l'effet est important sur la santé, le poids et le bien-être.

Le corps a une capacité limitée de stockage des glucides, mais il peut facilement transformer celles qui sont en excès en graisses, grâce à l'insuline. Ce qui signifie que plus les glucides sont en excès, plus vous stockerez des graisses.

Le maïs : la céréale oubliée

La plupart des gens peuvent nommer les céréales courantes comme le riz, le blé, l'avoine, l'orge, et le seigle mais ils oublient souvent que le maïs appartient également à cette catégorie, puisqu'il est souvent considéré comme un légume. Le maïs est une céréale, relativement riche en sucre, ce qui explique en partie pourquoi cette culture est la culture principale aux Etats-Unis. Le maïs occupe plus de 32 millions d'hectares aux Etats-Unis et se retrouve dans une quantité incalculable de produits alimentaires (et autres). Quand il est non traité ou entier, le maïs offre peu de bienfaits ; le maïs doux, par exemple, contient de la vitamine C. Il est préférable d'éviter de consommer le maïs dans sa forme modifiée.

Les aliments, dont l'étiquette mentionne des dérivés de maïs comme le sirop de maïs, le fructose, le sirop de maïs à haute teneur en sucre, l'huile de maïs, la farine de maïs, le dextrose, le glutamate de monosodium, la gomme xanthane et la maltodextrine, n'ont rien à faire dans votre panier. Les édulcorants à base de maïs sont les plus répandus (à hauteur de 55 % des édulcorants sur le marché). C'est principalement le sirop de maïs à haute teneur en fructose qui est l'ingrédient dominant des boissons non alcoolisées, des biscuits, des bonbons et autres produits courants d'épicerie. La consommation de sirop de maïs à haute teneur en fructose a augmenté, passant de 0 en 1966 à un ahurissant 28,4 kilogrammes par personne en 2001. Cette consommation abusive est le principal coupable du diabète et de l'épidémie de surpoids.

Les glucides en excès sont mauvais pour les os

La santé osseuse dépend beaucoup de l'absorption contrôlée des glucides par le corps. Le corps réagit de manière sensible à l'augmentation ou à la diminution des glucides dans le système. Des épisodes d'hypoglycémie peuvent être dus à des sécrétions supérieures d'insuline dans le sang en raison de quantités extrêmes de glucides et de protéines. Lorsque davantage de glucides sont digérés dans le système, alors que la consommation de protéines diminue, le rapport entraîne un niveau supérieur d'insuline dans le corps car le système de régulation sanguine se bat pour maintenir des taux normaux dans le sang. Lorsque les glandes surrénales sont de plus en plus atteintes par le processus, elles commencent à secréter du cortisol et de l'adrénaline. L'excès de cortisol entraîne de nombreux effets indésirables dans notre corps, telles qu'une diminution de l'utilisation cellulaire du glucose, une diminution de la synthèse protéique, une déminéralisation des os qui mène à l'ostéoporose, une diminution des lymphocytes et de leurs fonctions, une augmentation des allergies et des infections ainsi que des maladies dégénératives, dues à une production réduite d'anticorps sécrétoires (IgA), une augmentation du taux de sucre ainsi que de la protéolyse, qui entraîne l'atrophie musculaire et une diminution des facultés de régénération et de guérison du corps.

Les minéraux osseux sont facilement évacués de notre système si l'on consomme trop de glucides. Le taux élevé de cortisol est la cause de la déminéralisation du corps par l'extraction des fibres osseuses de protéines de collagène à haute résistance. Cela a également pour effet d'affaiblir les tissus conjonctifs au niveau des articulations. L'ostéoporose et les problèmes de disques dégénérés apparaissent souvent là où le corps a créé trop de cortisol, après avoir ingéré trop de glucides et pas assez de protéines. On peut ainsi perdre 2,5 centimètres par an. Les os deviennent plus fragiles et les fractures de la hanche deviennent plus courantes.

Depuis des années, on conseille aux femmes d'augmenter leur consommation de calcium, afin de protéger leurs os, en buvant davantage de lait et en mangeant plus de yaourt. Ce conseil dont le but est d'améliorer la santé des os n'est pas viable. En effet, si la quantité de glucides augmente dans le corps, en raison du lactose présent dans le lait et les yaourts et en raison des fruits et des sucres présents dans ces mêmes yaourts, elle favorise dans ce cas la perte de minéraux osseux plutôt que de renforcer la masse osseuse. Les yaourts achetés en magasin sont généralement riches en sucre, aussi est-il préférable de créer vos propres ferments tels que le kéfir et le yaourt.

Si vous ressentez vraiment un besoin de sucre, le stévia est un substitut idéal puisqu'il est l'édulcorant le plus sain. Il s'agit d'une herbe naturelle très saine qui vient d'Amérique du Sud et qui est utilisée depuis 1.500 ans. Son pouvoir sucrant est cent fois supérieur à celui du sucre, vous n'en n'utiliserez donc pas beaucoup. Ce qui est important, c'est qu'il n'augmente pas le taux d'insuline et ne nuit pas au développement de la colonne vertébrale.

La seule solution pour équilibrer son régime alimentaire et empêcher la perte de minéraux dans les os est de diminuer sa consommation de glucides simples et de consommer des glucides complexes appropriés à son Metabolic Type©.

Des glucides sains à consommer

Le groupe des légumes est le groupe alimentaire le plus riche en vitamines, en minéraux, en antioxydants et en flavonoïdes. C'est d'autant plus vrai en ce qui concerne les légumes qui poussent en surface. Les légumes offrent les bons glucides dont nous avons besoin, et bien plus encore. Les personnes qui appartiennent au type protéine doivent idéalement puiser leurs glucides dans les légumes mais très peu dans les céréales raffinées et encore moins dans les aliments avec sucre ajouté. Ceux qui appartiennent au type glucide devraient idéalement consommer la majorité de leurs glucides à partir de légumes mais peuvent également consommer 15 % de leurs glucides à partir de céréales complètes naturelles. Le type mixte se retrouve, comme son nom l'indique, entre ces deux catégories.

L'indice glycémique permet de mesurer à quelle vitesse les aliments vont se transformer en glucose. Comme les légumes sont riches en fibre, qu'ils présentent un indice glycémique faible et ont une valeur nutritionnelle élevée, ils sont un moyen idéal pour subvenir à vos besoins quotidiens en glucides.

Conseils pour bien choisir les légumes

Les carottes et le maïs sont les légumes les plus consommés ; pourtant, une étude montre que les chips et les frites correspondent au tiers de l'alimentation des enfants. Avec une consommation de légumes aussi limitée, il n'est pas étonnant de voir autant d'enfants malades.

Pour des raisons de santé, faites comme si les pommes de terre n'étaient pas un légume mais plutôt des céréales. La raison étant qu'elles sont riches en glucides simples et agissent sur le corps d'une façon similaire aux céréales et aux sucres, ce qui entraîne prises de poids et maladies. Les frites sont encore pires, elles sont riches en acides gras trans et elles sont à éviter comme la peste.

Limitez votre consommation de légumes-racines, telles que les betteraves et les carottes, car elles sont plus riches en glucides que les légumes qui poussent en surface. Si vous en consommez, consommez-les crus car la cuisson augmente leur indice glycémique.

Il est vrai que tous les légumes font partie intégrante d'un régime équilibré, grâce à leur richesse en nutriments, en minéraux et en vitamines, mais certains sont meilleurs que d'autres.

Si vous souhaitez augmenter votre consommation de légumes, choisissez-les avec attention. La laitue iceberg par exemple n'a que très peu de valeur nutritionnelle car elle est composée principalement d'eau. Une option bien plus intéressante est de consommer de la laitue romaine ou des épinards, riches en fer.

Si vous décidez de consommer des légumes biologiques, essayez de vous procurer les légumes les plus frais, c'est-à-dire cultivés localement. Si vous n'en trouvez pas près de chez vous, les légumes frais sont toujours une solution préférable aux boites de conserves et aux produits congelés. De plus, les légumes frais devront être nettoyés pour être débarrassés des pesticides dangereux.

Les fruits ne sont pas aussi sains que certains le prétendent

Les fruits ne sont pas aussi sains que certains le prétendent. Ils contiennent principalement du fructose, quelques vitamines, des minéraux et d'autres nutriments. Vous pourrez facilement trouver ces vitamines et nutriments dans la viande et les légumes non-amidonnés, dépourvus de fructose. Le corps traite le fructose des fruits de la même façon qu'il traite le fructose des boissons non alcoolisées. Il n'y a pas de différence. Le fructose reste du fructose peu importe d'où il vient. Il a été prouvé scientifiquement qu'il est responsable de la résistance à l'insuline. Il rend fortement dépendant et il est généralement difficile d'arrêter d'en consommer, peu importe à quel point il nous rend malade. C'est le même principe que la dépendance dont souffrent les patients atteints d'un cancer des poumons et qui continuent pourtant de fumer.

Quelle quantité de glucides devrais-je manger?

Comment savoir si l'on peut supporter plus de glucides sous forme de céréales ? Comment savoir ce qui convient le mieux ?

C'est ici que le Metabolic Typing© entre en jeu. Définir votre Metabolic Type© va vous permettre de déterminer les dispositions de votre corps à traiter les glucides. Il ne convient pas à la plupart des gens de consommer 70 % de leur apport calorique journalier sous forme de céréales, même pour ceux qui appartiennent au type glucide. Pour certains, cela implique de diminuer la consommation de glucides en dessous de 40 % et parfois jusqu'à 20 %. En modérant la consommation de glucides, il est possible de brûler davantage de calories et ainsi d'obtenir une source quasi illimitée d'énergie optimale et efficace.

Je pense que pour la plupart des gens, un test subjectif simple peut être réalisé afin de réduire la quantité de céréales inclus dans leur régime et ainsi la remplacer par davantage de légumes, de viandes, de fruits de mer et une quantité modérée de fruits, d'après leur Metabolic Type©.

CHAPITRE 9

Les protéines, composantes du corps

La pharmacie la plus efficace est encore celle présente dans votre propre organisme.

— **Robert C. Peale**

Contrairement à ce que de nombreux régimes éphémères ont laissé croire, votre régime alimentaire quotidien nécessite une certaine quantité de glucides, de protéines et de graisses. De même, aucun de ces aliments n'est mauvais, contrairement à ce que certains soi-disant experts l'ont laissé penser. Le secret consiste tout d'abord à définir et à choisir les types d'aliments les plus sains et ensuite à en consommer les quantités appropriées à votre Metabolic Type©.

Les protéines sont les composantes nécessaires à la nutrition, la croissance et la réparation du corps humain, elles affectent un grand nombre de processus métaboliques, enzymatiques et chimiques qui gèrent le fonctionnement du corps.

Les protéines sont, en réalité, des unités plus petites, appelées acides aminés, qui se lient entre-elles pour former une variété de combinaisons différentes afin de réaliser des fonctions uniques. Certaines chaînes d'acides aminés sont créées par le corps, mais d'autres (les acides aminés essentiels) doivent provenir de l'extérieur du corps, à savoir de la nourriture que nous consommons. Bien que toutes les cellules animales et végétales contiennent des protéines, leurs quantités et leurs qualités varient considérablement.

Les légumes contiennent la majorité des micronutriments (les vitamines, les fibres et les éléments photochimiques) dont le corps a besoin. Cependant, certains macronutriments essentiels ne sont pas fournis par les légumes en quantités suffisantes, parmi eux, les protéines présentant les huit acides aminés essentiels, que l'on trouve seulement dans les produits d'origine animale et certaines graisses comme les oméga-3 contenant les acides gras EHA et DPA. Les légumes contiennent aussi toute une gamme de nutriments essentiels qui ne peuvent être trouvés ou dupliqués dans n'importe quel autre type d'aliments, encore moins dans des pilules ou des compléments alimentaires.

Si vous ne présentez pas de problème d'insuline ou êtes de type glucide, alors la consommation de légumineux peut-être pour vous une source nutritive sachant qu'ils sont riches en fibres et en minéraux. Ils sont aussi riches en protéines végétales, mais il faut tout de même retenir que leurs protéines sont incomplètes, puisqu'elles ne contiennent pas l'intégralité des huit acides aminés dont le corps a besoin. Les protéines animales que l'on trouve dans le poisson, la viande, les œufs et les produits laitiers sont la seule source de protéines complètes ; les végétariens devraient donc consommer un minimum de protéines animales telles que celles présentes dans les produits laitiers, le poisson non-toxique et les œufs, afin de ne pas souffrir de carences protéiques.

Tout le monde, quelque soit le Metabolic Type©, a besoin de bonnes protéines. Les types glucide en nécessite un peu, les types mixte un peu plus et les types protéine, beaucoup plus. La meilleure source de protéines est la viande. Cela veut-il dire que les végétariens sont dans l'erreur ? Non, mais si vous êtes végétarien, assurez-vous que vous appartenez bien au type glucide et incluez dans votre régime des produits laitiers, des œufs et du poisson car seules les protéines animales apportent les acides aminés essentiels et les micronutriments dont le corps a besoin pour fonctionner au mieux.

En ce qui concerne la viande rouge, celle que vous pouvez consommer en toute confiance est le bœuf élevé au naturel, qui présente des valeurs nutritionnelles incroyables et est considéré comme un met délicieux par la plupart des gens.

Un vrai bœuf est élevé dans le pré

Jusqu'au milieu du 20ème siècle, la majorité des bœufs étaient élevés dans des prés et nourris d'herbe. Cela n'est plus le cas aujourd'hui : l'industrie du bétail s'est rapidement rendu compte que les animaux nourris aux grains prenaient de la masse musculaire plus rapidement, leur permettant d'être commercialisés après 14 ou 15 mois au lieu d'attendre quatre ou cinq ans. Ce cycle commercial accéléré s'est traduit par des profits importants et l'industrie du bétail ne l'a jamais regretté depuis.

Mais, il y a un gros problème. Les bovins ne sont pas capables de digérer le maïs. Tout comme l'humain, un animal qui consomme trop de céréales et de sucre développe des maladies.

Le bovin, comme tous les autres animaux de pâturages, est un ruminant. Cela signifie qu'il a une panse, ou un estomac, de 170 litres qui fermente l'herbe et la convertit en protéines et en graisses. Les ruminants ne sont pas équipés physiquement pour digérer les céréales. Nourrir les bovins de céréales au lieu d'herbe est la porte ouverte à l'apparition de nombreuses maladies, y compris le E.coli, que seul un régime d'antibiotiques constant peut enrayer.

Elevé à l'herbe, c'est-à-dire leur alimentation adaptée, le bovin sera plus fin que nourri de graines céréalières. Le bœuf élevé au grain peut présenter un rapport oméga-6 à oméga-3 supérieur à 20 pour 1.[62] Ce rapport dépasse de loin le rapport de 4 pour 1 au-delà duquel les problèmes de santé commencent à apparaître en raison du déséquilibre au niveau des graisses essentielles. De même, les bœufs élevés aux céréales peuvent présenter des taux de graisses proches de 50 % en graisses saturées, beaucoup moins saines.

Le bœuf élevé à l'herbe présente un rapport oméga-6 oméga-3 de 0,16 pour 1. C'est le rapport considéré comme étant idéal par la science, le poisson respecte également ce rapport. Moins de 10 % des graisses chez le bœuf nourri à l'herbe sont des graisses saturées. Si vous êtes enceinte ou vous allaitez, le surplus d'oméga-3 fourni par le bœuf élevé à l'herbe apportera d'incroyables bénéfices nutritionnels à votre enfant.

En résumé, il n'y a, à présent, aucun doute sur le fait que le bœuf élevé à l'herbe et non aux céréales:

- est une source naturelle de graisses oméga-3
- est riche en ALC (Acide Linoléique Conjugué)
- est riche en béta carotène
- contient 400 % plus de vitamines A et E
- ne présente quasiment aucun risque de développement d'encéphalopathie spongiforme bovine (la maladie de la vache folle).

De plus, le bœuf élevé à l'herbe contient également d'autres minéraux et d'autres vitamines naturelles. Pour finir, il est également une source importante d'ALC (Acide Linoléique Conjugué), une graisse qui réduit les risques de cancer, d'obésité, de diabète et de nombreux autres troubles immunitaires.

Soyez prudent en ce qui concerne le bœuf biologique nourri aux céréales. Il aura beau être biologique, il aura tout de même été nourri aux céréales et le bœuf n'est pas censé en consommer.

Poissons recommandés

Le poisson fait partie des chairs les plus saines que vous puissiez manger, c'est une source excellente de protéines et d'oméga 3.

Cependant, la majorité des poissons achetés en supermarché et au restaurant proviennent très certainement d'élevages de poissons. Il n'est pas étonnant que l'élevage de poissons, une industrie de plusieurs millions de dollars, soit devenue un des secteurs qui présente un des développements les plus rapides du marché alimentaire.

Ce que beaucoup de gens ignorent, c'est que le poisson d'élevage présente les mêmes problèmes de santé que les animaux élevés en batterie. Pour être rentable, les élevages de poissons doivent nourrir de grandes quantités de poissons dans des endroits confinés et la surpopulation entraîne des maladies et des blessures. On leur donne des antibiotiques et des produits chimiques contre les parasites tels que le pou du poisson, les infections de la peau et des branchies et d'autres maladies dont ils sont souvent atteints.

On leur donne également des médicaments et des hormones et ils sont parfois génétiquement modifiés pour accélérer leur croissance et modifier leur comportement de reproduction. On donne également aux saumons d'élevage des produits chimiques comme de la canthaxanthine et de l'astaxanthine afin de rosir leur chair et ainsi les vendre plus facilement. En consommant des crevettes et du krill, le saumon sauvage voit sa chair rosir grâce aux produits chimiques naturels contenus dans son alimentation. Les saumons élevés en fermes et qui ne suivent pas leur régime naturel auraient une chair grise s'ils ne recevaient pas ses additifs.

Si malgré tout, vous mangez du poisson d'élevage, essayez d'en limiter votre consommation à quelques fois par mois et essayez de choisir parmi les six poissons les plus sûrs: le saumon sauvage du Pacifique, le vivaneau, le bar rayé, la sardine, l'aiglefin et le flet du Pacifique.

Mangez des œufs

Nombreuses sont les personnes qui veulent éviter à tout prix de manger des œufs. D'après moi, c'est une mauvaise habitude. Ce qu'elles ignorent peut-être, c'est que les œufs n'augmentent pas le cholestérol et n'augmentent pas non plus les risques de maladies cardiaques.

L'œuf est considéré comme l'un des aliments parfaits de la nature, il contient tous les nutriments connus, en dehors de la vitamine C.

Ils sont une bonne source des vitamines liposolubles A et D et protègent des radicaux libres, ils sont très importants dans la croissance et le développement de l'enfant. Si possible, achetez des œufs provenant de poules élevées en liberté et s'alimentant selon leur régime naturel. Je n'insisterai jamais assez sur les variations nutritionnelles des œufs selon qu'ils proviennent d'une poule élevée en plein air ou d'une poule élevée dans une ferme industrielle.

L'idéal quand vous mangez des œufs est de consommer le jaune d'œuf cru car la chaleur détruit en partie les nutriments hautement périssables du jaune d'œuf. De plus, le jaune d'œuf contient du cholestérol qui peut s'oxyder lorsqu'il est chauffé à haute température, surtout lorsqu'il entre en contact avec le fer présent dans le blanc d'œuf ou qu'il est cuit comme dans le cas des œufs brouillés.

Préparer la protéine parfaite

Les aliments riches en protéines comme le poisson, le poulet, les viandes maigres et les œufs sont décomposés en acides aminés pendant la digestion. Ces acides aminés sont ensuite transportés là ou ils sont nécessaires pour le corps, les gènes fournissent alors les plans pour combiner ces acides aminés en des substances spécifiques dont le corps a besoin pour fonctionner correctement.

Les aliments riches en protéines, comme mentionnés précédemment sont également riches en vitamines B6 et B12 et ils sont nécessaires à la fabrication et la réparation de nos cellules ADN.

Les aliments d'origine animale, riches en protéines, sont la meilleure option car ce sont des protéines complètes, contenant les huit acides aminés essentiels. Les protéines d'origine végétale et autres sont susceptibles d'être incomplètes et pourraient être riches en éléments indésirables, comme les glucides. Ces sources de protéines ne sont peut-être pas le meilleur choix si vous essayez de maintenir votre poids ou d'en perdre.

Les graisses oméga-3, absentes de la plupart des régimes alimentaires de la population, peuvent être trouvées dans les œufs, la dinde, le bœuf et le porc maigre ainsi que le poulet. Les animaux élevés à l'herbe ou en plein air auront des taux d'oméga-3 supérieurs et des taux de graisses saturées inférieurs, information qu'il est bon de retenir lorsque l'on choisit ses protéines.

De manière générale, les méthodes de cuisson rapides et superficielles, comme faire sauter des aliments, sont préférables car elles produisent moins de produits de glycation avancée (AGE), qui peuvent être préjudiciables pour le corps lorsqu'ils se trouvent en quantités excessives. De la même façon, cuire dans un liquide, comme pocher du poisson dans de l'eau, limite la production de produits de glycation avancée (AGE). Ainsi, cuire à la vapeur, pocher et faire sauter les aliments est plus intéressant que de griller ou mettre au four. Cependant, cuire la nourriture au bouillon ou enrober les aliments dans de l'huile d'olive avant la cuisson permet de réduire la formation de produits de glycation avancée.

Histoire personnelle : Apprendre à être proactive vis-à-vis de ma scoliose

J'avais onze ans quand j'ai découvert que j'avais une scoliose, après un examen médical à l'école. Ma courbure était entre 10 et 20 degrés et n'était pas considérée comme étant assez importante pour commencer à porter un corset ou subir une chirurgie. Les médecins continuaient à me surveiller tous les six mois et aucune détérioration ne fut observée. J'ai eu la chance de ne jamais avoir à porter un corset. Une fois la puberté passée, j'ai fini par être libérée de la contrainte de l'hôpital et on m'a dit que la situation au niveau de ma colonne s'était stabilisée. A ce moment là, je ne ressentais ni douleur ni inconfort.

Des années plus tard, lorsque j'ai commencé à travailler, j'ai commencé à souffrir de maux de dos après de longues stations assise ou debout. Je me suis rendue à l'hôpital local et on m'a prescrit de la glucosamine. Les médecins ont attribué la douleur à des pressions dues aux courbures, et l'on ma conseillé de ne pas faire de sport qui impliquent des impacts comme le jogging et le basket. Comme il s'agissait de mes sports favoris, j'ai soudain constaté que je ne pouvais plus faire d'exercice du tout. J'ai donc arrêté d'être active par peur de souffrir.

Ma courbure avait atteint 39 degrés. Mon docteur me faisait passer des radiographies tous les ans pour suivre la détérioration. On m'avait dit que si la courbure dépassait les 45 degrés, la chirurgie serait la seule option disponible. Criblée de douleurs dorsales, j'avais peur de faire le moindre exercice, même ceux qui m'étaient prescrits. Deux ans plus tard, j'ai tenté plusieurs thérapies pour soulager cette douleur. Bien qu'elles aient contribué à soulager mes souffrances, elles n'ont pas corrigé la courbure de ma colonne. Je ne remarquais aucun progrès avec la glucosamine. J'étais persuadée que je n'échapperai pas à la chirurgie. Je me sentais impuissante et je ne pensais pas qu'il puisse exister une solution.

Je suis tellement heureuse d'avoir rencontré le Docteur Kevin Lau, chiropraticien, avant que ma colonne ne se détériore davantage. Il m'a redonné confiance grâce à des informations sur la diététique et des exercices appropriés. Au fil des exercices, mes muscles au niveau du noyau ont gagné en force, ce qui a renforcé ma colonne. Ma courbure à droite est passée de 39 à 30 degrés et ma courbure à gauche est passée de

28 à 27 degrés. La douleur et la raideur de mon dos ont réellement diminué, ce qui m'a permis de reprendre mes activités sportives. Je ne vivais plus dans la peur de faire des mouvements qui menaient jusqu'alors à d'horribles douleurs. J'ai l'impression d'être enfin proactive vis-à-vis de ma scoliose plutôt que de rester à attendre et surveiller son évolution jusqu'à ce qu'il faille opérer.

« Kevin Lau m'a redonné espoir, et je n'envisage plus la nécessité d'une chirurgie dans le futur. »

— *Isabel C. (34 ans)*

CHAPITRE 10

La vérité sur les graisses

" *Manger est un besoin, bien manger est un art.* "

— La Rochefoucauld

Commençons par faire tomber quelques mythes liés aux graisses :

Mythe n°1 : Les maladies cardiaques sont causées par la consommation de cholestérol et de graisses saturées de source animale, et un régime pauvre en matières grasses et en cholestérol est plus sain.

En vérité : Pendant la période de multiplication rapide des maladies cardiaques (1920-1960), la consommation de graisses animales par les Américains a diminué alors que la consommation de graisses végétales industrielles et hydrogénées a drastiquement augmenté (USDA-HNIS).

L'étude du Framingham Heart est généralement citée pour prouver l'existence de ce mythe, les résidents de Framingham dans le Massachussetts consommaient plus de graisses saturées, de cholestérol et de calories, et ils présentaient pourtant les taux de cholestérol les plus bas.

Mythe n°2 : Les graisses saturées bouchent les artères.

En vérité : les études montrent que les acides gras récupérés dans les artères sont principalement des acides non saturés (74 %) parmi lesquels 41 % sont polysaturés (Lancet 1994 344 : 1195) et non des graisses animales et végétales saturées comme la noix de coco.

Mythe n°3 : *Les graisses animales sont responsables de cancers et de maladies cardiaques.*

En vérité : les statistiques montrent le contraire. La peur du beurre et des graisses animales à conduit à la chute de leur consommation au siècle dernier, pourtant les cas de maladies cardiaques et de cancers ont décollés pendant cette période.

Les graisses animales contiennent de nombreux nutriments qui protègent des cancers et des maladies cardiaques ; des taux élevés de cancers et de maladies cardiaques sont associés à la consommation de grandes quantités d'huile végétale (Federation Proceedings July 1978 37 :2215).

Mythe n°4 : *les enfants bénéficient d'un régime pauvre en matière grasse.*

En vérité : Les enfants qui suivent des régimes pauvres en matières grasses souffrent de problèmes de croissance, d'incapacité au niveau de leur épanouissement et de difficultés dans leurs différents apprentissages (Food Chemistry News 10/3/94).

Mythe n°5 : *un régime pauvre en matières grasses vous fera vous « sentir mieux… et améliorera votre joie de vivre. »*

En vérité : Les régimes à faible taux de matières grasses sont associés à des taux supérieurs de dépressions, de problèmes psychologiques, d'épuisement, de violence et de suicides (Lancet 3/21/92 Vol 339).

Mythe n°6 : *consommer de la margarine plutôt que du beurre permet d'éviter les maladies cardiaques.*

En vérité : Ceux qui consomment de la margarine souffrent deux fois plus de maladies cardiaques que ceux qui consomment du beurre (Nutrition Week 3/22/91 21 : 12).

Mythe #7 : Les Asiatiques ne consomment pas assez d'Acides Gras Essentiels. (AGE).

En vérité : Les Asiatiques consomment énormément un seul type d'AGE (l'AGE oméga-6 que l'on trouve dans la plupart des huiles végétales polyinsaturées), mais pas suffisamment d'un autre type d'AGE (AGE oméga-3 présent dans le poisson, les huiles de poisson, les œufs de poulets de pâturage, les légumes et herbes vert foncé et les huiles de certaines graines comme le lin et le chia, les noisettes et en petites quantités dans toutes les céréales complètes) (Journal Américain de Nutrition Clinique 1991 54:438-63).

Mythe n°8 : le régime alimentaire des "hommes des cavernes " et des "chasseurs-cueilleurs" était pauvre en matières grasses.

En vérité : De par le monde, les peuples primitifs recherchaient et consommaient des graisses de poissons et de fruits de mer, de sauvagine, de mammifères marins, d'oiseaux terrestres, d'insectes, de cochons, de bétail, de moutons, de chèvres, de gibiers, d'œufs, de noix et de produits laitiers (Abrams, Food & Evolution 1987)

Le fait est que certaines graisses peuvent contribuer à vous rendre mince, améliorer votre métabolisme et votre système immunitaire, peu importe le Metabolic Type© auquel vous appartenez.

Les mauvaises graisses à éviter

Cependant, peu importe votre Metabolic Type©, les graisses suivantes sont responsables de cancers, de maladies cardiaques, de dysfonctionnements du système immunitaire, de stérilité, de difficultés d'apprentissage, de problèmes de croissance et d'ostéoporose :

- Toutes les huiles hydrogénées ou partiellement hydrogénées
- Les huiles liquides traitées industriellement comme le soja, le maïs, le carthame des teinturiers, la graine de coton et le colza

- Les graisses et les huiles (en particulier les huiles végétales) chauffées à très haute température pendant leur traitement et lors des fritures.

Les acides gras trans

Une substance malsaine connue sous le nom d'acides gras trans provient du processus chimique d'hydrogénation des huiles. L'hydrogénation solidifie les huiles liquides et augmente leur durée de vie et la stabilité des saveurs des huiles et des aliments qui les contiennent. On peut trouver les acides gras trans dans les matières grasses végétales et dans certaines margarines, crackers, cookies, snacks et autres.

Les acides gras trans se trouvent en abondance dans les frites. Afin de rendre l'huile végétale utilisable pour la friture, les huiles sont soumises à l'hydrogénation, ce qui crée des gras trans. La recherche suggère que les fortes quantités d'acides gras trans sont liées à des maladies vasculaires telles que l'athérosclérose et les maladies cardiaques coronariennes et devraient être évitées.

Les huiles végétales

Mythe : « Il faut consommer davantage d'huile végétale »

En vérité : Les graisses polyinsaturées, quand elles ne sont pas consommées avec parcimonie, peuvent contribuer à des cancers, des maladies cardiaques, des maladies auto-immunes, des difficultés d'apprentissage, des problèmes intestinaux et au vieillissement prématuré. L'homme n'est pas habitué à consommer de grandes quantités de graisses polyinsaturées pourtant favorisées par l'utilisation moderne d'huiles végétales liquides commercialisées. Même l'huile d'olive, une graisse mono-insaturée considérée saine, peut entraîner des déséquilibres au niveau cellulaire si elle est consommée en grande quantité.

La vérité sur les graisses saturées

Les graisses saturées, comme le beurre, la graisse animale, l'huile de noix de coco et de palme ont tendance à être solides à température ambiante. Le bon sens veut que ces graisses traditionnelles soient responsables de la plupart des maladies actuelles (maladies cardiaques, cancers, obésité, diabète, dysfonctionnement des membranes cellulaires et troubles du système nerveux telle que la sclérose en plaques).

Cependant, de nombreux scientifiques mettent en évidence le fait que ce sont en réalité l'huile végétale liquide (qui est truffée de radicaux libres pendant la phase de traitement) et l'huile végétale artificiellement solidifiée (appelé acide gras trans) qui sont responsables de cette situation moderne, et non les graisses saturées naturelles.

Les humains ont besoin de graisses saturées car nous sommes des êtres à sang chaud. Nos corps ne fonctionnent pas à température ambiante mais à température tropicale. Les graisses saturées prodiguent la raideur et la structure appropriées à nos membranes et nos tissus cellulaires.

Lorsque l'on consomme de grandes quantités d'huile liquide insaturée, nos membranes cellulaires ne sont plus en mesure de fonctionner correctement, elles deviennent trop « molles » alors que lorsque nous consommons beaucoup d'acides gras trans, qui ne sont pas aussi souple que les graisses saturées à température ambiante, nos membranes deviennent trop « raides ».

Contrairement à ce qui est généralement accepté et qui n'est pas prouvé scientifiquement, les graisses saturées ne bouchent pas les artères ou ne sont pas responsables de maladies cardiaques. En réalité, l'aliment préféré du cœur est : les graisses saturées ; elles permettent de diminuer la substance Lp(a) qui est un marqueur très précis qui favorise le développement de maladies cardiaques.

D'après Eric Dewailly, un professeur de médecine préventive à l'université Laval au Québec, les graisses ont été diabolisées aux Etats-Unis. Le régime alimentaire des Inuits est constitué de plus de 50 % de graisses. Or, d'après Dewailly, les Inuits ne sont pas victimes de crises cardiaques au rythme observé chez les Américains et les Canadiens.

Ce qui est crucial, c'est que les graisses proviennent d'animaux sauvages locaux qui ne sont pas élevés en ferme. Les animaux élevés en ferme, cloitrés et farcis de céréales (glucides), reçoivent généralement de grandes quantités de graisses malsaines que l'on ne retrouve pas chez les animaux sauvages. La majorité de nos aliments traités regorgent également d'acides gras trans, tels que les huiles végétales remaniées et les graisses alimentaires dissimulées dans les produits de boulangerie et les en-cas.

Les graisses saturées jouent plusieurs rôles importants dans la chimie du corps. Elles renforcent le système immunitaire et participent à la communication intercellulaire, elles nous protègent donc du cancer. Elles aident les récepteurs de nos membranes cellulaires à fonctionner, y compris les récepteurs de l'insuline, nous protégeant ainsi du diabète. Les poumons ne peuvent fonctionner sans les graisses saturées, ce qui explique pourquoi les enfants qui consomment du beurre et du lait entier risquent moins de développer de l'asthme, par rapport aux enfants qui consomment du lait pauvre en matière grasse et de la margarine. Les graisses saturées jouent aussi un rôle au niveau des fonctions des reins et de la production hormonale.

Le système nerveux a besoin de graisses saturées pour fonctionner, la moitié des graisses présentes dans le cerveau sont saturées. Elles aident également à guérir d'inflammation. Pour finir, les graisses animales saturées contiennent les vitamines essentielles A, D et K2, dont nous avons besoin en grande quantité pour rester en forme.

Depuis des milliers d'années, les humains consomment des graisses saturées via les produits de source animale, les produits laitiers et les huiles tropicales ; c'est la diffusion de l'huile végétale traitée qui est associée à l'épidémie de maladies dégénératives modernes et non la consommation de graisses saturées.

Se guérir grâce aux noix de coco

Les noix de coco sont riches en graisses saturées qui, contrairement à ce que l'on croit, sont des graisses nécessaires à une nutrition saine. Il existe trois types différents de graisses saturées et les noix de coco contiennent le type le plus sain, des acides gras à chaine moyenne qui contribuent à la perte de poids et l'amélioration de la santé.

Sachant que l'huile de coco contient une proportion élevée de graisses saturées, certains médecins en concluent qu'elle est mauvaise pour la santé. Or, des recherches montrent que son effet sur le cœur est positif.

Une étude dans l'édition 2004 du « Clinical Biochemistry » a mis en évidence que l'huile de coco, en particulier l'huile de coco vierge, contribue à diminuer le mauvais cholestérol (lipoprotéine de basse densité) et à augmenter le bon cholestérol (lipoprotéine de haute densité).

De même, une étude épidémiologique publiée dans « The American Journal of Clinical Nutrition » a examiné deux populations indigènes dont l'énergie alimentaire provenait à 63 % et 34 % de noix de coco, aucune ne présentait de risques élevés de maladies vasculaires.

Les acides gras à chaîne moyenne (AGCM), abondants dans les noix de coco, sont plus facilement digérés et utilisés par le corps, par rapport à d'autres graisses. Alors que les autres graisses sont stockées dans les cellules du corps, les AGCM présents dans l'huile de coco sont envoyés directement vers le foie où ils sont transformés en énergie. Ainsi, lorsque vous mangez des noix de coco et de l'huile de coco, votre corps les utilise directement pour créer de l'énergie plutôt que de les stocker sous la forme de graisse corporelle. Comme cette absorption soulage le pancréas, le foie et le système digestif, l'huile de coco va « chauffer » votre système métabolique en brûlant plus de calories par jour, contribuant à une perte de poids et à un gain d'énergie.

Les vitamines liposolubles pour la croissance

L'essentiel des recherches du Dr Price concerne ce qu'il appelle « les activateurs liposolubles », des vitamines trouvées dans les graisses et les abats d'animaux élevés avec de l'herbe et dans certains fruits de mer, comme les œufs de poisson, les coquillages, les poissons gras et l'huile de foie de poisson. Les trois activateurs liposolubles sont la vitamine A, D et K2, la forme animale de la vitamine K. Dans les régimes traditionnels, les taux de ces nutriments étaient environ dix fois plus importants que les taux présents dans les régimes basés sur les aliments commercialisés actuels, pleins de sucre, de farine blanche et d'huile végétale. Le Dr Price nomme ces vitamines des activateurs car elles servent à catalyser l'absorption minérale. Sans elles, les minéraux ne peuvent être utilisés par le corps, peu importe si elles sont présentes en grande quantités dans le régime alimentaire.

La recherche moderne a permis de confirmer toutes les conclusions du Dr Price. Nous savons aujourd'hui que la vitamine A est essentielle au métabolisme minéral et protéinique, à la prévention d'anomalies congénitales, au développement optimal des nourrissons et des enfants, à la protection contre les infections, à la production d'hormones sexuelles et de stress, aux fonctions thyroïdiennes et à la santé des yeux, de la peau et des os. La vitamine A est réduite par le stress, les infections, la fièvre, l'exercice intense, l'exposition aux pesticides et aux produits chimiques industriels ainsi que par la consommation abusive de protéines.

La recherche moderne à également montré le rôle joué par la vitamine D, nécessaire au métabolisme minéral, à la santé des os et du système nerveux, au tonus musculaire, à une bonne santé reproductive, à la sécrétion d'insuline, à la protection contre la dépression et contre les maladies chroniques comme le cancer et les maladies cardiaques.

La vitamine K joue un rôle important dans la croissance et le développement du squelette, de dents et d'os sains ; elle contribue à une reproduction normale. Elle joue également un rôle dans la protection contre la calcification et l'inflammation des artères ainsi que dans la synthèse de la myéline, et elle améliore les capacités d'apprentissage.

Les vitamines A, D et K fonctionnent en synergie. Les vitamines A et D disent aux cellules de produire certaines protéines ; une fois que les enzymes cellulaires ont reconstitué ces protéines, elles sont activées par la vitamine K. Cette synergie explique les rapports de toxicité liés à la prise de vitamines A, D et K de façon isolée et pourquoi consommer des sources alimentaires complètes est mieux que des suppléments isolés. Ces trois nutriments doivent être présents ensemble dans le régime alimentaire sous peine de voir le corps développer des carences au niveau des activateurs manquants.

Le rôle vital de ces vitamines liposolubles et leurs niveaux élevés découverts dans les régimes alimentaires suivis par des peuples traditionnels confirment l'importance de l'élevage en pâturage du bétail. Si les animaux domestiques ne consomment pas d'herbe, les vitamines A et K vont manquer dans leurs graisses, leurs abats, les matières grasses butyriques et les jaunes d'œuf ; si les animaux ne sont pas élevés à la lumière du soleil, ils ne développeront pas de vitamine D.

Consommer ces nutriments en grandes quantités pendant la grossesse, la lactation et la croissance permet d'assurer une santé physique et un développement mental des enfants de manière optimale ; chez les adultes, ces nutriments protègent contre les maladies aiguës et chroniques.

Vitamines A, D et K2 pour maintenir une colonne droite

DEVELOPPEMENT DES OS

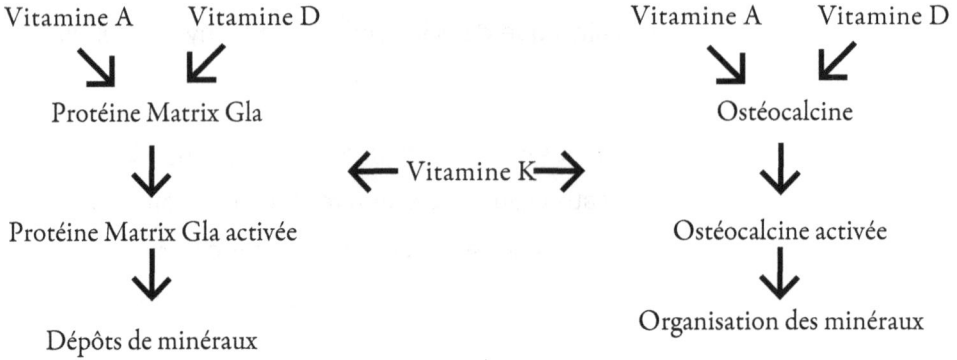

Vitamine A   Vitamine D

↘   ↙

Protéine Matrix Gla

↓

← Vitamine K →

Protéine Matrix Gla activée

↓

Dépôts de minéraux

Vitamine A   Vitamine D

↘   ↙

Ostéocalcine

↓

Ostéocalcine activée

↓

Organisation des minéraux

CROISSANCE DES OS

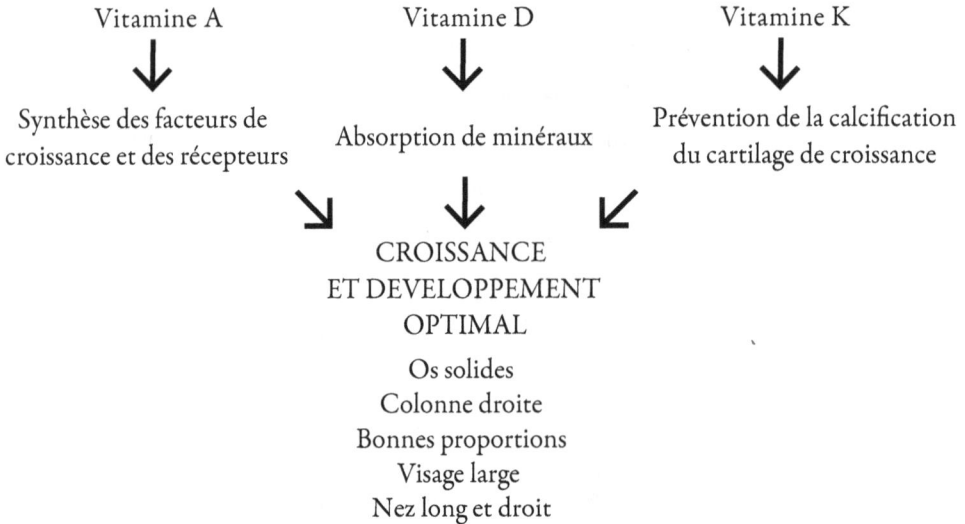

Vitamine A

↓

Synthèse des facteurs de croissance et des récepteurs

Vitamine D

↓

Absorption de minéraux

Vitamine K

↓

Prévention de la calcification du cartilage de croissance

↘   ↓   ↙

CROISSANCE ET DEVELOPPEMENT OPTIMAL

Os solides
Colonne droite
Bonnes proportions
Visage large
Nez long et droit

Sources de vitamines liposolubles

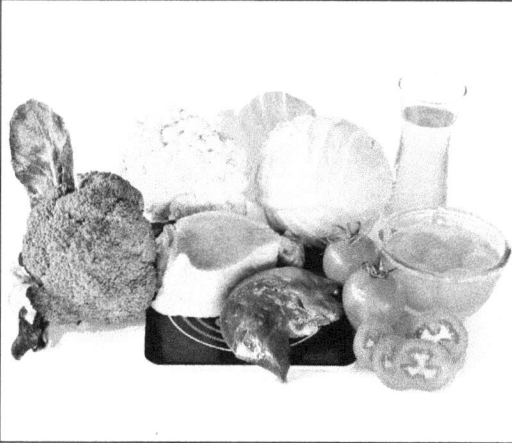

La vitamine A

La vitamine A se trouve dans les sources animales comme le bœuf, le foie de veau, le poisson gras (le maquereau), l'huile de foie de morue, le jaune d'œuf et les produits laitiers. Le béta carotène, un précurseur de la vitamine A se trouve dans les légumes verts feuillus et les fruits et légumes aux couleurs vives.

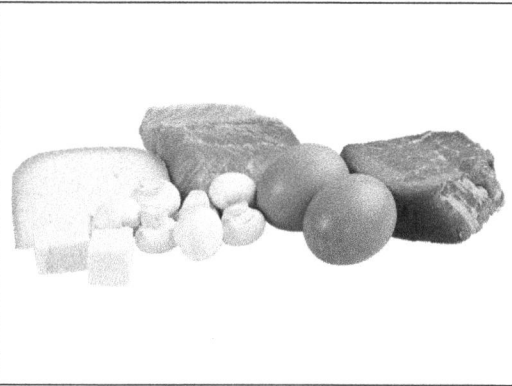

La vitamine D

La vitamine D est produite par le corps lorsqu'il est exposé au soleil. On la trouve dans le fromage, le beurre, le lait, l'huile de foie de morue et les poissons gras (le maquereau, la sardine et le hareng).

La vitamine K

La vitamine K est fabriquée par les bactéries bénéfiques dans nos intestins, c'est pourquoi les boissons et aliments fermentés comme le natto et le kéfir sont une bonne source d'alimentation. Les sources de vitamine K incluent le chou, le chou-fleur, les épinards, le brocoli, les légumes verts feuillus et le fromage.

CHAPITRE II

Les nutriments pour la santé des os et des articulations

> *Le docteur du futur ne traitera plus les problèmes liés au squelette avec des médicaments, mais guérira et préviendra la maladie par une bonne alimentation.*
>
> **— Thomas Edison**

Tous les jours, on nous bombarde de déclarations ridicules sur des régimes «miracle», des compléments alimentaires, des pilules ou des programmes qui nous promettent la lune mais qui ne sont que de la poudre aux yeux.

Il est compréhensible d'être sceptique, mais vous méritez très certainement d'en savoir plus à propos du programme et des informations contenus dans ce livre et qui pourraient bien contribuer à améliorer votre santé et votre vie.

Pour commencer, il faut savoir qu'il n'est pas nécessaire de consommer des tonnes de compléments alimentaires car les recettes et les aliments recommandés dans les livres traitant de la santé vous indiqueront généralement la plupart des nutriments dont le corps a besoin, à condition de suivre scrupuleusement les sélections d'aliments selon votre Metabolic Type©.

Les seules exceptions seraient :

- Les quelques compléments alimentaires dont pratiquement tout le monde a besoin comme l'huile de poisson et ses oméga-3

- Des compléments alimentaires particuliers pour ceux qui sont atteints de problèmes de santé spécifiques.

La vérité sur les compléments alimentaires

Vous serez peut-être surpris d'apprendre que la Chine est un des plus grands exportateurs de médicaments et de vitamines. Environ 90 % de toute la vitamine C vendue aux Etats-Unis provient de la Chine. Cette dernière produit également 50 % de l'aspirine mondiale et 35 % du Tylenol. Il en est de même pour l'exportation des vitamines A, B-12 et E.

Au lendemain des scandales sur la nourriture pour animaux, sur le lait empoisonnés et sur les cas d'éléments toxiques dans des aliments et du dentifrice, tous les yeux sont aujourd'hui tournés sur le marché des vitamines et des compléments alimentaires chinois et leur caractère sécuritaire est remis en question.

Bien que les compléments alimentaires soient parfois utiles, il est plus prudent d'obtenir la majorité des vitamines et des minéraux à partir des aliments que vous consommez. Les aliments traités manquent cruellement de nutriments, alors que consommer de grandes quantités d'aliments biologiques crus, cultivés dans vos régions (ou le plus proche possible) ainsi que des aliments fermentés mentionnés dans les chapitres précédents de ce livre, pourront répondre à la majorité de vos besoins nutritionnels.

De nouvelles recherches mettent en évidence le fait que les oranges prodiguent une meilleure protection antioxydante que les tablettes de vitamine C. Les fruits riches en vitamine C sont des antioxydants puissants, capables de protéger l'ADN cellulaire contre la détérioration.

Une équipe de recherche a donné à certains sujets un verre de jus d'orange sanguine et à d'autres son équivalent en vitamine C sous forme d'eau fortifiée ou d'eau sucrée (ne contenant pas de vitamine C). Le taux de vitamine C présent dans le plasma sanguin a augmenté significativement chez les deux groupes de sujets qui avaient bu du jus et de l'eau fortifiée, mais lorsque leurs prélèvements ont été exposés à du peroxyde d'hydrogène, une substance réputée causer des dégâts au niveau de l'ADN, les dégâts étaient significativement moindres comparés à ceux du groupe qui avait bu du jus d'orange naturel !

Dans les fruits, la vitamine C existe dans une matrice d'autres substances bénéfiques qui interagissent entre elles pour produire des effets bénéfiques. La nature est infiniment plus complexe et intelligente que n'importe quel produit empaqueté et fabriqué en laboratoire et issu de l'esprit humain.

Une fausse idée courante à propos de la nutrition est de penser qu'il vous suffit de prendre un comprimé multivitaminé par jour pour être tranquille pour tout le reste de la journée. Les gens se disent : « Ok, comme j'ai pris ce comprimé, j'ai ma dose de vitamines et de minéraux nécessaires pour la journée et voilà. » Pourtant, vous n'irez pas bien loin, car bien que les pilules multivitaminées vous aident d'une certaine façon, elles ne prodiguent pas assez de nutriments pour pouvoir atteindre le top de votre forme ou prévenir les maladies. Parallèlement, elles ne possèdent pas les nombreux nutriments qui n'ont pas encore été découverts. Ainsi en ce qui concerne les compléments alimentaires idéaux, évitez tous les isolats synthétiques et si vous le devez, ne consommez que des aliments entiers ou des compléments qui proviennent de ces éléments naturels.

Mon avis sur les compléments alimentaires

Certaines personnes pensent qu'être en bonne santé implique de dépenser une fortune dans des herbes et des compléments, mais il n'en est rien. Bien que la prise de compléments soit une des stratégies présentée ici, cela n'est pas aussi onéreux que l'on peut le croire, lorsqu'on sait où trouver ces compléments nutritionnels. Dans l'ensemble, nombre de ces habitudes alimentaires sont très efficaces mais surtout gratuites. Les cinq habitudes à prendre pour atteindre un niveau de santé optimal représentent ce que je considère comme étant les cinq stratégies les plus efficaces. Les voici :

1. Le soleil
2. L'eau
3. La réduction du stress
4. L'exercice physique
5. Les aliments complets et naturels

Les compléments recommandés contre la scoliose

1. Multivitamines d'aliments complets

En ce qui concerne les multivitamines synthétiques, il existe de très nombreuses recherches qui expliquent en détail comment votre corps ne peut absorber qu'un faible pourcentage des nutriments (et potentiellement en utiliser encore moins). Cette étude montre aussi que votre corps absorbera davantage de nutriments si les multivitamines arrivent sous une forme non synthétique mais naturelle au travers d'aliments entiers.

Ainsi, lorsque l'on recommande des multivitamines de haute qualité, il ne faut pas oublier qu'elles ne sont que le complément de ce que vous consommez. Elles ne remplacent pas un régime alimentaire sain constitué d'aliments organiques non traités.

Le fait d'être occupé vous empêchera peut-être de cuisiner des aliments sains et vous amènera à consommer plus d'aliments tout prêts, mais cela finira par vous être préjudiciable ainsi qu'à votre famille. De nombreuses études très contrôlées indiquent que le temps que vos plats « préparés » arrivent dans vos assiettes, la perte de nutriments peut aller jusqu'à 50 % !

Cette perte pourrait être attribuée en partie à des méthodes de culture conventionnelle qui dépendent beaucoup de l'utilisation de fertilisants et de pesticides chimiques. Dans d'autres cas, cuisiner peut priver les aliments de leur valeur nutritionnelle. Maintenant que vous comprenez qu'il n'est pas toujours possible d'obtenir les aliments non traités et complets dont vous avez besoin (et sachant avec quelle facilité les précieux nutriments peuvent être détruits) vous savez qu'ajouter de bonnes multivitamines provenant d'aliments complets en complément de votre régime alimentaire est une sage décision.

2. Le bouillon d'os

Avez-vous déjà entendu le proverbe d'Amérique du sud, « Un bon bouillon peut ressusciter les morts. » ?

Rien n'est meilleur qu'un bouillon fait maison, riche, parfumé et luisant de gouttes de graisse dorées ! Le bouillon d'os fait maison offre une saveur tellement riche que son équivalent commercial n'est jamais en mesure de l'égaler. Le bouillon fait maison peut être utilisé comme base pour les soupes et les sauces et pour cuire les céréales et les légumes.

Lorsque les os sont cuits dans l'eau, en particulier si l'eau a été légèrement acidifiée par du vinaigre de cidre, les minéraux et les autres nutriments contenus dans les os sont libérés dans l'eau, l'enrichissant en calcium, en magnésium, en phosphore et en autres minéraux. De plus, le bouillon d'os contient même de la glucosamine et de la chondroïtine qui contribuent à combattre l'arthrite et les douleurs au niveau des articulations. Le mieux dans tout cela c'est que le bouillon d'os fait maison est riche en gélatine, une source bon marché de protéines complémentaires.

De quoi est fait le bouillon ?

Les deux composants importants du bouillon d'os fait maison sont la proline et la glycine, toutes deux particulièrement importantes pour la formation des os. Les os sont constitués de fibres de collagène construites à partir d'énormes molécules protéiques qui contiennent environ 1.000 acides aminés chacune. La glycine représente un tiers de tous ces aminés. Les autres aminés présents dans les os sont la proline et l'hydroxyproline. [63]

Voici quelques brèves informations sur la proline et la glycine :

La proline

Des recherches récentes montrent que les niveaux de plasma baissent de 20 à 30 % lorsqu'une personne de santé moyenne se met à suivre un régime qui manque de proline.[64] Cela implique que la proline devrait être considérée comme un acide aminé « essentiel ». Le corps ne peut produire la proline en quantité suffisante sans une alimentation adaptée.

La glycine

Le corps humain a besoin de grandes quantités de glycine pour se désintoxiquer après une exposition à des produits chimiques. La glycine favorise également la digestion en augmentant la sécrétion d'acides gastriques.

Quelle est la meilleure source naturelle de proline et de glycine ?

Les recherches indiquent que la gélatine est la meilleure source, à ce jour connue par l'homme, de la proline et de l'hydroxyproline. Elle contient près de 15,5 de proline et 13,3 grammes d'hydroxyproline pour cent grammes. En plus de cela, elle contient également 27,2 grammes de glycine pour 100 grammes de protéines pures. La lysine et l'hydroxylysine, nécessaires à la synthèse du collagène sont également présentes, même si elles le sont en plus petites quantités (4,4 et 0,8 grammes pour 100 grammes de protéines pures).

Le croiriez-vous ? Une recherche italienne datant de 1907 montre que des injections de gélatine permettraient l'augmentation du taux de calcium dans la circulation sanguine, stimulant ainsi la construction des os.[65] Des études récentes confirment cette thèse. Une étude japonaise a fait suivre à un groupe témoin de souris un régime pauvre en protéines, contenant 10 % de caséine, pendant 10 semaines alors que le groupe expérimental suivait un régime constitué à 6 % de caséine et 4 % de gélatine. Le résultat ?

La teneur et la densité minérales osseuses du fémur avait augmenté beaucoup plus significativement dans le groupe expérimental lorsqu'on le comparait au groupe témoin. [66] Ce résultat était plus avéré que dans les cas d'expériences sur la proline, à l'exception des cas où les deux étaient combinées, comme le montre une étude allemande de 1999.[67]

De la même façon, en 2000, lorsque le Dr Roland W. Moskowitz de l'université « Case Reserve » étudia des écrits sur l'implication des hydrolysats de collagène dans le traitement de l'ostéoporose et de l'arthrite, il découvrit que 10 grammes d'hydrolysat de collagène de qualité pharmaceutique par jour étaient suffisants pour réduire les douleurs de patients atteints d'arthrite du genou et de la hanche et plus important encore, la gélatine présentait un avantage très net par rapport au placebo.[68]

Convaincu ? Continuons.

La seule chose à garder à l'esprit est que, peu importe la forme de la gélatine, elle ne doit JAMAIS être cuite par micro-ondes. D'après une lettre publiée dans « The Lancet », chauffer de la gélatine au four micro-ondes convertit généralement la l-proline en d-proline,[69] ce qui est dangereux pour la santé. En d'autres termes, la gélatine provenant d'un bouillon fait maison peut vous offrir de merveilleux bénéfices alors que la chauffer aux micro-ondes la rendra toxique pour le foie, les reins et le système nerveux.

Le rôle de la gélatine pour assurer une bonne santé des intestins et des os.

De nombreux auteurs spécialisés dans le domaine de la santé, y compris Adelle Davis et Linda Clark, ont identifié des problèmes sévères au niveau des os causés par des carences importantes en acide chlorhydrique, en particulier passé 40 ans. Davis explique : « trop peu d'acide chlorhydrique va affaiblir la digestion protéique et l'absorption de vitamine C, conduire à la destruction de la vitamine B et empêcher les minéraux d'atteindre le sang, menant ainsi à l'anémie et à l'émiettement des os. »[70]

Un autre chercheur, Carl Voit, a découvert que la gélatine aide la digestion car elle est capable de normaliser des cas de carences et d'excès d'acide chlorhydrique, et qu'elle appartient à la classe des substances « peptogéniques » qui favorisent la présence d'acides gastriques dans les intestins, soutenant ainsi la digestion.[71]

La réputation traditionnelle de la gélatine à pouvoir améliorer la santé provient principalement de sa capacité à apaiser le tube digestif. Erich Cohn de la polyclinique médicale de l'université de Bonn a écrit en 1905 : « La gélatine tapisse la membrane muqueuse du tube intestinal et protège des actions nuisibles provenant de l'ingesta ».

De même, le Dr F M Pottenger a découvert que si on inclut de la gélatine dans un repas, l'action digestive est distribuée à travers la nourriture, et la digestion de tous les composants se déroule plus facilement.[72]

La gélatine et le foie

Reuben Ottenberg, Docteur en médecine, a écrit dans le Journal of the American Medical Association : « Il a été suggéré qu'administrer des quantités supérieures de protéines contenant de la glycine en abondance (comme la gélatine) pouvait améliorer le métabolisme du foie ».[73] Ottenberg recommande aux patients atteints de jaunisse et d'autres maladies liées au foie de consommer 5 à 10 grammes de gélatine par jour, soit sous la forme d'aliments, soit sous la forme de compléments médicinaux en poudre.

En résumé...

Le bouillon d'os est l'antidote parfait pour les personnes atteintes de scoliose mais également pour celles qui sont atteintes des maladies suivantes : l'arthrite, l'inflammation des intestins (la maladie de Crohn et les colites ulcéreuses), le cancer, un système immunitaire faible et la malnutrition. La gélatine est l'ingrédient clé du bouillon, même s'il contient également d'autres nutriments et minéraux (calcium, phosphore, magnésium, sodium, potassium, sulfate et fluorure) essentiels à la santé des os et des intestins.

Pensez aux os comme s'ils étaient des compléments de protéines et de calcium. Les ingrédients chimiques extraits du bouillon sont la glycine et la proline (collagène/gélatine), le calcium et le phosphore (minéraux), les acides hyaluroniques et le chondroïtine (GAGS) sulfate et d'autres minéraux, acides aminés et GAGS en plus petites quantités. Le « All New Joy of Cooking » décrit le bouillon comme ayant une action naturellement calmante, réconfortante et reconstituante pour notre esprit et pour notre énergie.[74]

Je recommande l'utilisation du bouillon d'os dans les soupes sur une base régulière à toutes les étapes de la scoliose, et en particulier pendant la période de croissance intense de l'enfant. La soupe est traditionnellement recommandée au déjeuner et au dîner mais je la recommande également fortement au petit-déjeuner car elle contient beaucoup d'eau et de minéraux, ce qui est idéal le matin lorsque votre corps s'est déshydraté et a jeûné pendant plusieurs heures de sommeil. Vous pouvez utiliser le bouillon d'os pour préparer toutes sortes de soupes à condition de suivre les instructions suivantes :

Comment préparer un bouillon d'os à la maison

Ingrédients clés

1. Les os (de volaille, de poisson, de fruits de mer, de bœuf, d'agneau)

- Les restes cuits d'un repas précédent, avec ou sans la peau et la viande
- Des os à vif avec ou sans la peau ou la viande
- Utilisez une carcasse entière ou des morceaux (les meilleures parties incluent les pieds, les côtes, le cou et les articulations)
- N'oubliez pas les coquilles de coquillages, les carcasses entières de poisson (avec la tête) ou des petites crevettes séchées

2. L'eau (commencez avec de l'eau froide filtrée)

- Assez pour recouvrir les os
- Ou 2 tasses d'eau pour 450 grammes de viande

3. Le vinaigre (cidre de pomme, de vin rouge ou blanc, de riz, balsamique)

- Un soupçon
- Deux cuillères à soupe pour 4 tasses d'eau ou 1 kilogramme d'os
- Le jus de citron peut remplacer le vinaigre (de l'acide citrique au lieu de l'acide acétique)

4. Les légumes (optionnels) (épluchures et restes comme les extrémités et les peaux des légumes, ou les légumes entiers)

- Céleri, carotte, oignon, ail, persil sont les plus utilisés, mais tous les légumes peuvent entrer dans la composition du bouillon
- Rappelez-vous qu'il faut ajouter ces éléments à la fin de la cuisson pour conserver un maximum de minéraux

La méthode

Placez les os grossièrement écrasés, l'eau et le vinaigre dans une casserole, faire cuire de 30 minutes à une heure. Laissez ensuite le mélange mijoter, retirez la lie qui s'est formée à la surface, baissez le feu, couvrez et laissez à nouveau mijoter (de 6 à 48 heures pour le poulet, de 12 à 72 heures pour le bœuf). Si vous le souhaitez, ajoutez les légumes pendant la dernière demi-heure de cuisson. Passez le bouillon dans une passoire et jetez les os. Le bouillon froid se gélifie lorsqu'il y a suffisamment de gélatine. Il peut être congelé pendant des mois et il peut être conservé au réfrigérateur pendant 5 jours sans s'abimer.

3. Le soleil et la santé

Un Chinois ou un Indien croirait difficilement à la nouvelle loi californienne qui interdit aux enfants de moins de 14 ans d'utiliser de l'auto-bronzant et au fait que dans 27 états américains, les adolescents ont besoin de l'autorisation de leurs parents pour s'exposer au soleil ! Cette inquiétude provient du fait que la surexposition au soleil permet aux ultraviolets de pénétrer la peau, créant ainsi des dégâts au niveau de l'ADN et générant des cancers de la peau sur le long terme.

Si vous vous souvenez de ce que j'ai dit plus tôt dans ce livre, la nourriture de l'un peut être le poison de l'autre et vice-versa. Des rapports alarmants sur les effets néfastes d'une exposition prolongée au soleil sont véhiculés par les médias occidentaux car la peau claire des occidentaux ne contient pas assez de pigmentation (la mélatonine) pour protéger des effets néfastes des ultraviolets présents dans les rayons solaires.

Au contraire, cette même lumière permet l'épanouissement des Afro-Asiatiques qui ont la peau plus foncée. Il y avait bien une raison pour que les anciennes civilisations orientales déclarent que « le soleil nourrit les muscles ».

Même les Romains suivaient une pratique d'entraînement qui incluait le fait de donner aux gladiateurs des bains de soleil pour développer leur force et élargir leurs muscles pour le combat. Les athlètes olympiques prenaient également des bains de soleil alors que sur la baie de Gascogne, on croit encore que la lumière solaire guérit les rhumatismes. De nombreuses personnes atteintes d'arthrite soutiennent que leur douleur diminue pendant l'été si elles habitent dans des pays où les hivers sont froids.

Je crois personnellement qu'il n'y a peut-être pas une seule cellule de notre corps qui ne puisse bénéficier directement ou indirectement des effets de la lumière du soleil. Tout comme les plantes ont besoin de soleil pour effectuer la photosynthèse sous peine de dépérir, les humains en ont besoin pour synthétiser la vie.

L'aventurier Dan Buettner a visité quatre endroits du globe où les gens vivaient en bonne santé jusqu'à 90 ou 100 ans. Dans son livre « The Blue Zones » (« Les zones bleues »), il a analysé en détails la façon dont leur durée de vie s'était allongée de plusieurs années de bonne santé.

Après avoir visité ces lieux, l'auteur est arrivé à la conclusion que l'exposition au soleil, une source de vitamine D, est courante dans les « zones bleues » où l'on trouve les sociétés qui jouissent de la plus haute espérance de vie.

Dans une des sections du livre, Buettner écrit : « nous ne devrions pas brûler ou faire frire nos corps au soleil. Mais, s'exposer 20 minutes par jour, dans les latitudes qui ont une lumière de qualité, est probablement une bonne chose ».

La vitamine D joue un rôle clé dans votre état de santé général

Il est important d'insister sur le fait que la vitamine D, autrefois liée aux maladies osseuses comme le rachitisme ou l'ostéoporose, est aujourd'hui reconnue comme ayant un rôle majeur pour l'état de santé général.

Dans un article publié dans l'édition de décembre 2008 de l'American Journal of Clinical Nutrition, Anthony Norman, un expert international de la vitamine D, identifie la contribution potentielle de la vitamine D pour une bonne santé des systèmes immunitaires innés et d'adaptation, la sécrétion et la régulation de l'insuline par le pancréas, la régulation de la pression sanguine et du cœur, la force des muscles et l'activité cérébrale. Des quantités adéquates de vitamines D sont aussi considérées comme efficaces pour réduire les risques de cancer.[75]

Norman établit également une liste de 36 tissus organiques dont les cellules réagissent biologiquement à la vitamine D, dont la moelle épinière, la poitrine, le colon, les intestins, les reins, les poumons, la prostate, la rétine, la peau, l'estomac et les tissus utérins. Tous les organes et toutes les cellules du corps possèdent des récepteurs de vitamine D, ce qui signifie que la vitamine D communique à travers tout le corps. Les cellules utilisent la vitamine D pour réguler directement les gènes, faisant de cette vitamine un des composants les plus puissants du corps humain. Il existe même une loi dans certaines provinces du Canada qui impose que les résidents des maisons de santé reçoivent tous des compléments de vitamine D !

Dans un rapport publié le 19 Juin 2009 dans le journal « Osteoporosis International », le groupe d'experts en nutrition de la Fondation internationale de l'ostéoporose a révélé l'amplitude générale des carences en vitamine D. Ils ont découvert que des niveaux de vitamines D insuffisants étaient communs dans la plupart des régions du monde et semblaient être en augmentation.

Les auteurs ont étudié des écrits publiés sur les taux de vitamine D chez les personnes habitant en Asie, en Europe, en Amérique Latine, au Moyen-Orient, en Afrique, en Amérique du Nord et en Océanie. Ils ont découvert que les carences en vitamine D étaient surtout observées en Asie du sud et au Moyen-Orient, l'urbanisation croissante et le port de vêtements qui couvrent la majorité de la peau y contribuant grandement.

Une étude récente qui lie des faibles taux de vitamine D aux maladies osseuses a été réalisée par une équipe de scientifiques du « All India Institute of Medical Sciences » à New Delhi en Inde.[76] La recherche, menée par Ravinder Goswani du département d'endocrinologie et du métabolisme, soutient l'idée que des carences en vitamines D peuvent mener à des urgences médicales mortelles chez les jeunes populations qui n'ont pas encore développé d'adaptation naturelle de protection.

Après leur première étude systématique de sérum sanguin en 2000 qui montrait que plus de 75 % des personnes saines étudiées au nord de l'Inde présentaient des carences en vitamines D, ce groupe de recherche a montré que bien que la peau soit plus foncée pour s'adapter à un climat tropical, on ne pouvait observer une adaptation naturelle à cette carence. En d'autres termes, la peau foncée, qui empêche la création de vitamine D par l'intermédiaire des ultraviolets, ne mène pas à une surexpression des récepteurs de vitamine D, une hormone qui régule les taux de calcium dans le corps.

Ainsi, les chercheurs affirment que les sujets étudiés souffrent de maladies osseuses comme le rachitisme, l'ostéomalacie et l'ostéoporose qui sont largement présentes dans les pays subtropicaux. Leurs deux récentes études ont été publiées dans le British Journal of Nutrition (le journal britannique de la nutrition) et l'European Journal of Clinical Nutrition (le journal européen de la nutrition clinique).

Cette étude explique plus en détail que lors des premières étapes liées à une carence en vitamine D, le corps s'adapte en augmentant l'hormone parathyroïdienne dans le sang, ce qui aide à maintenir des taux de calcium normaux et qui rend la carence difficilement décelable. Cependant, cela mène, à long terme, à la résorption des os (les os se cassent pour relâcher du calcium dans le sang) et de l'ostéoporose (réduction de la densité osseuse, qui augmente les risques de fracture).

Tout ceci appelle à une politique nationale sur le renforcement alimentaire de la vitamine D, comme on peut l'observer en Occident. Cette réclamation primordiale pour le renforcement alimentaire vient d'une autre étude de Goswami qui montre qu'administrer 60.000 unités de vitamines D chaque semaine pendant 8 semaines ainsi que 1 gramme de calcium élémentaire chaque jour permet d'atteindre à nouveau la ligne de référence de vitamine D. Cependant, les taux retombaient un an après l'arrêt du complément en vitamine D.

Ainsi, l'exposition directe au soleil pendant au moins une demi-heure par jour est conseillée par les chercheurs pour obtenir suffisamment de vitamine D pendant les mois les plus chauds, des cabines de bronzage sont conseillées quand il fait plus froid.

La seule inquiétude qui ressort du maintien d'un dosage optimal est que trop de quelque chose peut aussi s'avérer être mauvais. Il faut faire attention à ne pas trop brûler son corps. Trop peu plutôt que trop doit être la règle. Commencez par prendre des bains de soleil en exposant tout le corps de 6 à 10 minutes par jour, en prolongeant graduellement la durée des expositions à une demi-heure, puis une heure et plus. Exposez l'avant du corps pendant 3 à 5 minutes puis retournez-vous pendant 3 à 5 minutes.

Au début de la saison chaude, commencez par sortir de temps en temps, ne serait-ce que pendant 10 minutes par jour. Progressivement, vous pourrez augmenter vos périodes d'exposition au soleil pour être prêt, en quelques semaines, à vous exposer au soleil sans prendre le risque de développer un cancer de la peau. Malheureusement, des carences chroniques en vitamines D ne peuvent être guéries en une nuit et plusieurs mois de prise de compléments et d'exposition au soleil pourraient être nécessaires pour reconstruire les os du corps et le système nerveux.

La vitamine D pour les os, les articulations et les dents

En ce qui concerne la santé osseuse, la vitamine D et le calcium vont de paire, car la vitamine D contribue à l'absorption du calcium. La consommation moyenne de calcium est de 307 à 340 milligrammes dans les populations urbaines, et de 263 à 280 milligrammes dans les populations rurales, ce qui correspond à une quantité de calcium 3 fois inférieure à celle conseillée (soit 1 gramme/jour). Par conséquent, même ceux qui habitent dans les régions les plus ensoleillées de la planète ont des carences en vitamine D.

La vitamine D n'est pas seulement importante pour la formation des os et la croissance de la conception à l'enfance, mais elle est également nécessaire pour la régulation du renouvellement des os tout au long de la vie. Elle est importante pour la santé des dents et augmente la force, la masse et la coordination musculaires.

Le régime alimentaire a un impact important sur le fonctionnement de la vitamine D dans le corps. Des protéines sont nécessaires à l'entretien de la masse musculaire et de la masse osseuse ; le magnésium ainsi que les graisses oméga-3 sont nécessaires au renouvellement progressif des os. Les aliments qui favorisent l'acidose comme le fromage, le sel et les céréales vident les os et les muscles de leur calcium, de leur magnésium et de leurs protéines, et ils agissent contre la vitamine D. Les légumes verts feuillus sont essentiels pour la santé des os et des muscles et l'équilibre acido-basique du corps.

Le régime alimentaire américain typique est riche en aliments acides et pauvre en légumes verts et autres, il n'est alors pas étonnant d'observer que les maladies principales au sein de nos populations sont celles qui impliquent les muscles, les os et les articulations ; les douleurs du bas du dos étant la première cause. Les cas d'arthrite, de goutte, de pseudo-goutte et même de difficultés de coordination et de force peuvent tous être liés à des taux faibles de vitamine D et peuvent s'améliorer lorsque les taux redeviennent normaux.

Plus ils prennent de l'âge, plus les gens risquent de souffrir de fractures due à de l'arthrite. Alors que cela affecte les générations les plus âgées, la prédisposition à développer ce problème apparaît assez tôt. Au cours de l'enfance, moins les protéines, le calcium, le magnésium et le phosphore sont intégrés dans le squelette, plus on risque de développer des problèmes plus tard. Une fois adulte, plus le taux de vitamines D est faible, plus il y a un risque de fracture en raison d'une masse osseuse inférieure. C'est pourquoi, il est important de maintenir des taux normaux de vitamine D pendant la grossesse. Les enfants doivent recevoir de la vitamine par l'intermédiaire du soleil, des compléments et de leur régime alimentaire, tous apportant un nombre important de protéines adéquates et d'omégas-3. Les parents doivent également s'assurer que leurs enfants fassent beaucoup d'exercices comme grimper aux arbres, faire du sport, du vélo… afin d'assurer la santé de leurs os.

Des études montrent les rapports directs entre les caries, la perte des dents, les maladies des gencives et le développement de maladies cardiovasculaires et de la sclérose en plaque. La santé dentaire est un indicateur externe très utile pour savoir ce qui se passe au niveau des os à l'intérieur du corps. Ceux qui perdent facilement leurs dents ont très certainement une mauvaise masse osseuse mais souffrent assurément de carence en vitamine D. Des compléments de vitamines D et de calcium peuvent réduire la perte des dents et renforcer les os.

Suivre ces recommandations peut aider à diminuer les risques d'arthrite de 50 % et il en est de même pour les risques de faiblesse musculaire, de perte de coordination et le vieillissement. Ceux qui ont plus de vitamine D présentent une réduction de 26 % des risques liés à l'ostéoporose ; si un régime sain et les taux de vitamines D ont été maintenus depuis la naissance, une réduction des risques de 50 % peut être observée.

Même les médecins manquent de vitamine D

Peu importe si l'on reçoit la vitamine D par le soleil, des compléments vitaminés, des aliments riches en vitamines D ou par une combinaison de tout cela, il ne faut pas ignorer les besoins du corps envers ce nutriment vital. Il ne faut pas attendre la suggestion du médecin pour tester les taux de vitamine D. Le Dr Michale Hollick, médecin et auteur de « UV Advantage » a conclu, dans une étude réalisée au Boston Medical Center en 2002 (tel que rapporté par MedicalConsumers.org), que 32 % des étudiants et des médecins entre 18 et 29 ans présentaient des carences en vitamines D.

Qu'en est-il de l'huile de foie de morue ?

L'huile de foie de morue est un complément souvent recommandé en raison de sa richesse en vitamines A, D et en oméga-3. Ces trois nutriments sont tous nécessaires à une croissance et à un développement sain, en particulier chez les enfants.

En étudiant cela de plus près, il s'avère que l'huile de foie de morue n'est finalement pas sans danger. L'huile de foie de morue traitée contient bien plus de vitamine A que de vitamine D par rapport à l'huile naturelle, cela peut-être dangereux pour certains, surtout lorsque l'on sait comment ces deux vitamines se stimulent entre elles.

De nouvelles études ont montré que ces deux vitamines sont importantes mais aussi que les proportions de ces vitamines sont cruciales. Consommer trop de vitamine A peut saboter les effets d'une consommation adéquate de vitamine D ; trop peu de vitamine A et la vitamine D n'aura pas d'effet optimal non plus. Trop ou trop peu d'une de ces vitamines peut affecter l'équilibre de l'autre.

De manière générale, l'huile de foie de morue produite aujourd'hui ne fournit pas les proportions adéquates. Malheureusement, on ne sait pas vraiment quelles sont les proportions idéales mais les fabricants semblent ajouter ou retirer les vitamines selon l'envie.

Deux études ont permis d'éclairer cette théorie. La première montrait que ceux qui utilisaient l'huile de foie de morue pour obtenir de la vitamine A présentaient 16 % de risques en plus de décéder, comparés à ceux qui n'en consommaient pas. La deuxième montrait que les compléments de vitamine A dans les pays développés (comme les Etats-Unis) ne diminuaient pas les risques d'infection mais les augmentaient !

C'est ici que le problème des proportions idéales entre en jeu. Dans les pays du Tiers-monde, les personnes obtiennent la plupart de leurs nutriments à partir de céréales et manquent donc beaucoup de vitamine A. Dans les pays développés, comme les Etats unis, cela n'est pas le cas ; en fait, approximativement 5 % des Américains présentent de la toxicité au niveau de la vitamine A.

Un chercheur de Harvard, qui a mené des études sur la réduction des risques de cancer du colon, a découvert que ceux qui présentaient des niveaux élevés de vitamine A et D ne profitaient pas de protection au niveau du cancer du colon. En fait, ceux qui avaient des taux normaux de ces deux vitamines présentaient des risques inférieurs au cancer du colon. Cela l'a amené à croire que ceux qui ne prenaient pas de compléments en vitamine A profitaient des effets positifs de taux de vitamine D supérieurs.

Les chercheurs croient qu'en prenant des compléments de vitamine A, vous empêchez la vitamine D de se lier à l'ADN dans sa forme active, empêchant ainsi la vitamine D de réguler l'expression des gènes.

C'est en fait sous forme de rétinol que la vitamine A pose problème. Le beta carotène ne présente pas de risque car c'est une prévitamine A et le corps va convertir ce dont il a besoin tant que vous êtes suffisamment en forme. Si vous présentez des carences en vitamine D et que vous utilisez des acides rétinoïques pour compenser, vous serez plus exposé au risque de développer des taux toxiques de vitamine A, ce qui pourrait entraîner des problèmes au niveau du foie.

La meilleure façon d'obtenir la proportion adéquate de vitamine A et D est naturelle. La vitamine A peut être obtenue grâce à l'alimentation, par une consommation appropriée de légumes de couleurs, et la vitamine D par une exposition quotidienne au soleil.

Si cela n'est pas possible car vous êtes au travail ou à l'école toute la journée, un complément de vitamine D3 devrait suffire. Si vous souhaitez utiliser le complément d'huile de foie de morue, vous pourrez visiter le site internet de la Fondation Weston A. Price (www.westonaprice.org) pour obtenir des recommandations sur les marques d'huile de morue.

Les compléments de vitamine D3

Il est généralement reconnu que les taux de vitamine D sont bas chez de nombreux individus dans notre société moderne où la majorité de la population est enfermée à l'intérieur pour la plus grande partie de la journée. C'est pourquoi les compléments de vitamine D3 sont une alternative intéressante qui compense le manque de lumière naturelle. Le gouvernement américain, par exemple, recommande une consommation de vitamine D comprise entre 400 et 600 unités par jour, ce qui est insuffisant, d'après des études scientifiques menées sur la vitamine D. Les chercheurs sont nombreux à penser que 2.000 unités sont nécessaires chaque jour, particulièrement en hiver. La consommation de 2.000 unités de vitamine D a été testée avec précaution sur des enfants âgés de 10 à 17 ans. En fait, seule une dose de 2.000 unités était capable de ramener les taux de vitamine D à la normale.

Une étude réalisée sur des enfants afro-américains en surpoids montre que 57 % d'entre eux manquaient de vitamine D, contre 40 % dans le groupe témoin. Cependant, un mois après une consommation de vitamine D à hauteur de 400 unités par jour, les taux de vitamine D ne parvenaient pas à revenir à la normale, indiquant que les recommandations gouvernementales actuelles sont inadéquates.

Une étude récente réalisée chez des hommes en bonne santé montre que l'homme a besoin de 700 à 800 unités de vitamine D par jour pendant l'hiver afin de maintenir une santé osseuse optimale. Les personnes âgées, la plupart des femmes ou des individus ayant des maladies comme la scoliose auraient besoin de quantités supérieures.

D'après moi, définir quelle quantité de vitamine D vous est nécessaire doit être basé sur des tests cliniques ou sur l'étude des symptômes qui indiquent des carences. Quelle quantité de vitamine D est optimale ? Il n'existe pas de moyen pour le savoir et la réponse dépend de plusieurs facteurs, comme :

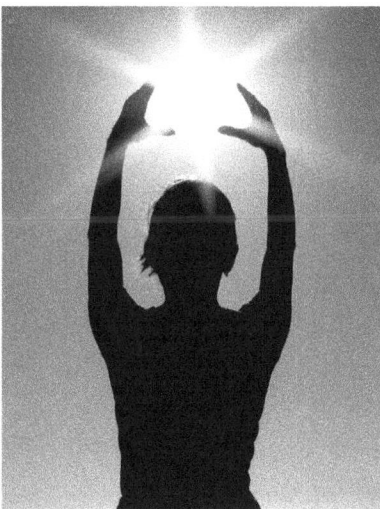

☐ Âge
☐ Poids
☐ Pourcentage de graisse
☐ Latitude (où vous vivez)
☐ Coloration de la peau
☐ Saison de l'année (été ou hiver)
☐ Utilisation de crème solaire
☐ Quantité de soleil à laquelle vous êtes généralement exposé
☐ Situation de santé

De manière générale, les personnes âgées ont besoin de plus de vitamine D que les jeunes, les grands plus que les petits, les gros plus que les minces, les habitants du Nord plus que ceux du Sud, les personnes à peau foncée plus que celles qui ont la peau claire, ceux qui utilisent des crèmes solaires plus que ceux qui n'en utilisent pas, les personnes malades plus que celles qui sont en bonne santé.

Comme vous le constatez, il y a de multiples facteurs qui influent sur les besoins de chacun en vitamine D. Il n'y a pas de formule stricte et le besoin en vitamine D peut varier selon l'état de santé de chacun. Si vous souffrez d'une maladie cardiaque, d'un cancer ou d'une scoliose, de quelle quantité de vitamine D aurez vous besoin pour guérir ? Personne ne connaît la réponse à cette question, mais d'après une récente recherche clinique réalisée à grande échelle, je recommande les proportions suivantes :

Quantités de références pour les taux de vitamine D

Carence	Optimal	Guérison du cancer	Excès
< 50 ng/ml	50 – 65 ng/ml	65 – 90 ng/ml	>100 ng/ml

Tester les taux de vitamine D

Avant d'envisager la prise de complément en vitamine D, il est prudent de mesurer ses taux de vitamine D. Pour cela, il est préférable de faire appel à un médecin spécialisé en nutrition. Il est important de commander le test adéquat sachant qu'il en existe deux : 1,25(OJ)D et 25(OH)D.

25(OH)D est le meilleur indicateur pour obtenir le statut général de la vitamine D. C'est l'indicateur le plus proche de l'état de santé général.

Le test correct est 25(OH)D, aussi appelé 25-hydroxyvitamine D.

Si vous réalisez les tests suivants, gardez en tête que de nombreux laboratoires utilisent les anciennes proportions de référence.[77] Les valeurs ci-dessus sont plus récentes et basées sur des recherches d'après une étude clinique à grand échelle. Pour des raisons de santé, il est important d'optimiser les taux de vitamines D avec l'aide d'un professionnel de la santé. Idéalement, le meilleur endroit pour obtenir de la vitamine D est d'exposer la peau aux rayons UV-B qui proviennent de la lumière naturelle.

4. Les oméga-3

L'oméga-3 est un nutriment essentiel à une bonne santé qui fait particulièrement défaut dans les aliments modernes du quotidien. Les acides gras oméga-3 sont des acides gras essentiels, nécessaires de la conception à la grossesse et de l'enfance jusqu'à la fin de la vie, sans aucun doute.

En général, nos régimes contiennent trop d'oméga-6. Des experts qui ont observé les taux d'oméga-6 et d'oméga-3 suggèrent que les premiers humains présentaient un taux de 1 pour 1. Aujourd'hui, la plupart des gens tournent autour de 20 pour 1 et 50 pour 1. Le taux optimal est sûrement plus près du taux d'origine (1 pour 1). Cela veut dire que nous devons réduire les quantités d'oméga-6 et augmenter celles d'oméga-3.

Il y a trois types d'acides gras oméga-3 :

- L'acide alpha-linoléique (ALA) (note : ne pas confondre avec l'abréviation de l'acide alpha-lipolique (AAL), un acide différent)
- L'acide icosapentaénoïque (EPA)
- L'acide docosahexaénoïque (DHA)

L'ALA se trouve dans certaines plantes comme les graines de lin, les noix et d'autres aliments, mais les oméga-3 les plus bénéfiques, soient les EPA et DHA, proviennent de sources marines.

Aujourd'hui, les familles consomment généralement des niveaux faibles d'oméga-3, une graisse que l'on trouve généralement dans l'huile de poisson (et quelques autres aliments). En parallèle, notre consommation d'oméga-6 est trop importante. Cette graisse est présente dans le maïs, le soja, le tournesol, la margarine et d'autres huiles végétales utilisées trop librement aujourd'hui. Parmi les huiles appropriées se trouvent l'huile d'olive extra vierge, l'huile de coco, le beurre d'avocat et le beurre biologique ; le beurre organique d'animaux élevés à l'herbe est encore mieux.

Une autre façon d'améliorer vos proportions d'oméga-6 et d'oméga-3 est de modifier le type de viandes que vous consommez. Sachant que pratiquement tout le bétail est nourri avec des céréales, ce qui les enrichit en oméga-6, si vous avez l'habitude de manger du bœuf vendu en supermarché, cela va logiquement empirer votre déséquilibre en oméga-6 et en oméga-3.

Les bœufs nourris à l'herbe ont le même taux d'oméga-6 et 3 que le poisson, et un taux de 0,16 pour 1. Ceci est le taux idéal conseillé par la science.

Les oméga-3 sont essentiels pour renforcer la membrane cellulaire des tissus situés dans la rétine, le cerveau et le sperme, et ils permettent d'éviter des maladies au niveau du corps et de la colonne. Les oméga-3 :

- Combattent les maladies de la colonne comme l'arthrite rhumatoïde, la spondylarthrite ankylosante et la scoliose
- Maintiennent des fonctions cardiaques normales
- Ont des propriétés anti-inflammatoires
- Contribuent à la croissance et au développement normal du système nerveux
- Equilibrent les niveaux de cholestérol
- Améliorent le système immunitaire

5. Les probiotiques

Saviez-vous que :

- Environ 80 % de votre système immunitaire est situé dans votre tube gastro-intestinal
- 500 espèces de bactéries y vivent

- Environ cent trillions de bactéries vivent dans votre corps, soit plus de DIX FOIS plus de cellules que dans le corps entier
- Le poids de ces bactéries constitue environ 1 à 1,4 kilogrammes

Nous l'avons mentionné précédemment mais il est bon de répéter que certaines bactéries retrouvées dans le corps lui sont bénéfiques. L'équilibre idéal des bonnes et des mauvaises bactéries devrait être autour de 85 % de bonnes et 15 % de mauvaises.

Les probiotiques augmentent la quantité de bonnes bactéries dans le corps. Lorsqu'ils sont ingérés, ces micro-organismes vivants réapprovisionnent la flore intestinale. De cela peuvent résulter un certain nombre de fonctions nécessaires à la vie, ce qui inclut un meilleur soutient digestif.

Historiquement, les personnes consommaient des aliments fermentés comme le yaourt et la choucroute en tant que conservateurs pour éviter que les aliments se gâtent et pour favoriser la santé des intestins et leur état de santé général. En Inde ancienne, il était (et est encore aujourd'hui) commun de boire, avant chaque repas, une boisson à base de yaourt appelée lassi. A la fin de chaque repas, les Indiens consomment également une petite portion de lait caillé. Ces anciennes traditions étaient basées sur le principe de l'utilisation du lait comme un système de probiotiques.

De la même façon, les bulgares sont réputés pour leur longévité et leur consommation importante de lait fermenté et de kéfir. Dans les cultures asiatiques, la fermentation de choux, de navets, d'aubergines, de concombres, d'oignons, de courges et de carottes est encore courante. Je me demande souvent comment ou pourquoi nous avons cessé de pratiquer ces méthodes et sous quelle influence ?

Les aliments traités, si intrinsèquement liés à nos régimes modernes, ont une influence très néfaste sur nos bonnes bactéries. De plus, de nombreux produits sont pasteurisés ou stérilisés, ces procédés détruisent et tuent toutes les bactéries, éliminant ainsi les bonnes bactéries que l'on trouve normalement dans les aliments fermentés et cultivés.

Je ne conseille pas d'acheter les boissons médicinales qui sont onéreuses et qui sont remplies de sucre et prétendent contenir des bactéries bénéfiques, leur teneur en sucre (certaines en contiennent plus que dans le cola !) réduit tous les taux de probiotiques. Je recommande cependant de prendre des compléments en probiotiques de bonne qualité si vous n'avez pas le temps de préparer vos propres aliments fermentés.

Les bonnes bactéries manquent de plus en plus dans nos régimes modernes, il est primordial d'utiliser des compléments de probiotiques. Cela permet au tube digestif et au système immunitaire d'avoir une lisière supplémentaire et de maximiser les bénéfices d'un régime sain.

Le kéfir et le levain

Si vous prenez au sérieux le fait de stimuler votre système immunitaire et d'augmenter votre énergie au quotidien, inclure des aliments fermentés dans votre régime est inévitable. Bien que ce ne soit pas très réputé, les bénéfices de ces aliments sont étonnants.

Le tryptophane, un des acides aminés essentiels que l'on retrouve dans le kéfir est réputé avoir des effets relaxants sur un système nerveux tendu. Du fait qu'il offre de grandes quantités de calcium et de magnésium, tous deux essentiels au système nerveux, le kéfir aura des effets calmants sur les nerfs.

Comme mentionné précédemment, le kéfir est riche en vitamine B12, B1 et en vitamine K. Il est une excellente source de biotine, une vitamine B qui permet au corps d'absorber les autres vitamines B tels que les acides foliques, les acides pantothéniques et la vitamine B12. Les nombreux avantages liés au maintien d'une consommation adéquate de vitamine B incluent la régulation des fonctions normales des reins, du foie et du système nerveux pour aider à promouvoir une peau visiblement saine, à stimuler l'énergie et à promouvoir la longévité.

Les aliments cultivés constituaient un pilier sain des régimes alimentaires de nos ancêtres. Seule une petite portion de ces aliments était cuite, les aliments crus, pleins d'enzymes vivants, constituaient la majorité de leur régime. Les méthodes « modernes » de pasteurisation et de transformation chimique pour accélérer la fermentation des produits comme le yaourt et le fromage ont détruit ces aliments autrefois riches en enzymes et les ont convertis en poison qui désactive la digestion et devient un danger pour la santé.

Les aliments cultivés nous aident à rétablir l'équilibre naturel du système digestif. A travers l'art ancien de la fermentation, les aliments sont partiellement digérés par des enzymes bénéfiques, des champignons et des bonnes bactéries, rendant les nutriments plus accessibles pour le corps. En plus d'offrir des saveurs et une nutrition enrichies, les aliments cultivés offrent également une quantité d'avantages médicinaux. Lorsque vous mangez des aliments cultivés crus pleins d'enzymes, vous permettez à votre corps de créer des enzymes pour rajeunir plutôt que de gâcher une quantité importante d'enzymes dans la digestion de la nourriture.

Vous pouvez préparer des légumes cultivés en broyant du chou ou un mélange de choux et d'autres légumes et ensuite les tasser dans un récipient hermétique et laisser fermenter à température ambiante pendant plusieurs jours. Pendant la fermentation, la bactérie bénéfique va se reproduire rapidement pour convertir les sucres et l'amidon en acide lactique.

Une fois le procédé initial complété, vous pourrez ralentir l'activé de la bactérie en plaçant le mélange au réfrigérateur. Le froid va significativement ralentir la fermentation mais ne l'arrêtera pas complètement. Même si les légumes restent dans votre réfrigérateur pendant des mois, ils ne se gâteront pas ; au contraire, ils vont, avec le temps, devenir encore plus appétissants, comme un bon vin.

De plus, la bactérie bénéfique, naturellement présente dans les légumes, diminue rapidement le pH, afin de créer un environnement plus acide pour que la bactérie puisse se reproduire. Les légumes deviennent doux, savoureux et légèrement marinés. Les enzymes présentes dans les légumes cultivés aident également à digérer les autres aliments consommés au même moment et aident à décomposer les glucides et les protéines.

Ces produits traditionnellement fermentés sont plus faciles à préparer grâce à des levains qui contiennent toute une gamme de bactéries conçues pour le kéfir ou les ferments végétaux. Je recommande fortement ces levains afin de vous assurez que le lait ou les légumes commencent à fermenter sur une base forte de bactéries bénéfiques qui vont également éliminer les composants toxiques et détruire un grand nombre de pathogènes potentiels pendant la fermentation.

6. La vitamine K2 : La vitamine oubliée

La vitamine K permet :

- De prévenir le développement des maladies osseuses, comme la scoliose et l'ostéoporose
- D'aider à prévenir les dégâts au niveau des articulations et des cartilages, elle pourrait potentiellement prévenir et guérir l'arthrite [78]
- De servir d'agent pour lier le calcium à la structure osseuse, les « collant » ensemble
- D'agir pour la prévention et le traitement de certains cancers [79]

- D'aider à prévenir l'athérosclérose (le durcissement des artères) et par conséquent les maladies des artères coronaires et les crises cardiaques [80]
- D'aider à développer la mémoire

La vitamine K ne travaille pas comme les autres vitamines. Elle ne se transforme pas en éléments toxiques (on ne peut pas avoir trop de vitamine K) et elle se comporte comme une hormone. Il s'agit d'un antioxydant puissant qui aide à réduire les signes de vieillissement.

Quel est le dosage recommandé pour la vitamine K ? La question est encore à l'étude mais les recherches sur cette vitamine essentielle sont en cours et le dosage journalier n'est pas encore déterminé. Ce que l'on sait par contre, c'est que la plupart des adultes présentent une carence de cette vitamine. Les études montrent que les enfants sont plus susceptibles de présenter des carences car ils sont encore en phase de croissance. En fait, des recommandations récentes mentionnent que le nourrisson devrait recevoir des injections intramusculaires de vitamines K dès la naissance afin d'enrayer les carences. Cette vitamine ne traverse pas le placenta facilement ce qui fait que pratiquement tous les enfants manquent de cette vitamine. Les injections contribuent à promouvoir le développement des os et à empêcher les saignements car la vitamine K aide le sang à coaguler.[81]

Les dysfonctionnements intestinaux pourraient provenir d'une flore digestive qui produit des quantités inadéquates de vitamine K.

Quelles sont les sources idéales de vitamine K ? Les légumes verts foncés feuillus en sont une, tout comme la graisse de la viande issue d'animaux élevés à l'herbe. Le natto, le fromage et le foie d'oie sont également riches en vitamine K.

Ceux qui souhaiteraient obtenir un complément en vitamine K2 pour traiter une maladie ou parce qu'ils n'ont pas accès à des aliments riches en vitamines K pourront la trouver sous les deux formes suivantes :

- Le MK-4 (menaquinone-4), un complément moins cher que le MK-7
- Le MK-7 (menaquinone-7), un extrait de natto

Aucune étude n'a encore comparé les deux, on ne peut donc pas déterminer si l'un est meilleur que l'autre, cependant choisir un extrait naturel est généralement plus intéressant que de choisir un complément synthétique.

Avertissement : la vitamine K est réputée interférer avec les propriétés anticoagulantes de la warfarine (Coumadin). Les patients qui prennent ce médicament ne doivent utiliser un complément de vitamine K qu'après en avoir discuté avec leur médecin.

Toutes les formes de vitamine K sont liposolubles, ainsi pour que le corps absorbe les vitamines K, il doit absorber des graisses. Il est bon de commencer par une dose de 45 milligrammes par jour, la recherche montre une augmentation de la densité minérale des os. [82] Pour expérimenter de réels bénéfices au niveau des os et de la santé vasculaire, il est suggéré de consommer 100 milligrammes de complément en vitamine K2 par jour.

Partie 3

Exercices correctifs contre la scoliose

CHAPITRE 12

Comment fonctionne
votre colonne vertébrale ?

> *Une once d'action vaut une bonne théorie*
>
> — **Friedrich Engels**

Avant de partager avec vous les outils importants dont vous aurez besoin pour personnaliser une thérapie d'exercices de remise en forme qui répondra aux besoins spécifiques de votre colonne, laissez-moi vous expliquer comment fonctionne la colonne vertébrale.

- Une colonne atteinte de scoliose a une apparence distincte et fonctionne différemment d'une colonne normale, ces deux aspects seront expliqués dans ce chapitre.
- De plus, je vais également développer le rôle joué par les vertèbres, les disques intervertébraux, la moelle épinière, le sacrum, le pelvis et les muscles situés dans l'alignement de la colonne.
- Enfin, à l'aide d'illustrations, j'expliquerai la biomécanique de la colonne, c'est-à-dire le fonctionnement et la régénération de la colonne. Dernier point et non le moindre, j'expliquerai l'importance des exercices et des mécaniques saines pour une santé optimale chez les patients pré et post-scoliose.

Rappelez-vous que mon but ici est d'améliorer votre posture, favoriser le conditionnement physique, maximiser la portée des mouvements et de la force, et expliquer les façons de gérer la scoliose avec succès. Le programme d'exercices décrit dans cette partie du livre aidera à la longue à calmer les douleurs ainsi que les inflammations et à améliorer la mobilité é et la force, en plus de vous aider à continuer vos activités quotidiennes comme une personne normale. Les exercices thérapeutiques, tels que ceux présentés dans ce livre, peuvent aider à maximiser l'habileté physique des patients, y compris la flexibilité, la stabilisation, la coordination et le conditionnement physique.

Ce programme inclut généralement l'ensemble des exercices suivants :

La souplesse

Les exercices de souplesse sont utiles pour assurer des mouvements sûrs. Des muscles tendus entraînent des déséquilibres dans les mouvements de la colonne, causant des blessures. Des étirements doux augmentent la souplesse, apaisent la douleur et réduisent les risques de nouvelles blessures.

La stabilité

Les muscles « du noyau» sur lesquels vous travaillerez sont près du centre du corps et agissent comme des stabilisateurs. Ces muscles clés sont entraînés à bien positionner la colonne et à la maintenir stable lorsque l'on pratique des activités routinières. Ces muscles sont une base stable qui permet aux membres de bouger avec précision. Si les stabilisateurs ne font pas leur travail, la colonne sera dépassée par les activités quotidiennes.

La coordination

Les muscles puissants ont besoin d'être coordonnés. Plus la force des muscles de la colonne augmente, plus il devient important d'habituer ces muscles à travailler ensemble. Les activités physiques demandent de l'entraînement. Les muscles doivent être entraînés afin que l'activité soit contrôlée. Les muscles de la colonne doivent être habitués à contrôler des mouvements sûrs pour réduire les risques de nouvelles blessures.

Exercices de fitness

Améliorer les aptitudes générales du corps aide à guérir des problèmes de la colonne. Cela implique des formes d'exercices physique sûrs, comme faire des longueurs à la piscine, marcher sur un tapis roulant, utiliser une machine de ski de randonnée ou un stepper.

Entraînement fonctionnel

Les chiropraticiens utilisent souvent l'entraînement fonctionnel lorsque les patients ont besoin d'aide pour réaliser des activités précises avec plus de facilité et de sécurité. Cela inclus la posture, les mécaniques du corps et l'ergonomie.

La posture

Etre attentif à sa posture peut réduire les tensions au niveau des articulations et des tissus mous de la colonne. Parallèlement à un gain de force et de contrôle dû aux exercices de stabilisation, une posture droite et un alignement du corps seront plus faciles à mémoriser et à maintenir dans toutes les activités.

Les mécaniques du corps

Les tâches quotidiennes telles que se lever d'une chaise, se lever du lit, sortir les poubelles, étendre des vêtements pour qu'ils sèchent et se brosser les dents devraient être facilement réalisables à condition de comprendre les mécaniques du corps.

L'ergonomie

Des changements mineurs du mobilier que vous utilisez, la chaise sur laquelle vous vous asseyez, l'angle de l'accoudoir, la direction du lit dans lequel vous dormez peuvent grandement contribuer à la résolution des problèmes liés à la scoliose. Tout cela appartient à une nouvelle branche scientifique appelée l'ergonomie.

Afin de comprendre comment la scoliose tord la colonne vers la droite ou la gauche, il est important de comprendre à quoi ressemble une colonne normale.

Pour commencer, la colonne est divisée en 4 régions :

Anatomie de la colonne

La colonne cervicale : le cou qui commence à la base du crâne. Il contient 7 petits os (vertèbres que les médecins appellent C1 à C7 (le « C » signifiant Cervicale »), le nombre (de 1 à 7) indique le niveau de la vertèbre. C1 est la plus près du crâne alors que C7 est la plus proche de la poitrine.

La colonne thoracique : le milieu du dos possède 12 vertèbres de T1 à T 12 (T pour Thoracique). Les vertèbres au niveau de la colonne thoracique se connectent aux côtes, ce qui rend cette partie de la colonne plutôt rigide et stable. La colonne thoracique ne bouge pas autant que les autres parties de la colonne, comme la colonne cervicale.

La colonne lombaire : le bas du dos possède 5 vertèbres, de L1 à L5 (L pour Lombaire). Ces vertèbres sont les vertèbres les plus grandes et solides du corps et supportent une grande partie de votre poids corporel. Les vertèbres lombaires sont aussi les dernières « vraies » vertèbres, en dessous de cette région, les vertèbres sont fusionnées. En réalité, L5 est peut-être fusionnée à une partie du sacrum.

Le sacrum et le coccyx : le sacrum possède 5 vertèbres qui sont généralement fusionnées en un seul os une fois adulte, le coccyx possède 4, parfois 5 vertèbres.

L'épine dorsale, également appelée colonne vertébrale, possède 24 os individuels : les vertèbres. Entre ces vertèbres, il existe des disques intervertébraux qui agissent comme des rembourrages ou des amortisseurs. Chaque disque est composé d'un ruban externe de texture caoutchouteuse (anneau fibreux) et une substance interne gélatineuse (nucleus pupolsus).

Ensemble, les vertèbres et les disques forment un tunnel protecteur (le canal rachidien) autour de la moelle épinière et des nerfs spinaux. La moelle épinière commence en dessous du cerveau et descend jusqu'à la quasi-totalité de la colonne. Les nerfs se connectent à la moelle épinière par intervalle et sortent par des ouvertures appelées foramen. A partir de là, les nerfs vont dans toutes les directions du corps, aidant ainsi à bouger et à ressentir des sensations comme la chaleur, le froid, la douleur et la pression.

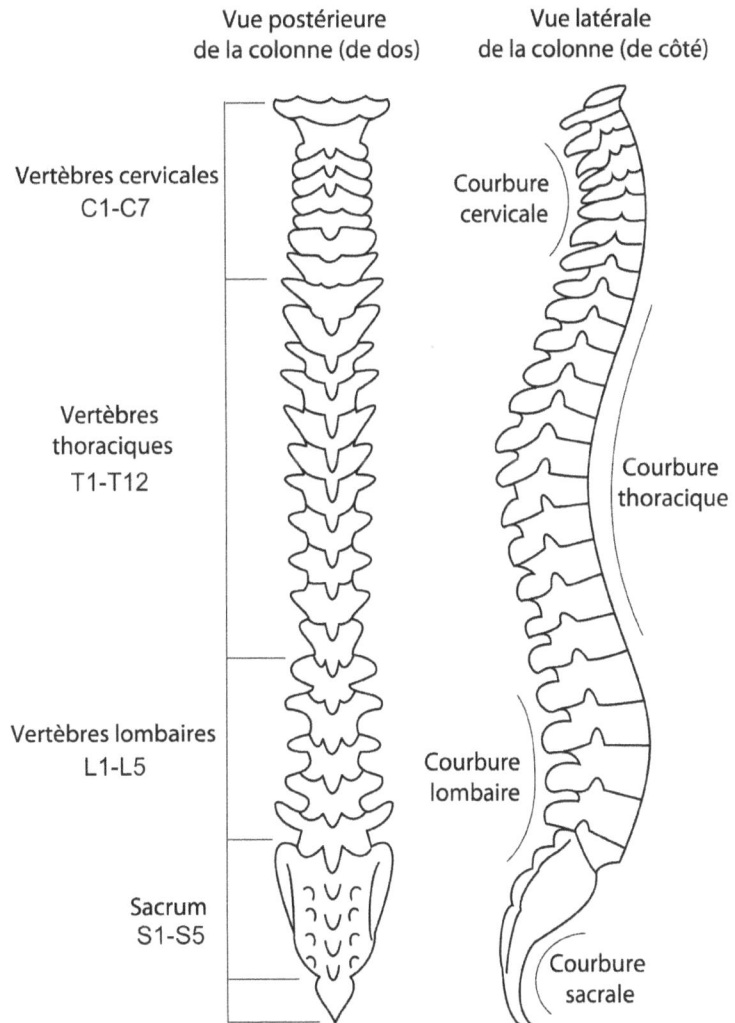

Vue postérieure de la colonne (de dos)

Vue latérale de la colonne (de côté)

Vertèbres cervicales C1-C7

Courbure cervicale

Vertèbres thoraciques T1-T12

Courbure thoracique

Vertèbres lombaires L1-L5

Courbure lombaire

Sacrum S1-S5

Courbure sacrale

Image 9 : Anatomie de la colonne vertébrale

Les changements musculaires et ligamenteux dans le cas de scoliose

L'action effectuée par les muscles est la contraction, en d'autres termes, les muscles ne tirent que dans une seule direction. Imaginez que les muscles soient des cordes, il est facile de visualiser ce dont les muscles sont capables : si vous tirez sur une corde, la corde est forte et peut supporter des poids importants mais si vous poussez sur une corde, elle va simplement se plier. Les muscles ont la capacité remarquable de réagir au stress en se contractant ou en se décontractant. Dans le cas de la colonne scoliotique, les muscles du côté concave auront tendance à rétrécir alors que les muscles du côté convexe vont s'étirer.

Il n'y a pas deux scolioses identiques, il en est de même pour les muscles qui travaillent sur la colonne et lui donnent cette apparence unique. Dans les exemples présentés sur les images 10 et 11, on peut observer l'interaction de plusieurs muscles hypertoniques (hyperactifs) qui jouent un rôle au niveau des différentes formes des courbures.

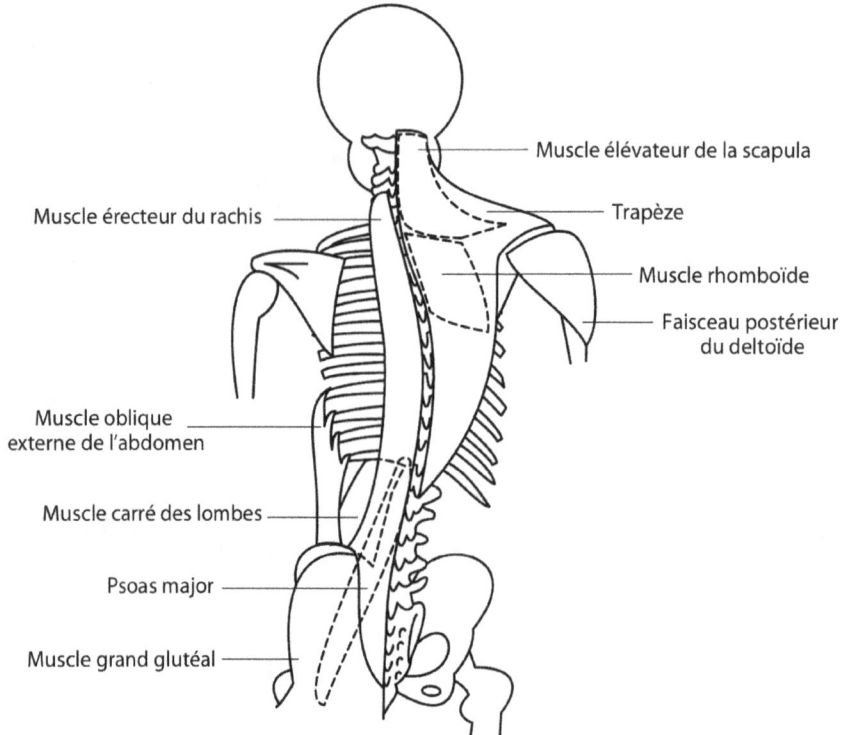

Muscle élévateur de la scapula

Muscle érecteur du rachis

Trapèze

Muscle rhomboïde

Faisceau postérieur du deltoïde

Muscle oblique externe de l'abdomen

Muscle carré des lombes

Psoas major

Muscle grand glutéal

Image 10 : Muscles qui ont tendance à être hypertoniques dans le cas d'une scoliose en forme de C

Par exemple, l'image 10 illustre une courbure en C vers la droite. On peut observer que les rhomboïdes, les trapèzes, le faisceau postérieur du deltoïde et le muscle élévateur de la scapula agissent sur la colonne et la poussent vers la droite. Les muscles érecteurs, le psoas, le carré des lombes et les muscles glutéaux agissent sur la partie inférieure de la colonne et la retend dans sa position médiane. Les actions musculaires antagonistes donnent à la colonne sa forme en C, d'où l'appellation de la scoliose en C.

L'image 11, elle, illustre le cas de la scoliose en S. Une scoliose en S implique plus de groupes musculaires car elle est composée de deux courbures. Vous pouvez observer que des muscles différents seront concernés selon la direction de la ou des courbures et la position de la courbure sur la colonne (haut ou bas du dos).

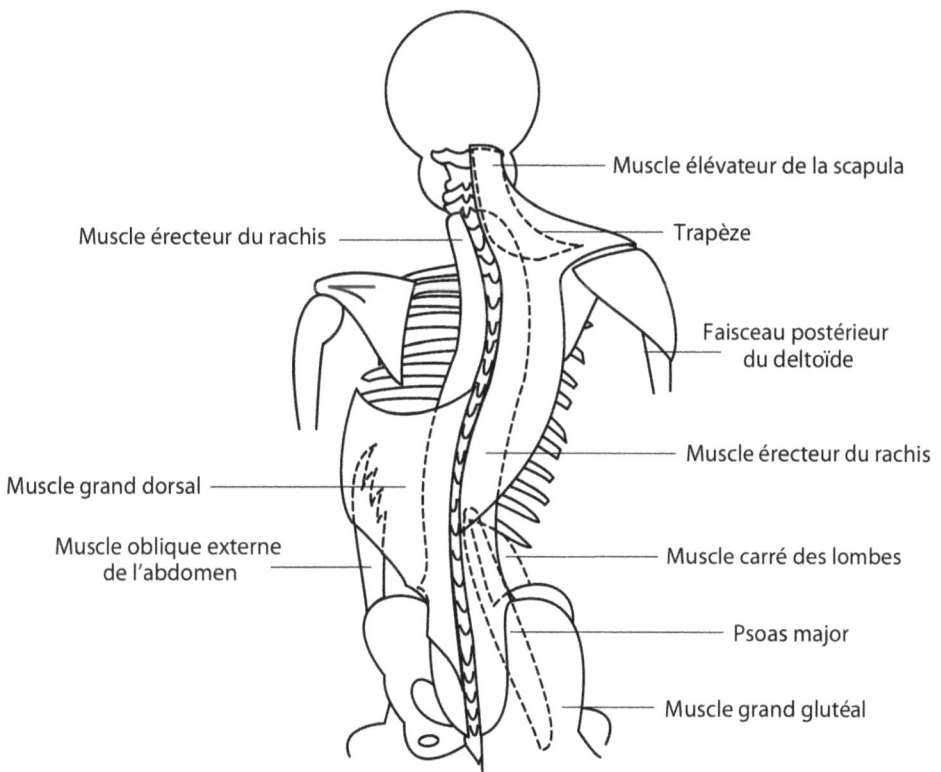

Muscle élévateur de la scapula

Muscle érecteur du rachis

Trapèze

Faisceau postérieur du deltoïde

Muscle érecteur du rachis

Muscle grand dorsal

Muscle oblique externe de l'abdomen

Muscle carré des lombes

Psoas major

Muscle grand glutéal

Image 11 : Muscles qui ont tendance à être hypertoniques dans le cas d'une scoliose en forme de S

Ou se situent les ligaments ? D'abord, Il est important de comprendre ce que sont les ligaments et quel est leur intérêt.

Les ligaments sont des tissus conjonctifs qui maintiennent les os ensemble, en formant une articulation. Ils sont composés de tissus fibreux, flexibles et étirables. Ils aident à contrôler l'amplitude des mouvements des articulations et stabilisent les articulations pour que les os ne puissent pas atteindre un niveau de non-alignement.

Les ligaments sont généralement plus tendus du côté concave de la scoliose que du côté convexe. Ils sont essentiels à la stabilisation de la colonne. Les ligaments et les muscles travaillent ensemble pour maintenir la colonne dans une position relativement droite. Dans les cas de scoliose, les ligaments et les muscles doivent travailler deux fois plus, ce qui peut créer des douleurs et des tensions.

Cartographier votre scoliose

Pour corriger correctement une scoliose, il vous faut définir quels muscles sont tendus et quels muscles sont détendus. Vous trouverez ci-dessous l'exemple d'une personne atteinte d'une scoliose en forme de S dont les tensions musculaires et la localisation de la courbure vertébrale ont été cartographiées (image 12). Suivez les étapes suivantes pour cartographier votre scoliose sur l'image 13 et mieux comprendre votre corps.

Voici la marche à suivre :

Commencez par dessiner votre scoliose sur l'image 13, d'après votre dernière radiographie. Si vous n'êtes pas en possession de votre radiographie, demandez à une autre personne d'utiliser ses doigts pour définir la courbure (les bosses dans votre dos).

Continuer en définissant les zones de tensions musculaires à l'aide de **XXX**. Vous pouvez vous aider des images 10 et 11 qui présentent les muscles généralement tendus dans les cas de scoliose en S ou C.

L'image 13 est importante pour construire votre programme d'exercices.

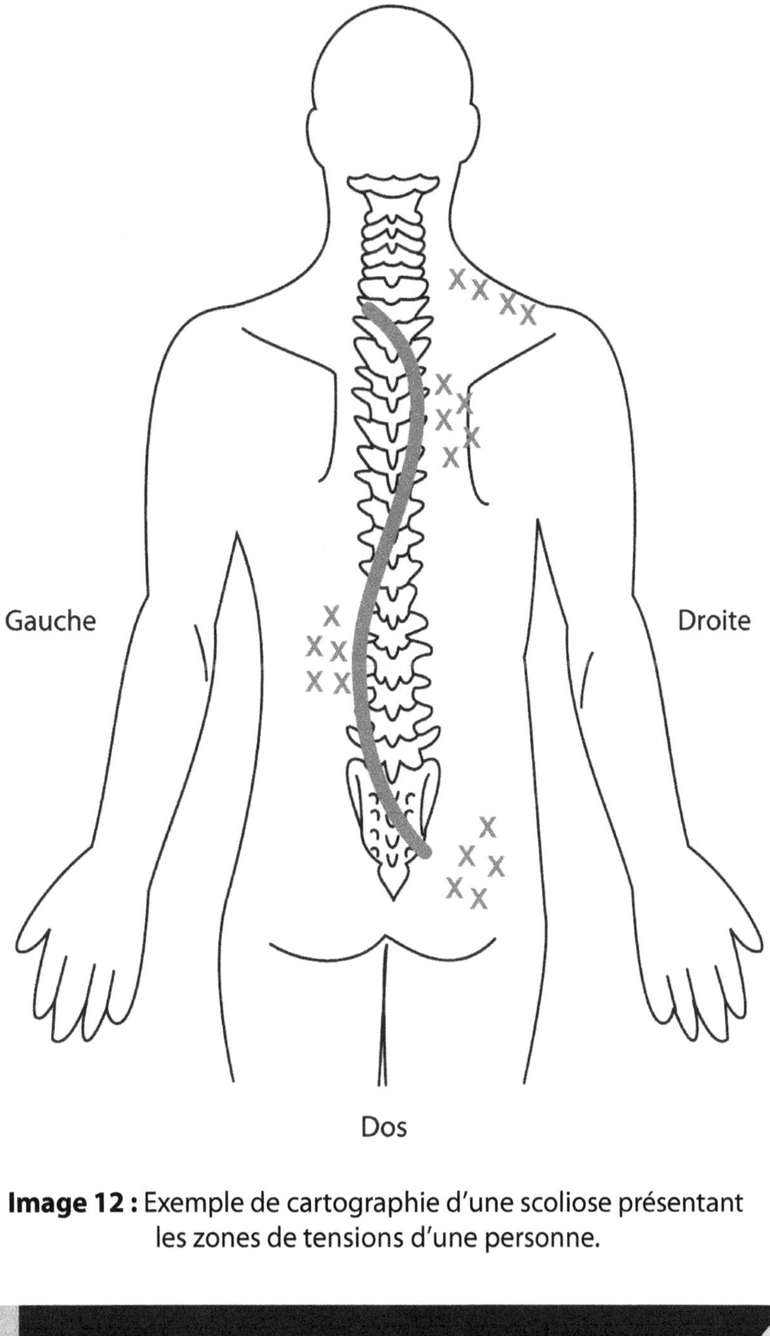

Gauche

Droite

Dos

Image 12 : Exemple de cartographie d'une scoliose présentant les zones de tensions d'une personne.

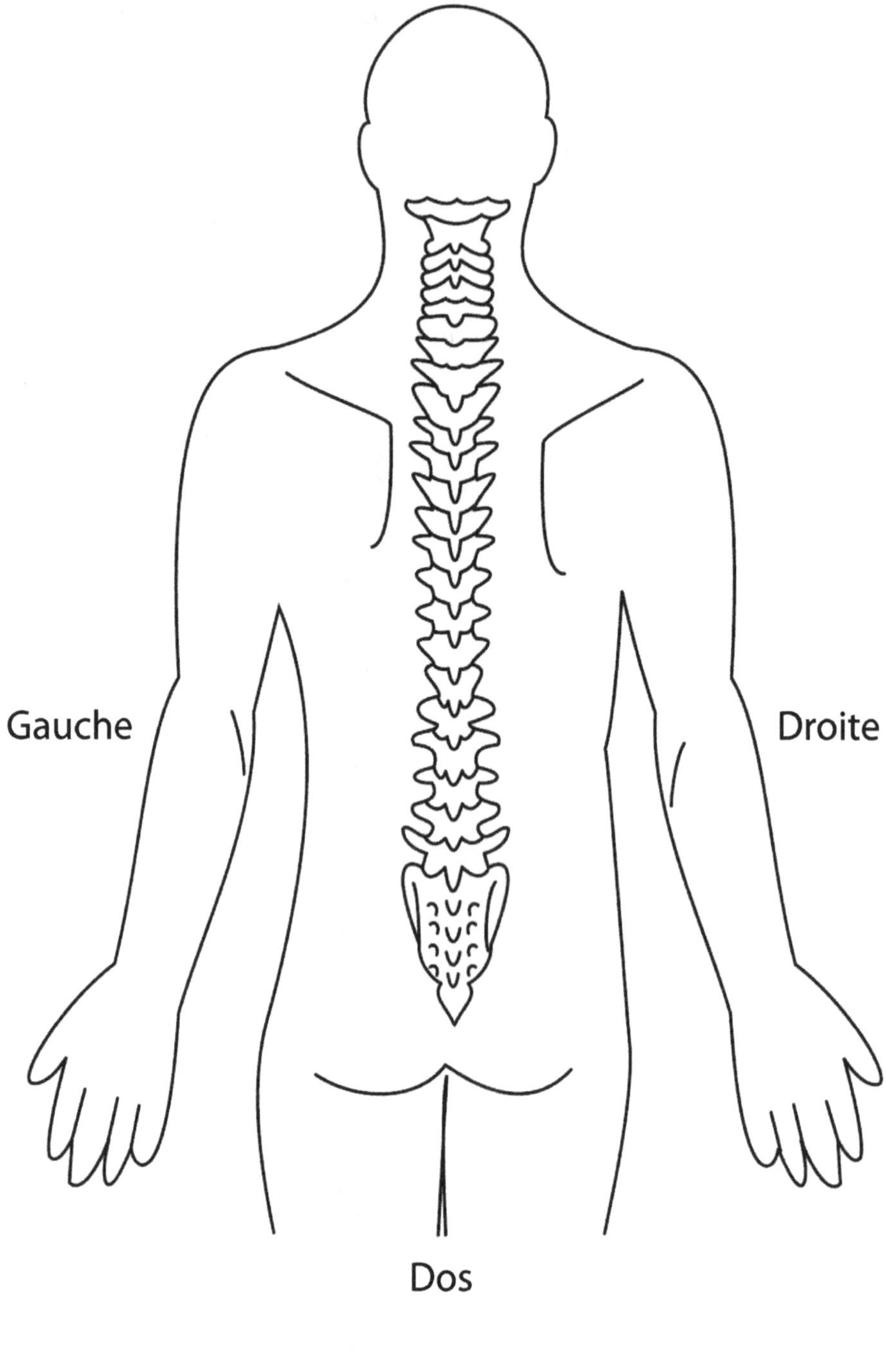

Gauche

Droite

Dos

Image 13 : Utilisez le diagramme pour cartographier votre scoliose.

Cartographier les symptômes de la scoliose

Pour combattre la scoliose efficacement, il est important de définir quels muscles sont affectés et d'identifier les zones du dos les plus souvent touchées par des douleurs, des engourdissements et des picotements. Référez-vous au diagramme du livre.

Vous pourrez vous référez à ces diagrammes plus tard, je suis convaincu qu'en suivant un régime adapté à votre Metabolic Type© ainsi qu'un programme d'exercices selon les principes définis dans ce livre, vous serez un jour libéré des douleurs et de l'inconfort dont vous souffrez.

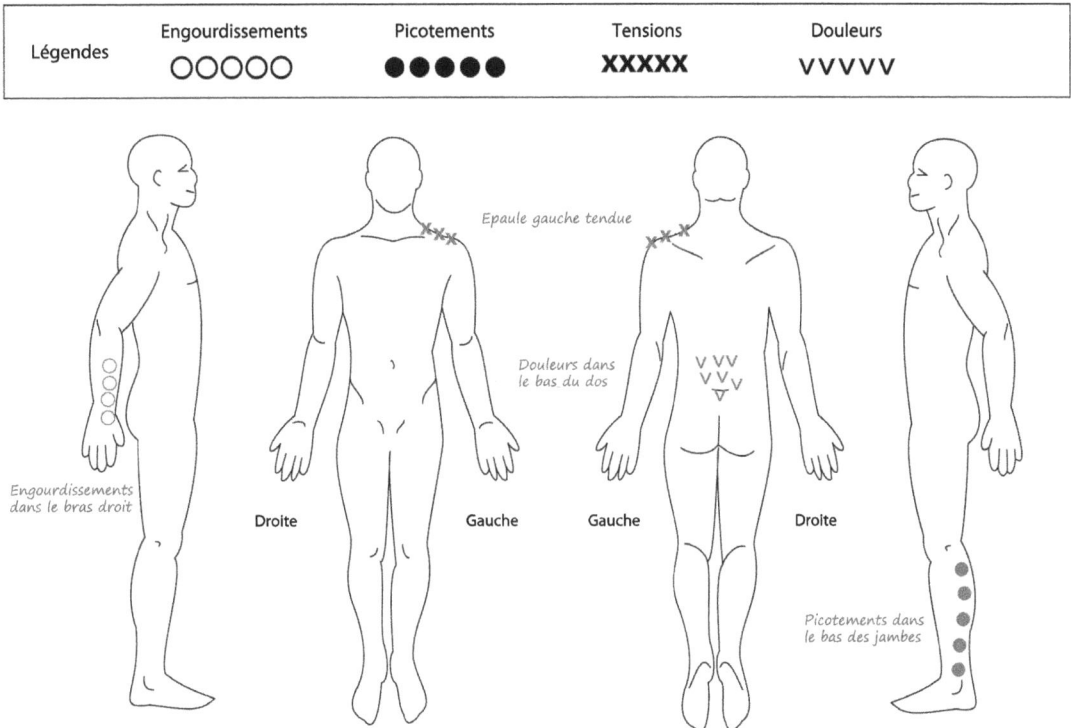

Légendes	Engourdissements ○○○○○	Picotements ●●●●●	Tensions XXXXX	Douleurs VVVVV

Epaule gauche tendue

Douleurs dans le bas du dos

Engourdissements dans le bras droit

Droite   Gauche   Gauche   Droite

Picotements dans le bas des jambes

Image 14 : Exemple de cartographie des symptômes

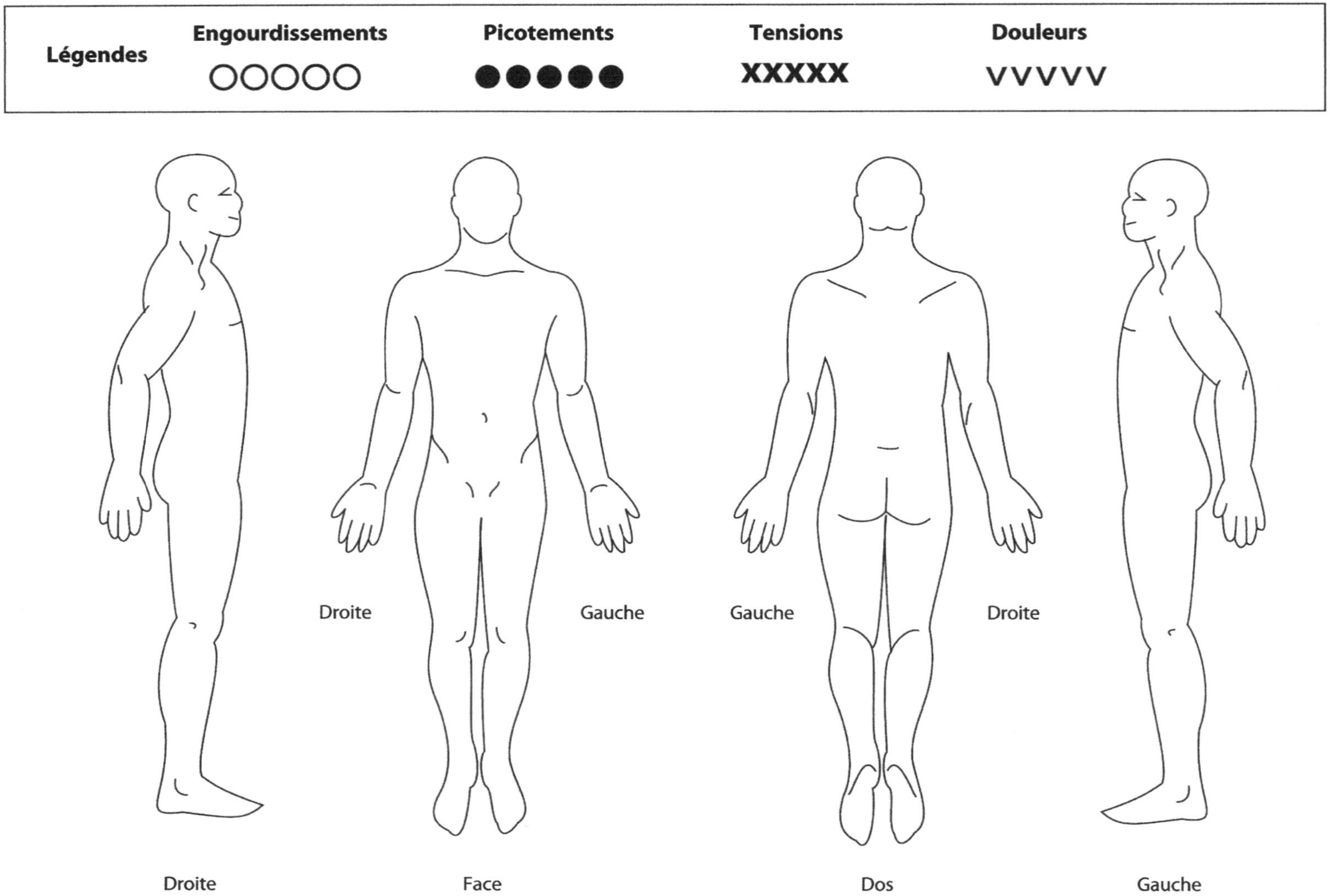

Légendes

Engourdissements	Picotements	Tensions	Douleurs
OOOOO	●●●●●	XXXXX	VVVVV

Droite — Face — Gauche

Gauche — Dos — Droite

Image 15 : Utilisez le diagramme pour cartographier vos symptômes

PRENEZ VOTRE SANTÉ EN MAIN

ScolioLife.com

Les exercices peuvent-ils soulager la scoliose ?

La réponse à cette question est un retentissant « oui ! ». Je l'ai observé de mes propres yeux au fil des années : renforcer et assouplir le corps joue un rôle fondamental dans la correction de la scoliose. En 2008, un rapport complet de 19 articles, réalisé d'après une étude sur 1.654 patients et au travers de 688 contrôles, a révélé que « toutes les études confirmaient l'efficacité des exercices dans la réduction du taux de progression (principalement au début de la puberté) et /ou la rectification des angles de Cobb (vers la fin de la croissance). Les exercices étaient également considérés comme efficaces pour la réduction de la prescription de corsets».[83]

Ces cinq dernières années, huit nouveaux articles ont été publiés à travers le monde (Asie, Etats-Unis, Europe de l'Est), attestant tous de la valeur de l'exercice dans le traitement de la scoliose, montrant ainsi que l'intérêt porté aux exercices pour guérir d'une scoliose ne se limite pas uniquement à l'Europe de l'Ouest. Ces études confirment et renforcent les études précédentes. Les preuves réunies à ce jour sont utilisées pour la prévention de la scoliose mais aussi pour sa guérison !

Inverser les dégénérescences et les blessures de la colonne vertébrale

Le mythe le plus courant sur la scoliose est qu'une fois les dégâts de la colonne survenus, y compris les dégâts au niveau des disques et des nerfs, il est nécessaire de passer par la chirurgie sinon vous serez condamné à subir des douleurs, des faiblesses et des dysfonctionnements d'autres organes toute votre vie.

Cela ne pourrait pas être plus éloigné de la vérité. En suivant quelques-uns des conseils présents dans ce livre et en incorporant un programme d'exercices réguliers, vous pourrez non seulement guérir votre colonne mais aussi inverser les dégâts subis par cette dernière. Comment les disques intervertébraux se réhydratent-ils et se régénèrent-ils ? Ils ont besoin de trois choses pour se régénérer : du mouvement, de l'eau et des nutriments. Un fait scientifique très connu dit qu'une colonne adulte droite peut perdre jusqu'à 20 millimètres de hauteur chaque jour en raison de la perte de fluides au niveau des disques.

Pendant le sommeil une partie de ce fluide ainsi que de la hauteur sont regagnées mais pas complètement, ce qui fait que lorsqu'une personne atteint l'âge de 60 ans, elle commence à perdre une quantité importante de fluides au niveau des disques ainsi que de la flexibilité au niveau des os. En effet, une perte d'eau dans les disques de seulement 12 % peut entraîner une réduction de la hauteur des disques de 50 % !

Sachant que les disques sont composés à 88 % d'eau, une hydratation correcte est essentielle pour nourrir, lubrifier et faire fonctionner la circulation de la nutrition et l'élimination des déchets au niveau des cartilages, des tendons, des ligaments et des disques spinaux.

Cependant, plus les gens vieillissent, plus ils se sédentarisent et développent des maladies dégénératives progressives au niveau de la posture et de la colonne, perdant ainsi la souplesse naturelle de la colonne. Ceci arrive quand les disques se déshydratent et perdent de la hauteur. C'est la raison principale qui explique pourquoi les douleurs chroniques du bas du dos apparaissent lorsqu'une personne est restée assise pendant longtemps plutôt qu'après une session de marche ou d'exercices. Lorsqu'une personne est assise en face d'un ordinateur ou d'une télévision pendant une longue période, les disques spinaux se déshydratent, créant des trous par lesquels les nerfs sortent de la colonne pour devenir plus petits et finir par être pincés. Lorsque cela arrive, des douleurs chroniques commencent à apparaître et mènent à des pertes de sensations et de fonctions musculaires plus sévères, selon les nerfs associés à la zone de la colonne en question.

La recherche a montré que si l'on peut créer des cycles de chargement et de déchargement, nous pourrons « ré aspirer » l'eau dans nos disques et ainsi les réhydrater. Des cycles de chargement et de déchargement ne sont rien de plus que des mouvements de compression et de traction s'alternant consécutivement au fil des mouvements de la colonne. En clair, la colonne prospère dans les activités physiques comme la marche ou la nage.

En commençant tôt, lorsque la colonne est encore jeune, souple et flexible et que les effets de la scoliose ne sont pas trop avancés, les résultats sont encore plus visibles. En consommant les bons nutriments et en faisant les exercices comme conseillés dans ce livre, il serait possible de régénérer rapidement la colonne et d'introduire un certain degré de correction et de guérison.

Etude de cas : Prendre le contrôle de sa colonne

Les parents de Cher découvrirent qu'elle boitait lorsqu'elle atteignit 13 ans et s'en inquiétèrent. Ils remarquèrent que sa jambe gauche était plus courte que la droite. Une infirmière en chef, amie de la famille, lui conseilla d'aller voir le médecin et ce dernier découvrit qu'elle souffrait d'une scoliose. C'était la première fois que ses parents entendaient parler de cette maladie. Elle présentait une courbure en forme de C de 38 degrés au niveau de la région lombaire. On lui fixa un corset en plastique qu'elle devait porter toute la journée. Le port du corset aida son problème de dos mais en causa un autre en ébranlant sa confiance en elle. Elle détestait son corset et les contraintes qu'il lui imposait sur son style de vie et sa manière de s'habiller. A l'école, elle devait se vêtir d'un uniforme deux tailles plus grandes qu'elle et cela ne lui allait pas du tout ! Blessée par les méchancetés lancées par ses camarades de classe, elle commença à se renfermer sur elle-même et devint particulièrement timide et renfermée.

Pire encore, elle ne pouvait pas réaliser la moitié des exercices que son professeur d'éducation physique lui demandait de faire car le frottement sur les bords rugueux du corset se traduisaient par des bleus. Elle devait porter deux sacs d'écoles. Chaque jour, il lui fallait 3 à 5 heures pour aller et revenir de l'école et elle se souvient encore de la honte à marcher sous la chaleur de l'après-midi en transpirant à grosses gouttes en dessous de son corset. Les années passèrent et elle se résigna à vivre avec cette colonne tordue, elle choisissait des vêtements qui pourraient dissimuler l'asymétrie de son corps et abandonna l'idée d'être soignée.

En avril 2006, elle soufrait de maux de dos très sévères et resta au lit pendant près d'une semaine. Elle avait prévu de partir pour l'Australie, lorsque sa sœur lui apporta une coupure de journal qui mentionnait mon séminaire. Après avoir fait des recherches sur internet, elle décida de décaler son départ et de tester mon traitement.

La radiographie du prétraitement montrait en effet que sa courbure s'était dégradée au fil des ans, atteignant maintenant 55 degrés et affectant d'autres régions de son corps comme le cou. Les six mois suivants, malgré sa charge de travail, elle ne manqua pas une seule session. Le traitement initial était inconfortable mais deux mois plus tard, son corps commença à s'ajuster à toutes ses tensions et ses étirements. Elle continua vaillamment et son corps commença à se transformer graduellement et à devenir plus flexible. Elle commençait à se sentir plus énergique.

Après le traitement de six mois, ses radiographies ont révélé une amélioration de 15 degrés. A la fin de la thérapie, elle m'a dit que son père avait pris des photos de son dos avec un appareil photo numérique et que même lui pouvait voir la différence.

« Pour moi, toute cette expérience de traitement signifiait bien plus que la simple correction de 15 degrés au niveau de ma colonne. Je me suis sentie très chanceuse, et j'ai appris à croire que peu importe le problème, il y a toujours une solution ».

— Cher C. (33 ans)

CHAPITRE 13

Exercices d'amélioration de la posture

" *La posture est la clé de la vie* "

— Mark Twain

Un jour, je fus contacté par un père très inquiet qui me dit : « Dr Lau, ma petite fille de 14 ans est atteinte de scoliose. Les médecins disent qu'on ne peut rien faire. Nous devons simplement « observer et attendre » et ensuite, si la courbure s'aggrave, éventuellement envisager la chirurgie. Elle souffre beaucoup et nous souhaitons savoir ce qui est le mieux pour elle. Pouvez-vous nous aider ? »

La première chose que je leur dis fut de ne plus « observer et attendre ». C'est en réalité la pire des choses à faire. Il faut au contraire se conduire comme des parents responsables et agir rapidement. Plus tard, je leur ai raconté l'histoire de l'évolution de l'espèce humaine.

J'essayai de leur expliquer, en utilisant des mots simples, que nos ancêtres marchaient à quatre pattes, leurs organes abdominaux et thoraciques (poitrine) pendant à partir de la colonne, qui était alors soutenue par leurs membres avants et arrières.

Cependant, lorsque l'homme a commencé à se dresser et à marcher droit, ses jambes arrière sont devenues un soutien solide pour le reste du corps et c'est à ce moment là, que tout a changé. La colonne présentait désormais tous les organes en face d'elle, il y avait donc le risque de tomber en avant. C'est pourquoi au cours de l'Evolution, les muscles du dos se sont renforcés pour compenser, agissant comme des poulies qui maintiennent la colonne droite. Aujourd'hui, la colonne agit principalement comme une structure qui offre aux muscles assez de surface pour s'accrocher. Lorsque la colonne se tord, se courbe ou se plie, le mouvement provient des contractions musculaires.

Ces mêmes muscles peuvent entraîner des spasmes en raison d'une mauvaise posture, d'un traumatisme survenus à la naissance ou plus tard à cause d'un style de vie sédentaire, de douleurs de dos chroniques, de déséquilibres nutritionnels, de carences en minéraux, de problèmes génétiques, de malformations de l'articulation de la hanche et bien d'autres facteurs. Je leur expliquai également que la scoliose commence souvent par un spasme des muscles d'un côté de la colonne. Cela force la colonne à se courber de ce côté, ce qui durcit les ligaments et les muscles et tord la colonne. En fin de compte, la courbure en S se développe lorsqu'un autre groupe de muscles dorsaux dans la région basse à l'opposé entraîne des spasmes. Les courbures supérieures et inférieures commencent graduellement à se pousser l'une contre l'autre, déformant ainsi la colonne sans relâche.

Tout cela confirme qu'il est préférable de soigner au plus tôt une scoliose. Heureusement, les parents de la jeune fille comprirent que la théorie du « on attend et on verra » n'était vraiment pas idéale et nous avons pu commencer le traitement ensemble sans attendre.

La scoliose, posture et alignement du corps

Au début du 19ème siècle, une mauvaise posture était considérée comme étant un facteur important du développement de la scoliose. Aux Etats-Unis, les exercices d'amélioration de la posture étaient considérés primordiaux pour traiter cette maladie. Ils ont toutefois perdu de leur popularité lorsque le port du corset et la chirurgie sont devenus plus courants.

Suite à mes expériences, j'ai compris l'importance de la correction de la posture chez les patients atteints de scoliose. J'insiste sans cesse, auprès de mes patients, sur l'importance d'une bonne posture et de l'alignement du corps, comme il est mentionné dans les méthodes décrites dans les livres de médecine antique. Aujourd'hui, nous avons plusieurs termes pour nommer ces anciennes techniques : « l'ergonomie » et « l'alignement du corps», mais les principes de base restent les mêmes.

Voici quelques conclusions sur certaines études scientifiques qui témoignent d'un lien fort entre la scoliose et la posture :

- Maintenir la colonne d'un côté provoque la scoliose[84] chez les lapins
- Lors d'une étude russe, la rétroaction biologique était utilisée pour corriger les défauts de la posture[85] et redresser la colonne vertébrale.
- Une étude, réalisée en Pologne en 1979, a montré que les exercices d'amélioration de la colonne et la thérapie d'exercices jouaient un rôle dans la prévention et la guérison de la scoliose.[86]
- Une étude, réalisée à Hong Kong en 2001, a montré des résultats prometteurs dans le traitement de la scoliose grâce aux exercices d'amélioration de la posture.[87] D'après les auteurs de cette étude : « Un contrôle actif de la colonne pourrait être réalisé, sur le long-terme, grâce aux muscles de la colonne du patient »
- D'après un article publié dans le journal médical « Spine », des études japonaises et suédoises montrent qu'il existe des troubles de l'équilibre dans les cas de scoliose idiopathique.[88] Sachant cela, il n'est pas surprenant de voir ces études venues de Russie, de Pologne et de Hong-Kong souligner les effets positifs de la correction de la posture dans les cas de scoliose.

Au bout du compte, une bonne posture maintient les muscles en équilibre et le corps bien aligné. Une mauvaise posture, au contraire, place un poids anormal sur les articulations et crée des tensions au niveau des muscles et des tendons, provoquant ainsi des douleurs. De plus, une mauvaise posture ne soutient pas correctement les organes internes, la circulation sanguine est entravée et un dysfonctionnement apparaît. Dans les cas de mauvaises postures, il est toujours nécessaire de suivre un programme d'étirements pour rallonger les muscles courts ainsi qu'un programme d'exercices pour renforcer les muscles faibles ou relâchés que je développerai dans la seconde partie du livre.

Comment développe-t-on une mauvaise posture ?

En réalité, il existe de nombreux facteurs qui peuvent agir sur la posture, à savoir les habitudes et les activités quotidiennes, ainsi que les dispositions génétiques et les maladies qui en découlent comme la scoliose, l'ostéoporose, l'arthrite et les maladies qui provoquent des douleurs et forcent la personne à mal se tenir.

Cependant, comme beaucoup d'autres informations mentionnées dans ce livre, nous devons revenir aux fondamentaux. Nous étions des chasseurs cueilleurs supposés passer nos journées à vagabonder et faire des activités physiques telles que chercher des fruits rouges ou chasser du gibier. Or, nous ne faisons plus ce vers quoi l'être humain avait dans un premier temps évolué. Nous ne sommes pas censés passer nos journées assis devant un ordinateur ou à fixer la route, ou toute autre activité moderne, bien différente de celles pratiquées par nos ancêtres.

Des conseils pour une bonne posture

Une bonne posture est une posture équilibrée où le corps est bien centré afin que la gravité soit répartie de manière égale et que les articulations du corps soient détendues. Lorsque les articulations ne sont pas dans des positions inconfortables, les muscles et les tensions inutiles se relâchent. Une bonne posture est le positionnement mécanique le plus efficace pour le corps.

Une bonne posture implique :

- Une ligne droite passant par les oreilles, les épaules, les hanches, les genoux et les chevilles
- La tête centrée
- Les épaules, les hanches et les genoux à hauteur égale

Les erreurs de posture les plus courantes impliquent :

- La tête penchée en avant
- Les épaules en avant
- Le bas du dos cambré ou le dos plat
- Inclinaison excessive du bassin antérieur (dos saillant)
- Inclinaison excessive du bassin postérieur (abdomen/pelvis saillants)

Tester votre posture

Afin de déterminer si votre posture est correcte, suivez les tests suivants :

Le test du mur

Tenez vous debout, l'arrière de la tête en contact avec le mur et les talons à 15 centimètres de la plinthe. Les fesses touchant le mur, placez votre main entre le bas du dos et le mur puis entre le cou et le mur. Si vous pouvez amener le bas du dos à 3, 4 centimètres et le cou à 5 centimètres, votre posture est proche de l'excellence.

Le test du miroir

Vous pouvez suivre ce test en face d'un miroir de plain-pied ou demander à votre conjoint ou à un ami de le faire pour vous. Répondez à ces questions et utilisez l'image 16 à la page suivante :

1.	la tête est droite	oui/non
2.	les épaules sont à la même hauteur	oui/non
3.	les hanches sont à la même hauteur	oui/non
4.	les genoux sont vers l'avant	oui/non
5.	les chevilles sont droites	oui/non

Observez maintenant votre corps de profil (ou demandez de l'aide à quelqu'un) et observez les éléments suivants :

1. la tête est droite plutôt que penchée vers l'avant et l'arrière — oui/non
2. le menton est parallèle au sol — oui/non
3. les épaules sont alignées aux oreilles — oui/non
4. les genoux sont droits — oui/non
5. il y a une courbure légère vers l'avant au niveau du bas du dos — oui/non

Si vous avez répondu « non » à 3 ou plus de ces questions, votre posture n'est pas correctement alignée.

Le test du miroir

Les déséquilibres de la posture corporelle peuvent être le signe de déséquilibres au niveau de la colonne. Suivre les exercices présentés dans les chapitres suivants corrigera les déséquilibres musculaires et vous aidera à obtenir une belle posture. Voici deux conseils pour vous aider à améliorer votre posture immédiatement

1. Imaginez que des ballons sont attachés à la partie supérieure des muscles du tronc et que ces ballons élèvent vos muscles dans le ciel. Cela devrait immédiatement améliorer la position de vos épaules rentrées et même la position en avant de votre tête. Rétractez tranquillement le menton pour que le cou puisse s'allonger légèrement.

2. Puis, tirez vos omoplates vers la colonne et abaissez-les vers le milieu du dos. La raison de cet exercice est que si vous vous contentez de tirer les épaules vers l'arrière vous allez faire travailler vos muscles trapèzes qui remontent les épaules. Le problème est que ces muscles sont généralement trop surmenés et tendus, car c'est là qu'agit le stress. Nous ne voulons donc pas ajouter de la tension à ces muscles. Tirez les omoplates en arrière et vers le bas pour maintenir vos épaules relâchées et les muscles de votre poitrine étirés.

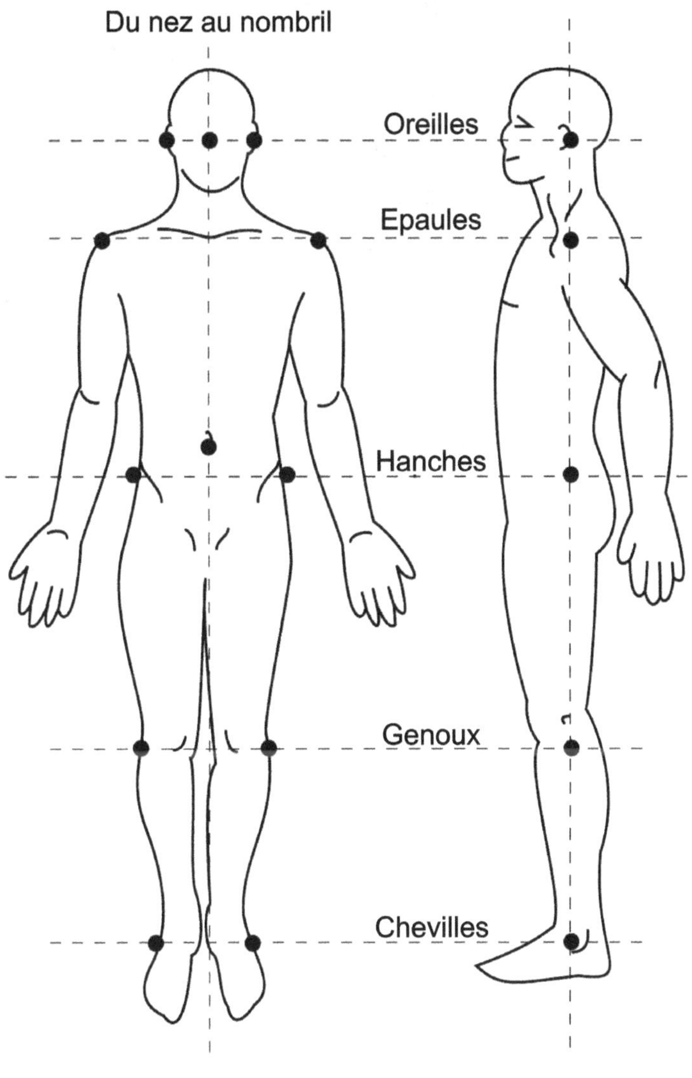

Image 16 : Testez votre posture en face d'un miroir de plain-pied

Histoires personnelles : Diplômé en droit atteint de scoliose

En 1994, on m'a diagnostiqué une scoliose légère. Elle ne nécessitait pas de chirurgie mais entraînait occasionnellement des maux de dos et un léger boitement lorsque je marchais. En 2005, j'ai entendu parler d'un traitement non chirurgical spécialisé sur la correction de scoliose. J'étais bien entendu un peu sceptique car ce traitement n'était pas encore connu. Cependant, une première consultation avec Kevin Lau, Docteur en chiropractie, m'a convaincu que cela valait le coup d'essayer. Au fil des mois de consultations régulières et en suivant son traitement, mon état s'est progressivement amélioré. Le traitement holistique qu'il proposait incluait des conseils relatifs à l'alimentation et à mon style de vie. Certains conseils semblaient radicaux et difficiles à accepter à l'époque, mais les livres et les extraits de journaux ont bientôt corroboré leur efficacité. Le traitement de Kevin Lau responsabilise les patients en leur donnant les moyens de contrôler leur propre bien-être. Ainsi les patients disciplinés, déterminés et réceptifs aux nouvelles idées bénéficieront du temps passé sous ses soins.

— Daryl L. (26 ans)

Etirements pour équilibrer le corps

« La vie, c'est comme rouler à vélo. Il faut toujours être en mouvement pour garder l'équilibre. »

— **Albert Einstein**

Nos ancêtres vivaient une vie bien plus active que la plupart d'entre nous aujourd'hui. De la révolution industrielle à nos jours, les machines se sont de plus en plus imposées dans notre quotidien. Nous sommes devenus de plus en plus sédentaires. On roule au lieu de marcher, on prend l'ascenseur plutôt que de monter les escaliers et on s'assoit devant des bureaux au lieu de travailler dans les champs. Il en résulte que nos muscles et nos os sont plus faibles, moins en forme et donc sujets aux blessures et aux maladies.

La plupart d'entre nous savent que les exercices sont essentiels à une bonne santé. Comme nous faisons de moins en moins d'exercices, il est important d'apprendre à s'étirer convenablement. S'étirer est le pont qui relie le monde sédentaire au monde actif. On ne peut pas entrer dans ce monde actif sans utiliser ce pont, sous peine de se blesser. Les étirements maintiennent les muscles souples, préparent le mouvement et aident à la transition d'un état d'inactivité à un état d'activité sans heurts.

Situer les tensions musculaires

Commençons cette section par un autodiagnostic. Sur l'image 13 du chapitre précédent, marquez les régions du dos où les muscles sont tendus, c'est-à-dire les régions du dos qui sont inconfortables lors des étirements. Pour cela, tenez-vous droit, les mains le long du corps et les bras tendus. Montez-les doucement en face de vous jusqu'à ce qu'ils soient au dessus de votre tête, tout cela en maintenant votre dos le plus droit possible.

Ressentez vous des tensions ? Avez-vous ressenti un inconfort dans le bas du dos ? Le côté droit était-il plus tendu que le côté gauche ? L'épaule gauche était-elle plus difficile à bouger que la droite ? Y avait-il une tension dans le dos pendant le mouvement ?

Suivez ensuite les exercices répertoriés à la fin de cette section en vous concentrant sur les régions les plus tendues de la colonne, du cou au bas du dos. Répétez chaque exercice tranquillement, en augmentant progressivement la durée des étirements.

Pour bien saisir les bénéfices des étirements et des exercices il est nécessaire de comprendre l'état dans lequel vous vous trouvez et de correctement situer les déséquilibres de votre corps. Il est important de savoir quels groupes de muscles sont les plus tendus, lesquels sont faibles et comment ces déséquilibres affectent votre corps dans sa totalité.

Le but principal étant de ramener votre corps à un état d'équilibre afin que la scoliose s'améliore. Si un groupe de muscles est trop fort ou tendu et les os sont tirés hors de leur position initiale, les articulations finiront par ne pas fonctionner correctement. Les articulations vont s'user et tous les mouvements finiront par être douloureux.

Il y a environ 600 muscles qui permettent au dos de bouger, ils jouent pratiquement tous un rôle au niveau de la santé et du fonctionnement adéquat de la colonne vertébrale et il est nécessaire de tous les faire travailler régulièrement.

Rappelez-vous également que vos muscles peuvent tirer le pelvis dans de nombreuses directions. Si votre pelvis est dans une position anormale, un côté semble jaillir plus que l'autre (pelvis inégal), la colonne pourrait suivre le mouvement et ainsi présenter une courbure anormale. Cette courbure anormale finira par progressivement causer des douleurs et s'aggraver.

En fin de compte, peu importe l'âge, le sexe, la forme physique ou le poids, rappelez-vous que nous sommes tous victimes de déséquilibres et nous devons tous comprendre que les étirements et les exercices peuvent jouer un rôle significatif sur la façon dont nous vivons et notre état de santé au fur et à mesure que l'on vieillit. Une fois que vous comprenez le concept de déséquilibre, il faut identifier leurs localisations dans le corps. Si vous étirez un groupe de muscles qui n'en a pas besoin, le déséquilibre ne sera pas corrigé.

Précautions pour les exercices

Il y a certaines précautions à suivre avant de commencer le moindre exercice :

- Avant de commencer, cartographiez sur le diagramme du chapitre tous les muscles tendus et faibles de votre corps.
- Tout comme les athlètes, assurez-vous de connaître quels muscles ont besoin d'être renforcés et quels muscles doivent être étirés. En règle générale, je conseille d'étirer les deux côtés et pour définir quels muscles sont tendus. Rappelez-vous : personne n'est identique et il n'y a pas deux scolioses identiques non plus.
- Pratiquez des techniques d'étirement et de renforcement comme décrit dans cette section et assurez-vous de faire travailler les régions visées.

Commencez par incorporer des étirements qui relâchent les tensions dans toutes les régions de la colonne, jusqu'à ce que les deux côtés semblent égaux et équilibrés.

L'étirement des muscles ischio-jambiers est très important car une tension dans cette région limite le mouvement du pelvis, ce qui mène a un déséquilibre du pelvis et peut augmenter les tensions dans le bas du dos. Il y a de nombreux exercices pour faire travailler les muscles ischio-jambiers, y compris ceux mentionnés dans le livre. Trouvez-en un avec lequel vous êtes confortable.

Des activités comme le yoga ou la méthode Pilate incorporent les étirements et la relaxation, ce qui réduit les tensions dans les muscles porteurs de stress. Le yoga requiert du patient qu'il maintienne des positions agréables pendant 10 à 60 secondes. Le temps de la pose, certains muscles se tendent alors que d'autres se relâchent favorisant ainsi la relaxation et la flexibilité des muscles et des articulations. La méthode Pilate aide à renforcer et à former les muscles centraux du dos, de l'abdomen et des jambes. Les deux sont considérés être de bons exercices pour maintenir la colonne stable et souple à la fois, et je les recommande régulièrement pour l'entretien de la colonne lorsque la correction a été effectuée. Cherchez des instructeurs qui sont familiers ou qui sont spécialisés en scoliose.

Toute activité qui implique des chocs et des impacts importants sur la colonne doit être évitée. Cela inclut les sports dynamiques comme les courses de cross-country, le ski et l'équitation. La nage est une activité physique idéale qui apaise les gênes de la scoliose chez certains patients. Lorsque vous êtes dans l'eau, essayez les exercices suivants :

- Ramer sur place ou en mouvement
- Pédaler comme sur un vélo
- Attacher des poids à vos chevilles en nageant
- Lever la jambe en vous penchant sur chaque côté et en vous tenant au côté de la piscine ou à un objet immobile.

La recommandation générale est de maintenir une activité physique quotidienne, des exercices d'aérobic deux à trois fois par semaine (par exemple de la marche rapide, du vélo ou de la nage). Si vous avez vécu une vie sédentaire jusqu'à maintenant, laissez passer un jour ou deux entre les sessions d'exercices.

Ne vous entrainez pas trop : le repos est une phase importante du processus de guérison, les muscles et les os profitent de ce temps pour guérir.

La durée minimum d'exercice généralement recommandée est de 20 minutes (sans compter les étirements avant et après l'activité physique). La durée maximum devrait être d'une heure, selon les exercices que vous aurez choisis. Si vous débutez, commencez par 10 minutes.

Bonnes techniques d'étirements

S'étirer semble facile mais lorsque les étirements sont mal faits, ils entraînent des blessures. Je ne peux insister assez sur le fait que de bonnes techniques d'étirements sont essentielles. Les étirements ne doivent pas être considérés comme un concours et ne doivent jamais être exagérés. Le but n'est pas de s'étirer au point d'en souffrir mais bien de réduire les tensions musculaires. Les étirements doivent être relaxants et réchauffants. Essayer de s'étirer au maximum ne devrait jamais être l'objectif, cela ne ferait que mener à des douleurs et à des blessures. En fin de compte, l'étirement, quand il est réalisé correctement, doit être agréable.

De manière générale, choisissez un programme d'exercice qui :

1. **Est individualisé à vos besoins et correspond à votre style de vie**

   Etes-vous en bonne santé et physiquement actif ? Avez-vous été sédentaire pendant les 5 dernières années ? Etes-vous un athlète professionnel ? Récupérez-vous d'une blessure grave ? Souffrez-vous souvent de douleurs et de raideurs au niveau des muscles et des articulations? Selon ces différents scénarios, le programme d'exercices devra être unique et ajusté à vos besoins.

2. **Faites une analyse spécifique des régions ou des groupes de muscles qui nécessitent d'être étirés**

Les muscles sont-ils prêts ? Y a t-il des dégâts au niveau des articulations, des ligaments et des tendons… ? La zone a-t-elle été blessée récemment ? Est-elle au stade de la récupération ?

Si le groupe de muscles étirés n'est pas complètement en forme, évitez tout étirement dans cette région. Travaillez sur le rétablissement et la réhabilitation avant de passer à des exercices d'étirements spécifiques.

3. **N'oubliez pas de vous échauffer avant les étirements**

En augmentant la température des muscles, vous faites en sorte que les muscles soient plus relâchés, souples et maniables. C'est essentiel pour assurer l'impact maximum des exercices.

4. **Etirez vous tranquillement (évitez les bonds)**

Cela vous aidera à relâcher les muscles, ce qui rend les étirements plus agréables et efficaces et évitera le déchirement des muscles ainsi que des tensions causées par des mouvements rapides et saccadés.

5. **N'étirez QUE les points de tension**

L'étirement n'est pas censé être douloureux ; cela doit être agréable, relaxant et très bénéfique. Nombreux sont ceux qui croient devoir être en état de douleur constante pour profiter des étirements. C'est une des erreurs les plus sérieuses concernant les étirements.

6. **Respirez doucement et normalement**

De nombreuses personnes arrêtent inconsciemment de respirer lorsqu'elles s'étirent. Cela cause des tensions musculaires, ce qui rend les muscles plus difficiles à étirer.

Afin d'éviter cela, rappelez-vous qu'il faut respirer doucement et profondément pendant les étirements. Cela contribue au relâchement des muscles, à la bonne circulation du sang, de l'oxygène et des nutriments vers les muscles.

Le reflexe d'étirement

Avez-vous déjà touché quelque chose de chaud ? Votre corps réagit automatiquement en un clin d'œil et éloigne votre main de la source de chaleur sans que vous ayez pris une décision consciente. C'est un reflexe automatique des nerfs en réponse à un stimulus douloureux.

Les muscles ont un système de réflexe similaire, un mécanisme de protection qui les empêche d'être blessés involontairement. Lorsque vous étirez trop vos muscles, la réponse du corps est de les tendre !

Il est important d'écouter votre corps et de faire attention aux signaux qu'il vous envoie. Lorsque vous vous étirez trop, ce reflexe est activé et des douleurs en résultent. Votre corps vous dit que vous en faites trop. Si vous continuez à vous étirez jusqu'à l'inconfort, il en résulte la multiplication de tissus cicatriciels au niveau des muscles et une perte graduelle d'élasticité. Si vous êtes atteint de scoliose, blesser les muscles qui soutiennent la colonne est la dernière chose que vous souhaitez. Tenez compte des signaux de votre corps et n'étirez pas trop vos muscles.

On n'a rien sans rien

Beaucoup d'entre nous ont intégré, dès leur plus jeune âge, l'idée que si on ne souffre pas pendant les exercices, cela n'est pas efficace et que, à moins de se dépasser et de ressentir de la douleur, on n'essaye pas vraiment.

Cette façon de penser est tout à fait incorrecte et peut être dangereuse. Les étirements bien faits ne doivent jamais faire mal mais doivent être agréables et relaxants.

Exercices d'étirements

Dans cette prochaine section, quelques exercices d'étirements, que je recommande à mes patients atteints de scoliose, sont décrits. Des illustrations des différents étirements sont également là pour vous aider à les assimiler afin de les réaliser correctement.

La plupart de ces étirements doivent être maintenus pendant 20 à 30 secondes, sauf lorsque la durée est précisée. Cependant, plus vous serez habitué à ces étirements, plus vous serez en accord avec votre corps et il vous sera plus facile de déterminer la durée idéale des étirements et ainsi prodiguer le maximum de bénéfices. Par exemple, si vous vous sentez très souple et ne ressentez pas d'inconfort dû à la scoliose, tenir les étirements 5 à 15 secondes vous paraîtra peut-être suffisant. D'un autre côté, si vous vous sentez raide et que vous percevez des douleurs, vous ressentirez peut être le besoin de passer plus de temps à étirer et à réchauffer vos muscles. Rappelez-vous : tout le monde est différent et il est important d'écouter son corps. Etirez-vous jusqu'à ressentir une tension dans le muscle mais jamais au point d'atteindre la douleur.

Flexion latérale du cou

Suivez les étapes décrites ci-dessous

- Asseyez-vous droit
- Vous pouvez vous appuyer sur le bout du lit ou le lit, puis essayez progressivement de vous pencher en avant jusqu'à ce que vos épaules soit écartées du bord. Assurez-vous de maintenir une posture droite tout au long de l'exercice
- Utilisez à présent la main opposée pour tranquillement tirer votre tête loin de l'épaule ancrée
- Inspirez et poussez votre tête vers votre main pendant cinq secondes
- Expirez et penchez-vous immédiatement tout en baissant les épaules. Bougez ensuite tranquillement la tête et le cou loin de l'épaule
- Tenez l'étirement pendant 20 à 30 secondes

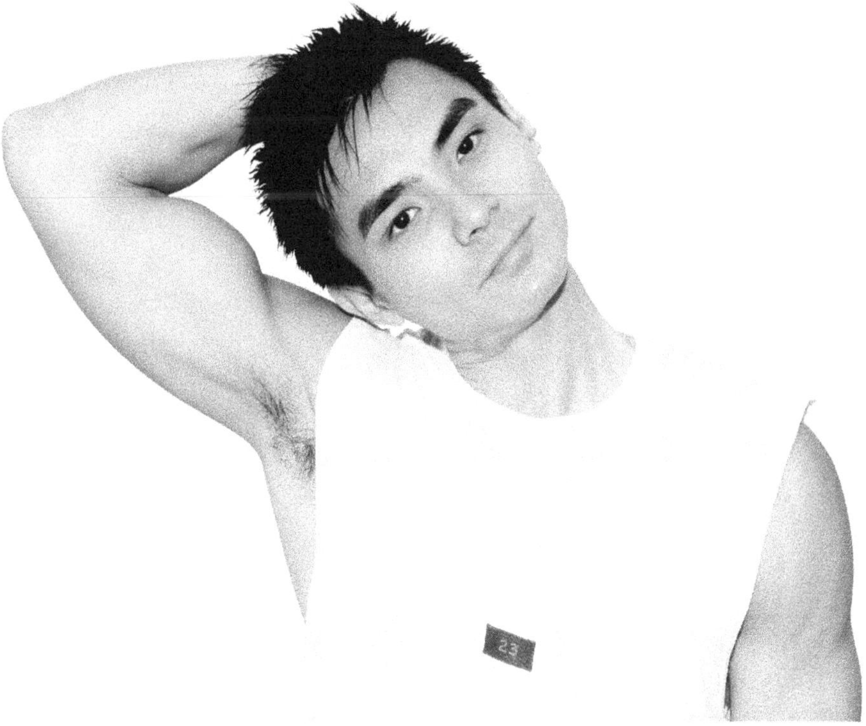

Image 17 : Flexion latérale du cou

Rotations du cou

- Asseyez-vous correctement
- Tournez la tête d'un côté
- Placez la main opposée sur la joue
- Inspirez et tournez tranquillement votre tête dans votre main tout en maintenant la main ferme
- Regardez dans la direction de la rotation
- Tenez la pose pendant 20 à 30 secondes et expirez lorsque vous regardez derrière vous et tournez la tête pour l'étirer.

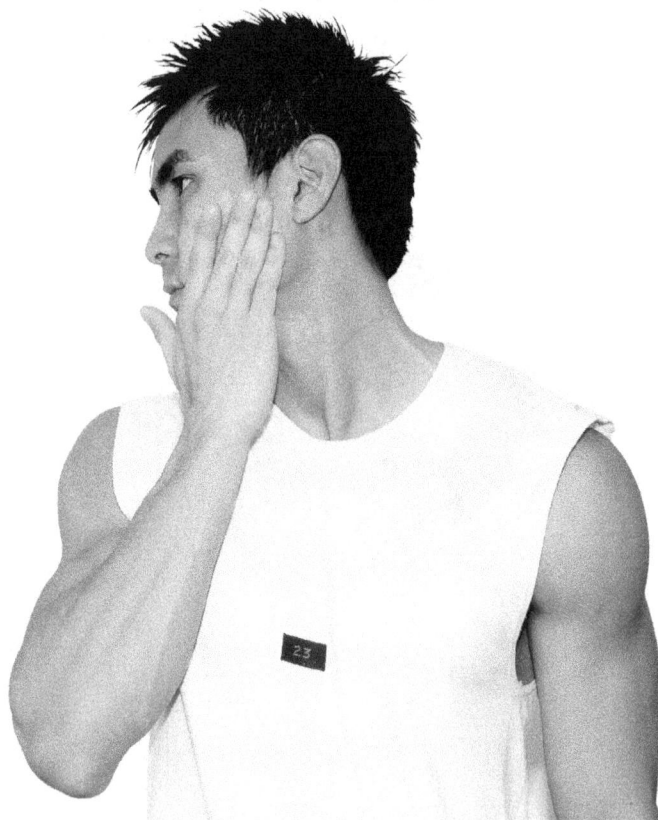

Image 18 : Rotations du cou

Extensions du cou

- Maintenez une position droite, assis ou debout, et laissez tomber votre tête vers la poitrine
- Placez une main sur l'arrière de la tête et une en dessous du menton
- Tenez le menton et étirez doucement l'arrière du cou en penchant la tête vers la poitrine
- Prenez une grande inspiration et pressez doucement la tête sur la main, tout en immobilisant la tête
- Cinq secondes après, relâchez, expirez et penchez la tête doucement vers la poitrine

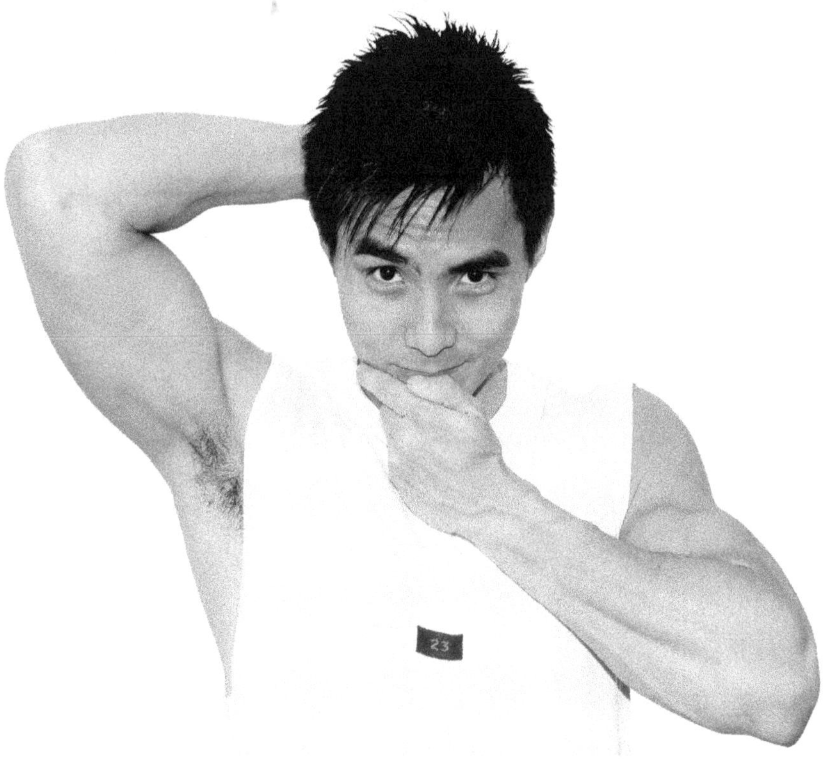

Image 19 : Extensions du cou

Etirements des muscles élévateurs de la scapula

- Placez un bras aussi loin que possible entre vos omoplates
- Regardez dans la direction opposée, aussi loin que vous pouvez de façon à ce que cela reste confortable
- Prenez une grande inspiration et tenez la pose pendant cinq secondes. Lorsque vous expirez, regardez vers le bas, aussi loin que vous pourrez.

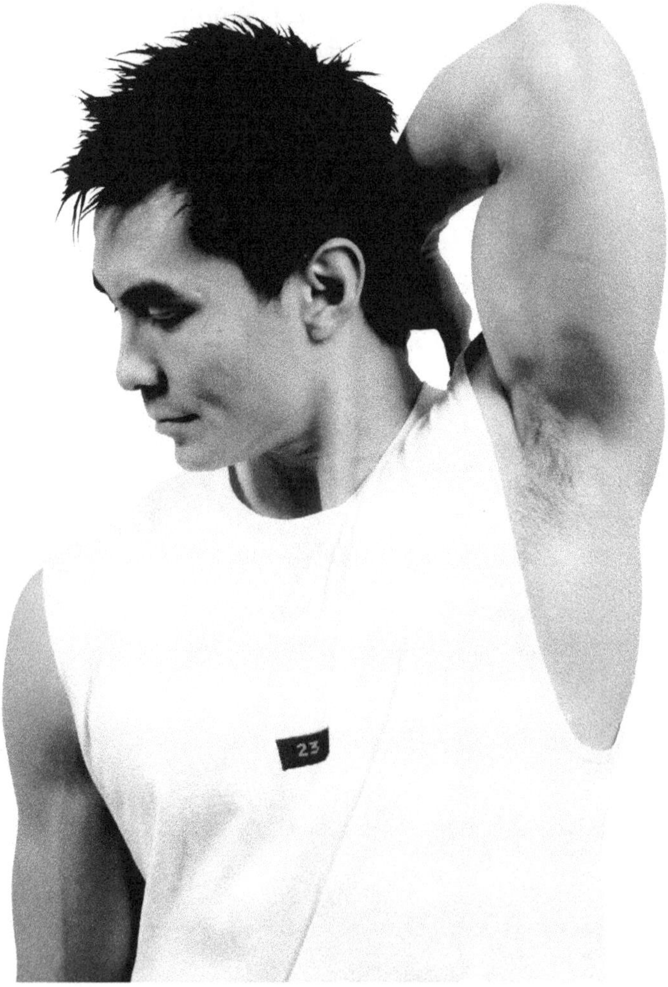

Image 20 : Etirements des muscles élévateurs de la scapula

Etirements de fortune

- Tenez-vous debout, bien droit en tenant une serviette derrière le dos comme ci-dessous
- Utilisez l'extrémité du bas pour tirer vers le bas jusqu'à ce que vous ressentiez un étirement agréable
- Maintenez cette position à l'aide du bras situé en bas
- Inspirez tout en tirant vers le haut à l'aide du bras situé en haut contre la résistance du bras situé en bas
- Expirez et tirez vers le bas avec le bras situé en bas pour étirer davantage le bras situé en haut
- Vous devrez placer davantage d'emphase sur le côté dont les muscles sont plus tendus en raison de la scoliose

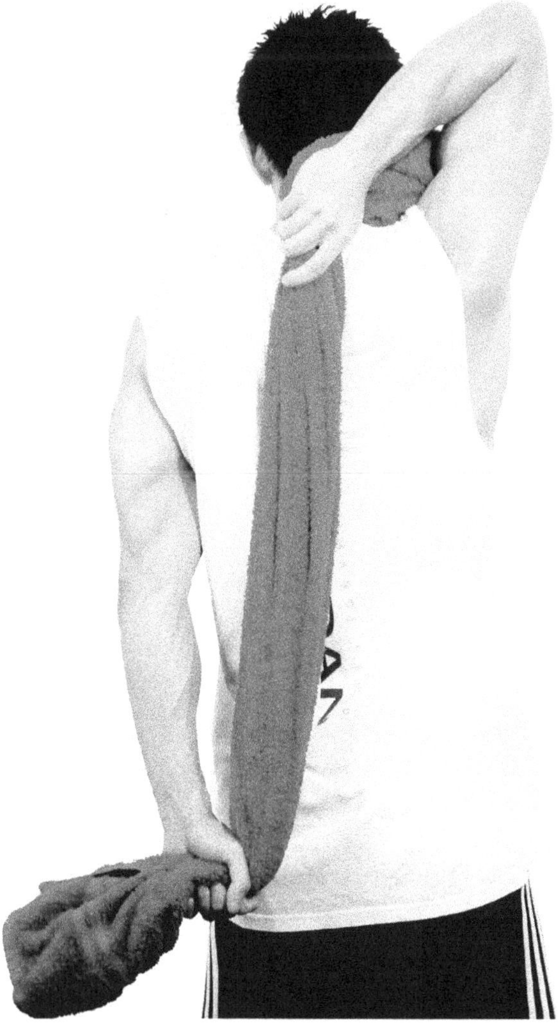

Image 21 : Etirements de fortune

Etirements des muscles rhomboïdes (entre les omoplates)

- Agenouillez-vous devant un Swiss-ball et placez le coude sur le ballon
- Le bras reposant sur le ballon, amenez-le vers le côté opposé du corps
- Appuyez le coude sur le ballon pour étirer les muscles entre les omoplates, tout en maintenant le ballon en place à l'aide de l'autre main
- Pour intensifier l'étirement, faites rouler le ballon à l'aide de l'autre main
- Tenez 20 à 30 secondes

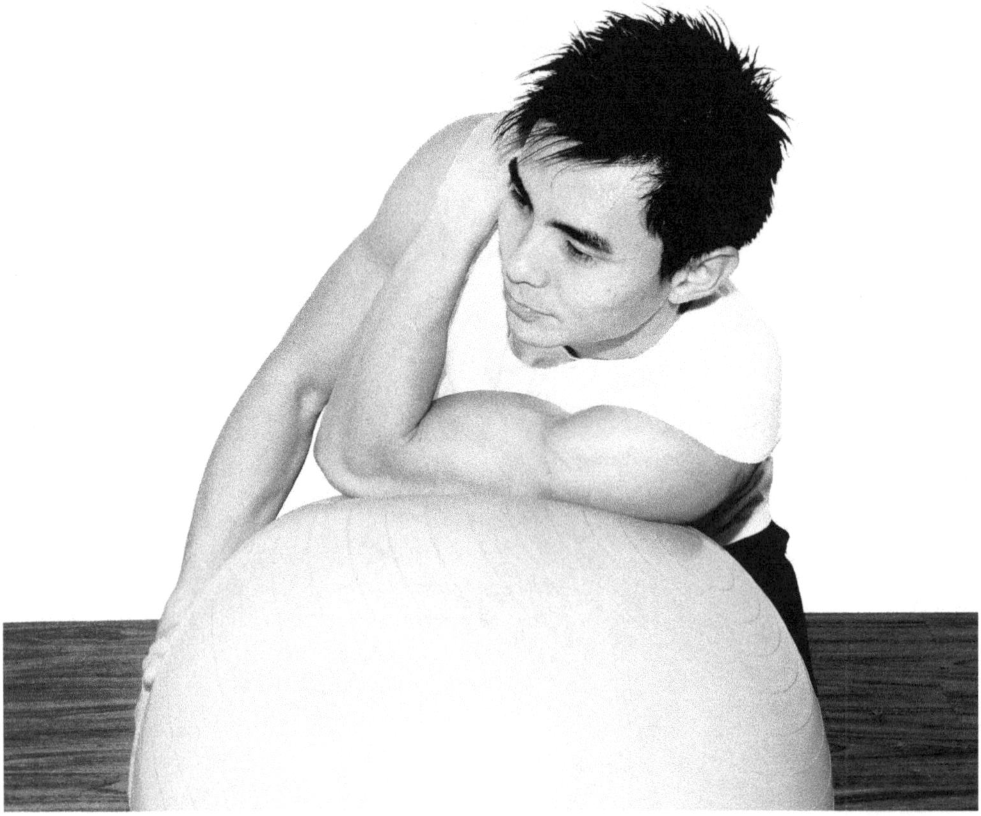

Image 22 : Etirements des muscles rhomboïdes

Etirements au dessus de la tête (les mains jointes)

- Tenez-vous debout, les pieds dans l'alignement des épaules
- Joignez les mains et placez-les au dessus de la tête en vous assurant que les coudes soient droits et les pouces pointés vers l'arrière
- Poussez vos bras vers l'arrière pendant 20 à 30 secondes

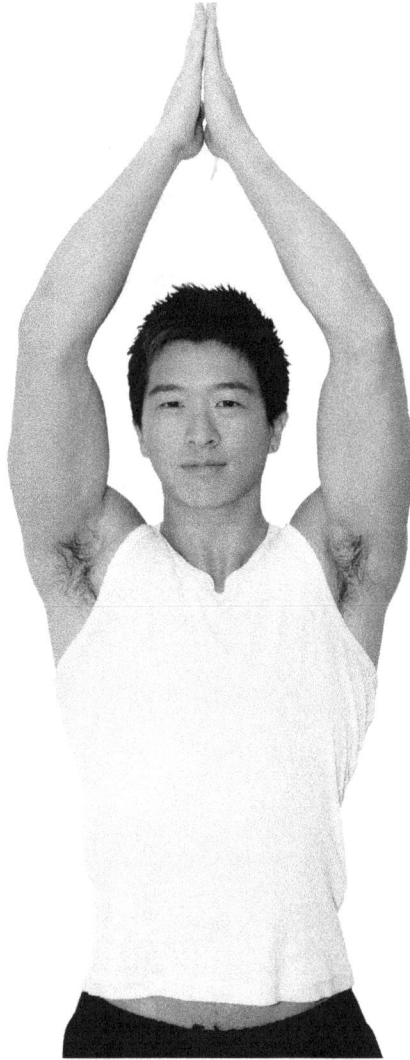

Image 23 : Etirements au dessus de la tête (les mains jointes)

Etirements au dessus de la tête (paumes inversées)

- Tenez-vous debout, les pieds dans l'alignement des épaules
- Inversez les mains afin que les paumes soient face au ciel
- Poussez vos bras vers l'arrière pendant 20 à 30 secondes

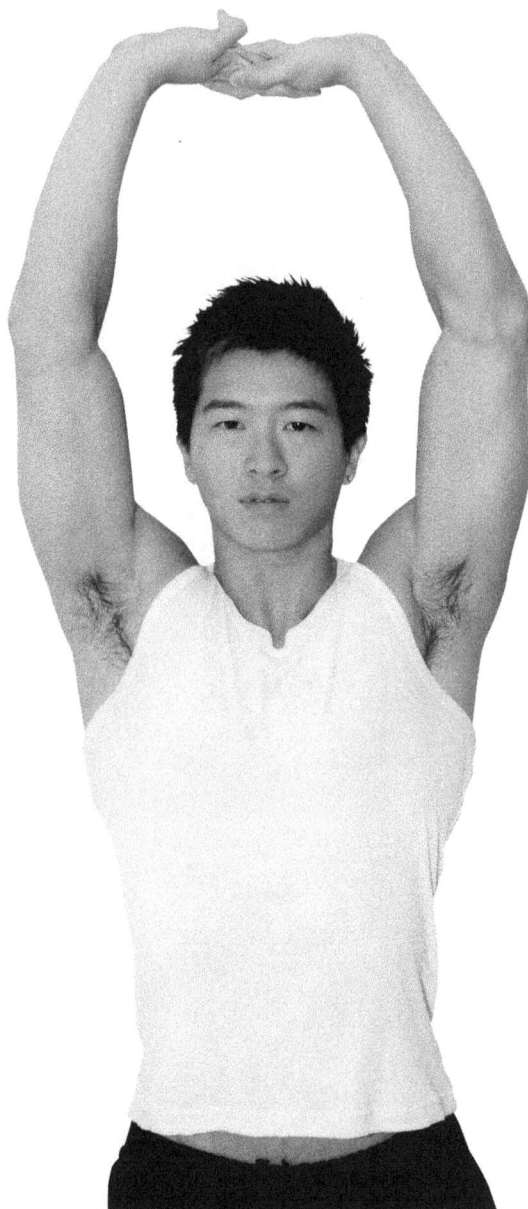

Image 24 : Etirements au dessus de la tête (paumes inversées)

Penchement latéral du tronc (assis sur les talons)

- Prenez une position assise sur les talons
- Penchez-vous en avant jusqu'à ce que l'abdomen repose sur les cuisses
- Etirez vos bras au dessus de la tête afin qu'ils soient aplatis sur le sol
- Puis penchez le tronc d'un côté, loin de la partie concave en amenant les mains jusqu'au côté convexe de la courbure
- Tenez la position 20 à 30 secondes pour un étirement soutenu

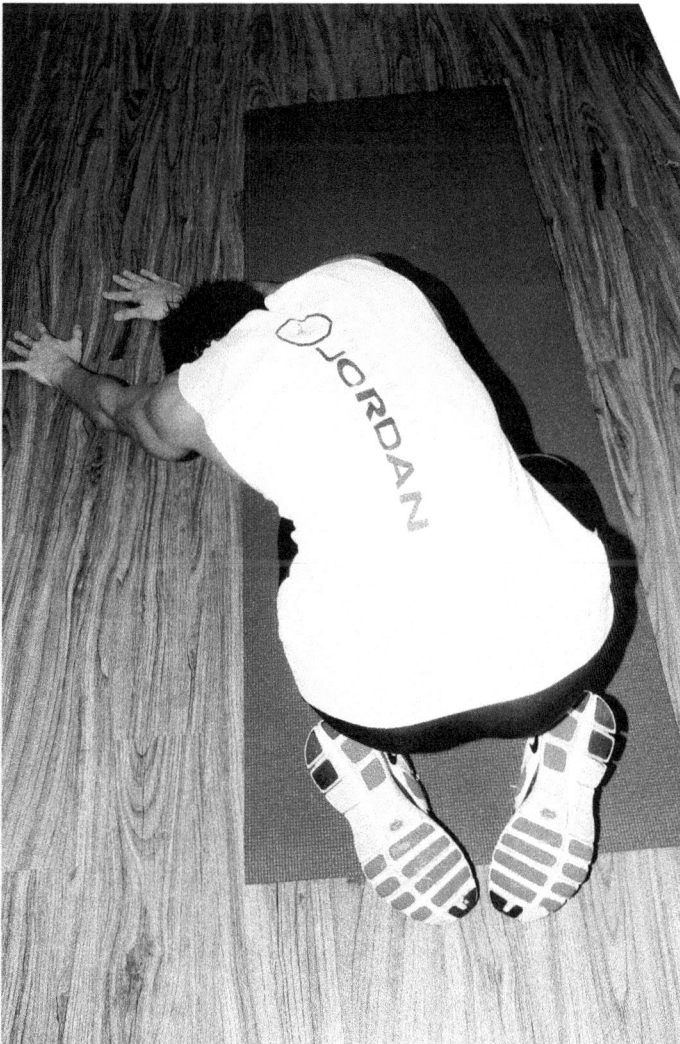

Image 25 : Penchement latéral du tronc, **(assis sur les talons)**

Penchement latéral du thorax (au bord d'une table)

- Allongez-vous sur le bord d'une table
- Placez une serviette enroulée au sommet de la courbure thoracique et étirez le bras situé en haut au dessus de la tête
- Assisté d'une autre personne, stabilisez le pelvis ou la colonne lombaire dans les cas de courbure en S
- Tenez cette position tête/bras autant que possible (1 minute puis progressivement tenir jusqu'à 5 minutes)

Attention : en raison de la position suspendue de la tête, stoppez l'exercice si vous ressentez un étourdissement

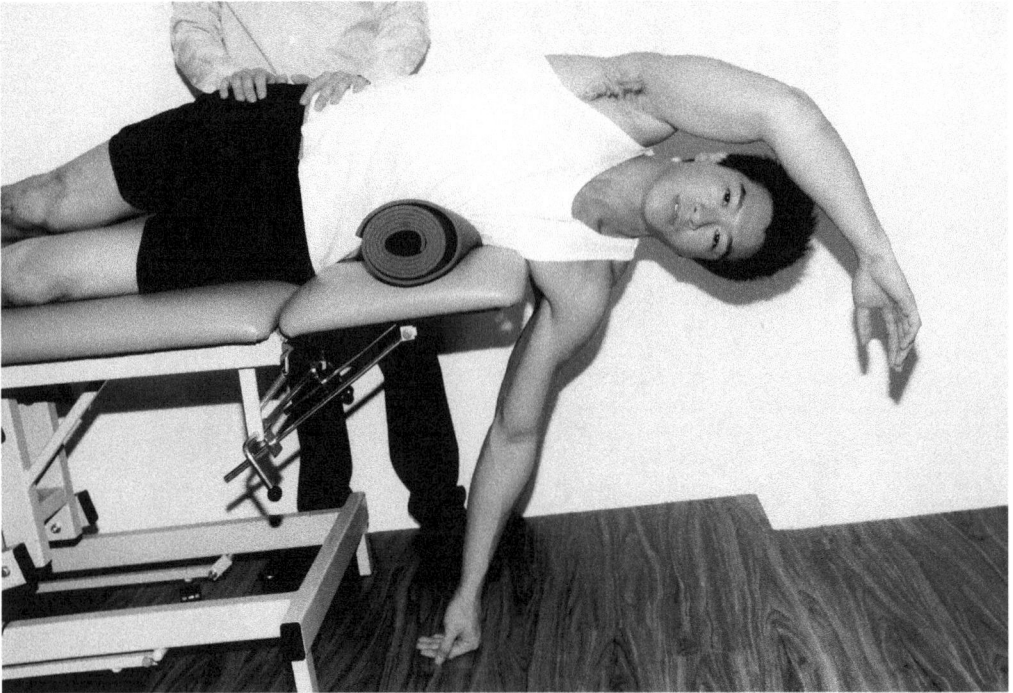

Image 26 : Penchement latéral du thorax (au bord d'une table)

Penchement latéral des lombaires (au bord d'une table)

- Allongez-vous sur le bord d'une table et placez une serviette enroulée au sommet de la courbure lombaire et étirez le bras du haut au dessus de la tête
- Assisté d'une autre personne, stabilisez le pelvis
- Tenez cette position tête/bras posés aussi longtemps que possible (1 minute puis graduellement aller jusqu'à 5 minutes)

Attention : en raison de la position suspendue de la tête, stoppez l'exercice si vous ressentez un étourdissement

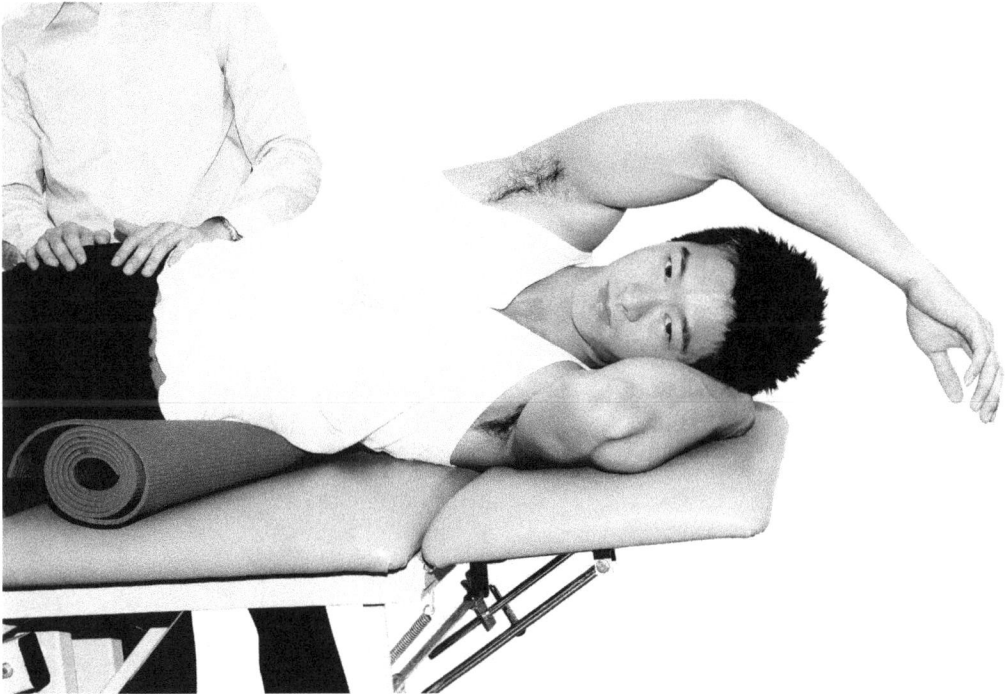

Image 27 : Penchement latéral des lombaires
(au bord d'une table)

Etirements de la scoliose lombaire

- Allongez-vous sur le ventre, sur une table ou un tapis
- Tenez-vous au bord d'une table ou tenez-vous à l'aide des bras
- Levez les hanches et les jambes ensemble et, assisté de quelqu'un, bougez-les vers le côté convexe de la courbure au niveau du bas du dos
- Réalisez ce mouvement 3 fois, en tenant les étirements 30 secondes

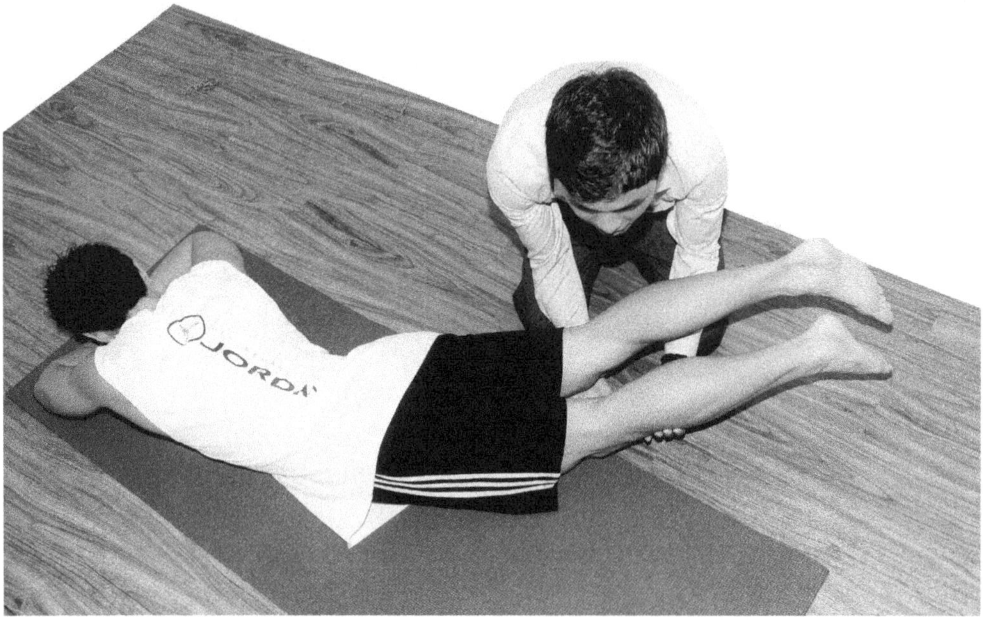

Image 28 : Etirements de la scoliose lombaire
(les jambes se déplacent vers le côté)

Rotation du tronc

- Allongez-vous sur le dos, les genoux pliés et pointant vers le haut
- La partie inférieure de la jambe doit être détendue. Placez la main sur la cuisse tout en maintenant l'autre bras tendu vers l'extérieur pour maintenir l'équilibre
- Laissez doucement roulez les jambes jusqu'à ce que vous sentiez un étirement confortable dans le bas du dos. Inspirez et réduisez le maintien du bras pour activer les muscles du tronc
- Tenez pendant 30 secondes et répétez de l'autre côté. Continuez à faire cet étirement jusqu'à ce que vous puissiez poser vos cuisses sur le sol sans difficulté, ou jusqu'à ce que vous ne puissiez plus augmenter l'amplitude du mouvement

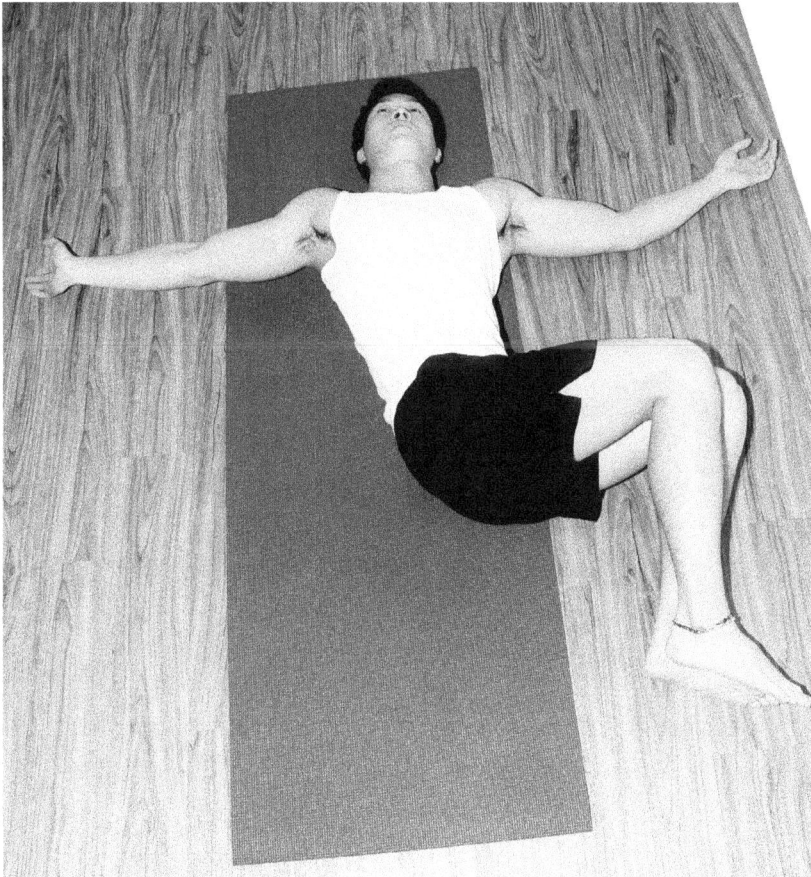

Image 29 : Rotation du tronc

Exercices du milieu du dos et des abdominaux

- Assurez-vous de réaliser ces exercices sur une surface anti-dérapante. Si vous ressentez des étourdissements, arrêtez immédiatement
- Asseyez-vous sur un Swiss-Ball puis éloignez vos jambes et roulez vers l'arrière jusqu'à ce que vous atteigniez une position allongée sur le ballon
- Etirez vos bras au dessus de la tête. Pour intensifier l'étirement, redressez les jambes. Tenez pendant une minute

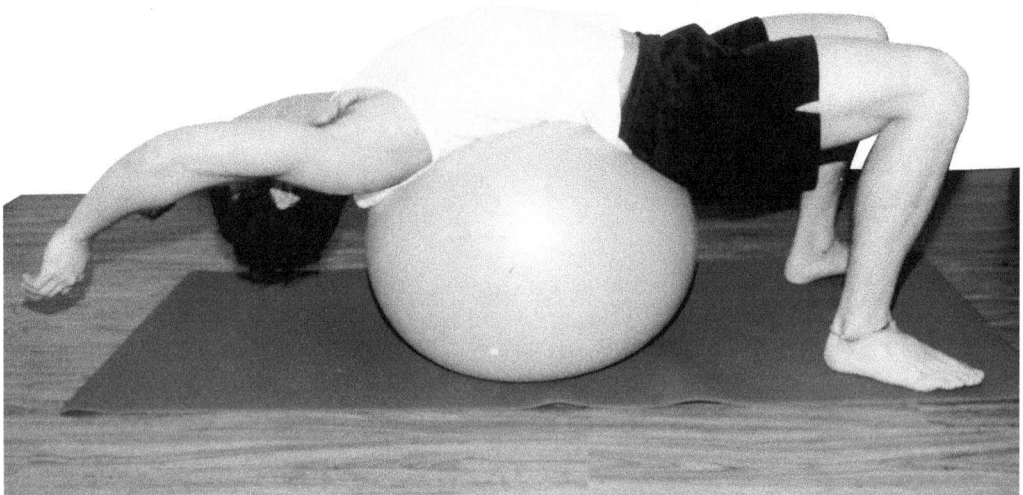

Image 30 : Exercices du milieu du dos et des abdominaux

Exercices des ischio-jambiers

- Attrapez une de vos jambes à l'aide des deux mains, juste en dessous du genou et levez la jambe jusqu'à ce que la cuisse soit perpendiculaire au sol
- Pliez les doigts de pied vers le menton et redressez lentement la jambe sans permettre à votre cuisse de bouger dans vos mains ou à votre dos de décoller du sol
- Tenez un étirement confortable pendant 30 secondes

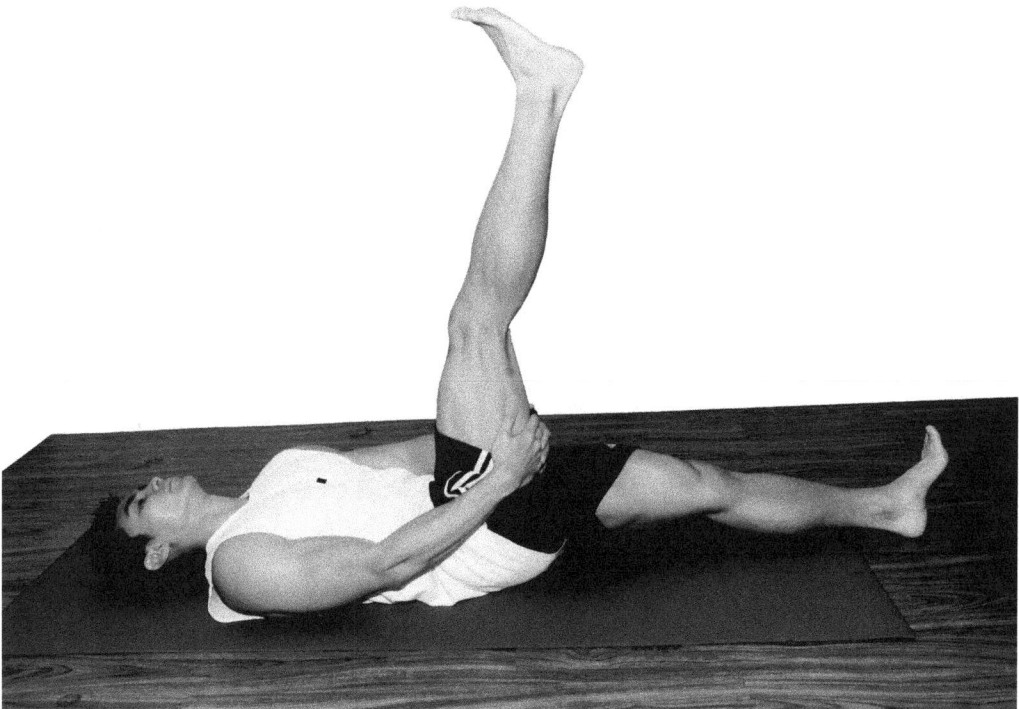

Image 31 : Exercices des ischio-jambiers

Exercice de la bandelette de Maissiat

- Tenez-vous debout, perpendiculaire à un mur et faites un pas en avant avec la jambe située à l'extérieure, c'est la jambe que vous étirerez comme l'illustre le dessin ci-joint
- Maintenez les deux pieds à plat sur le sol
- Levez le bras intérieur pour vous tenir au mur et placez l'autre sur votre hanche
- Appuyez la hanche bien droite contre le mur et légèrement vers le bas au fur et à mesure qu'elle se rapproche du mur
- Vous devriez ressentir un étirement vers l'extérieur de la jambe, au plus près du mur et dans la hanche
- Si vous réalisez le mouvement correctement, retirer la main de la hanche devrait, à tout moment, arrêter l'étirement de la hanche. Vous ne devriez pas étirer le bas du dos
- Tenez pendant 30 secondes. Etirez chaque côté trois fois

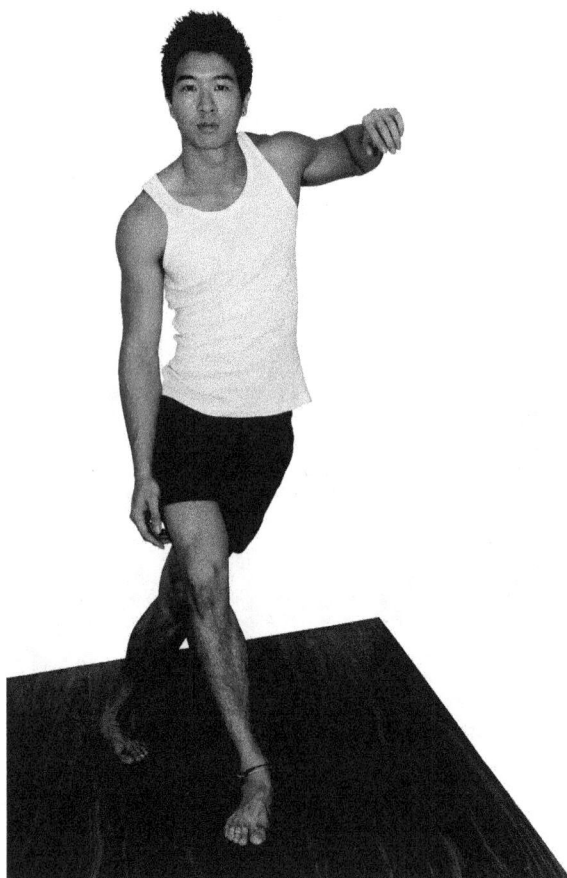

Image 32 : Exercice de la bandelette de Maissiat, étirement de la cuisse extérieure

Les ischio-jambiers sont souvent plus tendus d'un côté que de l'autre, ce qui peut mener à des blessures dans cette région. Les tensions apparaissent dans le cas d'un pelvis penché, associé à la scoliose et, du côté des ischio-jambiers plus lâches, d'une configuration avec les jambes serrées et les genoux cagneux, connue sous le nom de jarreté ou d'hyperextension. Une consultation auprès d'un expert, tel qu'un chiropraticien ou un thérapeute physique, est donc primordiale avant de décider du programme d'exercices à suivre, selon votre état de santé.

CHAPITRE 15

Bâtir son noyau corporel

> *Le mouvement est une médecine idéale pour transformer une personne physiquement, émotionnellement et mentalement.*
>
> **— Carol Welch**

L e noyau auquel je fais ici référence est le torse, y compris les organes internes. Nombreux sont ceux qui croient que les extrémités gèrent le plus gros du travail et que le noyau est simplement le point d'appui qui permet aux membres de bouger et pourtant c'est l'inverse : sans un noyau fort, nous ne pourrions réaliser de nombreuses tâches.

Le noyau est en réalité le nucleus, l'énergie vitale de la stabilité et la force. C'est le tronc d'arbre du corps qui apporte le maintien des branches, des feuilles, des racines… (Rappelez-vous des similarités avec l'arbre mentionnées au chapitre 6).

Le noyau est constitué de différents muscles qui stabilisent la colonne et le pelvis et qui s'étendent tout le long du torse. Le noyau apporte une fondation solide pour les mouvements des extrémités. Un programme d'exercices de conditionnement du noyau vise ces groupes de muscles qui permettent de maintenir une position droite et de bouger sur ses deux pieds. Ces muscles aident à contrôler les mouvements, transfèrent l'énergie, déplacent le poids du corps et permettent de bouger dans toutes les directions. Inutile de préciser qu'un noyau solide contribue à la répartition des tensions liées au poids, protégeant ainsi des blessures du dos.

Afin que la colonne soit alignée et correctement soutenue, les muscles qui forment le noyau doivent être équilibrés et permettre à la colonne de supporter des charges importantes.

Si vous vous contentez de concentrer les efforts sur le renforcement d'un certain groupe de muscles du noyau, vous risquez de déstabiliser la colonne en la sortant de son alignement. Pensez à la colonne vertébrale comme à une canne à pêche soutenue par des haubans solides. Si tous les câbles sont tendus de façon égale, la canne reste droite.

Observons de plus près le fonctionnement du noyau afin d'apprécier l'importance de cette région.

Les fonctions des stabilisateurs du noyau

Le soutien de la colonne vertébrale

Le noyau est comme un corset de muscles et de tissus conjonctifs qui encercle et maintient la colonne en place. Si le noyau est stable et équilibré, la colonne reste droite alors que le corps pivote autour, permettant à la colonne de supporter des poids importants.

La protection du système nerveux central et des organes internes

Le noyau agit comme un bouclier protecteur de la moelle épinière et des organes internes. La colonne vertébrale osseuse abrite la moelle épinière et la cage thoracique, et les puissants muscles abdominaux agissent comme un bouclier pour protéger les organes internes des invasions ou des chocs externes.

Le soutien des organes internes

Le noyau inclut tous les organes internes à l'exception des organes vitaux situés dans la tête comme le cerveau et les yeux. Lorsque des muscles essentiels du noyau arrêtent de fonctionner correctement, le soutien des organes internes diminue et leurs fonctions sont contrariées. Cela est particulièrement important pour les personnes atteintes de scoliose car plus la courbure s'aggrave, plus les organes internes peuvent être compromis.

La base du mouvement

Le noyau est la base du mouvement du corps. Si le noyau ne fonctionne pas correctement, vous allez sûrement ressentir des douleurs au niveau de la colonne et des extrémités et être exposé à un risque accru de blessures.

Comment identifier les muscles du noyau?

La liste des muscles qui constituent le « noyau » est arbitraire, et les experts ne s'accordent pas sur la définition des différents muscles de cette catégorie. La liste suivante inclut les muscles les plus couramment identifiés ainsi que les groupes moins connus :

- **Le muscle droit de l'abdomen,** qui se trouve le long de l'avant de l'abdomen, est le groupe de muscles le plus connu et on y fait souvent référence en parlant de « tablettes de chocolat » en raison de leur apparence chez les individus minces et musclés.
- **Les muscles érecteurs du rachis,** ce groupe de muscles s'étend du cou au bas du dos
- **Le multifidus** est situé en dessous des muscles érecteurs du rachis le long de la colonne vertébrale, les muscles s'étirent et pivotent autour de la colonne
- **Les muscles obliques externes de l'abdomen,** situés sur le côté et à l'avant de l'abdomen
- **Les muscles obliques internes de l'abdomen,** situés sous les muscles obliques internes, dans la direction opposée.
- **Les muscles transverses de l'abdomen sont situés sous les muscles obliques,** ils constituent les muscles abdominaux les plus profonds (muscles de la taille) et s'enveloppent autour de la colonne vertébrale pour assurer sa protection et sa stabilité.

- **Les petit glutéal et moyen glutéal,** situés sur le côté de la hanche
- **Le grand glutéal,** les muscles ischio-jambiers, les muscles piriformes sont situés à l'arrière de la hanche et du haut de la cuisse.

Un bon programme d'exercices du noyau consiste à faire travailler tous les muscles principaux qui agissent comme une gaine autour de la colonne, qui incluent les abdominaux sans pour autant s'y limiter.

Qu'est ce qui perturbe la fonction abdominale ?

Alors qu'il existe de nombreuses raisons pour que les muscles stabilisateurs du noyau s'affaiblissent, voici trois causes courantes qui contribuent à l'apparition de la bedaine ou au ballonnement de l'estomac :

1. **Le régime alimentaire/ le mode de vie :** consommer des aliments ou des boissons auxquels vous êtes allergiques affecte les fonctions abdominales. Tout ce qui peut causer des inflammations au niveau des organes internes qui communiquent par le système nerveux et contrôlent les muscles abdominaux causera la diminution du muscle ou son inaction pendant les exercices. Les autres causes d'inflammation qui peuvent interférer avec les muscles abdominaux sont le stress, l'alcool, les médicaments, les additifs alimentaires, les conservateurs et les colorants alimentaires artificiels.

2. **Le déconditionnement :** est un terme qui se réfère tout simplement à la perte de santé physique qui apparaît lorsque l'entraînement et les exercices diminuent. Nombreux sont ceux qui n'ont d'autre choix que d'arrêter les exercices pendant une période et ce pour différentes raisons. Maladies, blessures, vacances, travail, voyages et engagements sociaux interfèrent souvent avec notre routine d'exercices.

3. **Douleurs de dos :** les nerfs qui soutiennent les articulations de la colonne vertébrale nourrissent également les muscles autour de cette dernière. Ainsi, tout ce qui cause des douleurs au niveau de la colonne peut contrarier les muscles et vice-versa.

Testez les processus du noyau

Il existe plusieurs exercices pour tester la force de vos abdominaux et des muscles du noyau situés autour de la colonne. Un entraîneur de sport, Brian Mackenzie, propose le test de stabilité et de force suivant. J'ai eu l'occasion de le tester sur moi-même et sur mes patients, et je le trouve très efficace. Le but de ce test est de définir la force et l'endurance de votre noyau. Il est expliqué en détails dans les pages suivantes.

Avant de commencer

Pour effectuer ce test vous aurez besoin :

-   D'une surface plane
-   D'un tapis d'exercices
-   D'une montre ou d'une horloge ainsi que d'une personne pour vous aider à effectuer le test.

Test de force et stabilité des muscles du noyau

**Niveau 1 :
la position de
la planche**

- Commencez par vous allonger sur le ventre, directement sur le sol ou sur un matelas d'exercices. Placez les coudes et les avant-bras sous la poitrine
- Surélevez votre corps pour former un pont en utilisant vos orteils et vos avant-bras
- Gardez le dos plat et ne laissez pas vos hanches s'affaisser au sol
- Tenez 60 secondes

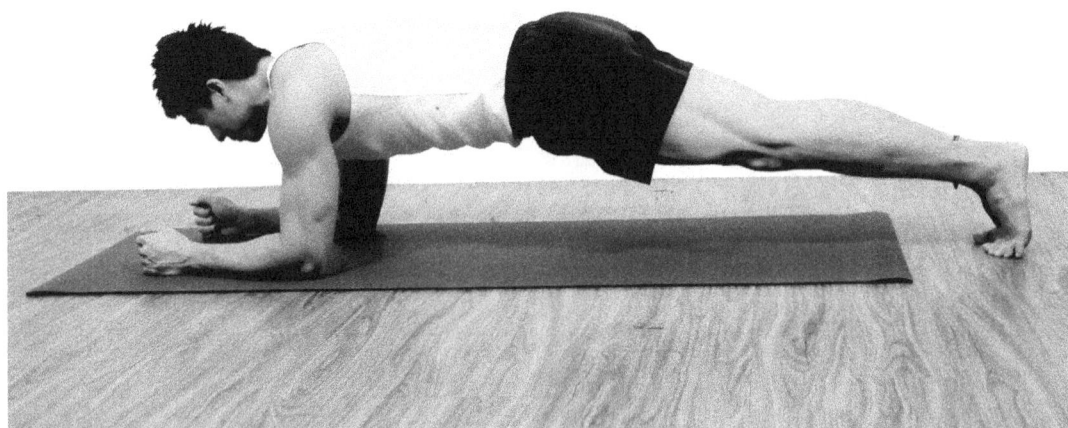

Image 33 : Niveau 1 : La position de la planche

Niveau 2 : La planche avec un bras levé

- Levez le bras droit, tenez 15 secondes
- Abaissez le bras droit au sol et levez le bras gauche
- Tenez 15 secondes

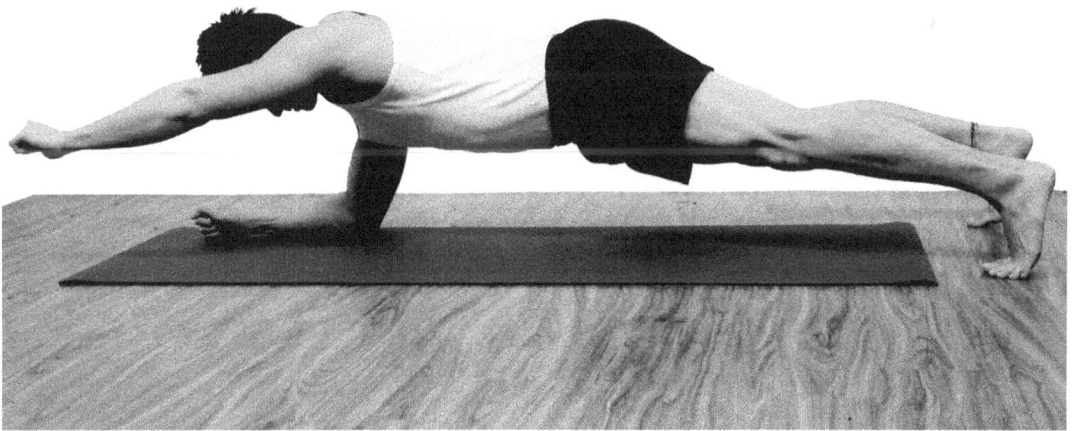

Image 34 : Niveau 2 : la planche avec un bras levé

Niveau 3 : la planche avec la jambe levée

- Ramenez le bras gauche et levez la jambe droite
  Tenez 15 secondes
- Ramenez la jambe droite et levez la jambe gauche
  Tenez 15 secondes

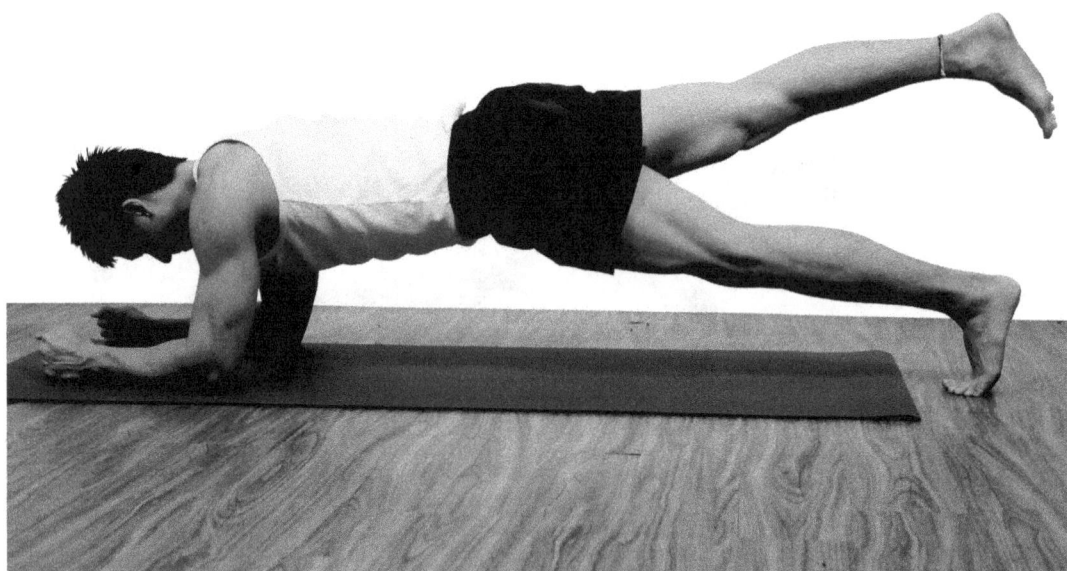

Image 35 : Niveau 3 : la planche avec la jambe levée

Niveau 4 : la planche avec la jambe et le bras opposé levés

- Levez la jambe gauche et le bras droit

  Tenez 15 secondes

- Ramenez la jambe gauche et le bras droit

- Levez la jambe droite et le bras gauche

  Tenez 15 secondes

- Revenez à la position initiale de la planche

- Tenez la position 30 secondes

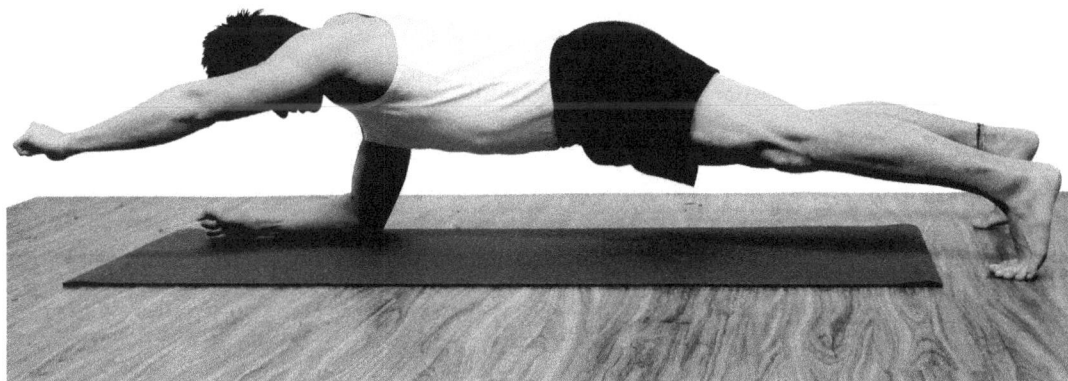

Image 36 : Niveau 4 : la planche avec la jambe et le bras opposé levés

Bilan

☐ **Une bonne force du noyau**

Si vous avez entièrement réalisé ce test avec succès, félicitations ! Vous possédez la stabilité nécessaire et vous êtes prêt à passer aux exercices de stabilité du noyau.

☐ **Une faible force du noyau**

Si vous ne pouvez pas réaliser entièrement le test, votre force au niveau du noyau a besoin d'être améliorée. Cela résulte des mouvements et des balancements inutiles du torse lors de mouvements vigoureux et mène à une perte d'énergie et à des biomécaniques faibles. Une bonne force indique que vous pouvez vous déplacer avec efficacité et effectuer des mouvements souples sans secousses musculaires.

Le plan d'action suivant

Si vous n'êtes pas en mesure de réaliser entièrement ce test, entraînez-vous 3 à 4 fois par semaine jusqu'à observer des progrès avant de passer au niveau suivant. Maîtrisez chaque niveau de la planche jusqu'à ce que vous puissiez l'accomplir aisément.

En comparant les résultats au fil des semaines, vous remarquerez une amélioration ou un déclin de la force.

Une fois que vous êtes en mesure de terminer le test de stabilité, je vous recommande de passer à des exercices de stabilité pour débutants et avancés qui visent différentes zones du noyau.

Avant de commencer

Vous aurez besoin :

- D'un tapis d'exercices
- D'un Swiss-ball (ballon d'exercices)

Exercices de stabilité pour débutants

Conditionnement des abdominaux inférieurs

- Allongez-vous sur le dos, les genoux pliés et les pieds à plat
- Placez vos mains sous le bas du dos, directement en dessous du nombril
- Expirez, rentrez le nombril vers la colonne et augmentez tranquillement la pression sur les mains en aplatissant le bas du dos vers le sol
- Tenez cette position 10 secondes, moins si vous ressentez de l'inconfort puis reposez vous 10 secondes
- Répétez ce mouvement 10 fois
- Pendant l'exercice, essayez de relâcher le corps entier tout en maintenant la pression sur les mains, en relâchant particulièrement la mâchoire, le cou, les épaules, le tronc et les jambes.

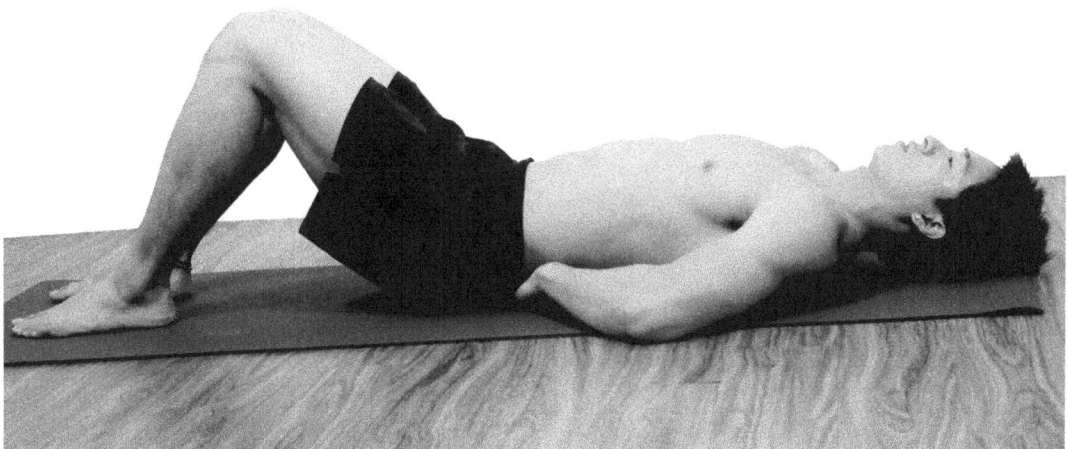

Image 37 : Conditionnement des abdominaux inférieurs

Conditionnement des abdominaux inférieurs avec la jambe levée

- Allongez-vous sur le dos, les genoux pliés et les pieds à plat
- Placez les mains sous le bas du dos, directement en dessous du nombril
- Expirez, rentrez le nombril vers la colonne et augmentez tranquillement la pression sur les mains en aplatissant le bas du dos vers le sol
- Levez un pied du sol jusqu'à ce que la cuisse soit à 90 degrés du sol, tout en maintenant la pression sur les mains
- Ramenez le pied au sol et répétez le mouvement en utilisant l'autre jambe
- Alternez les jambes, 10 à 20 fois à condition de maintenir la pression sur les mains
- Pour ajouter de la difficulté, tendez la jambe levée

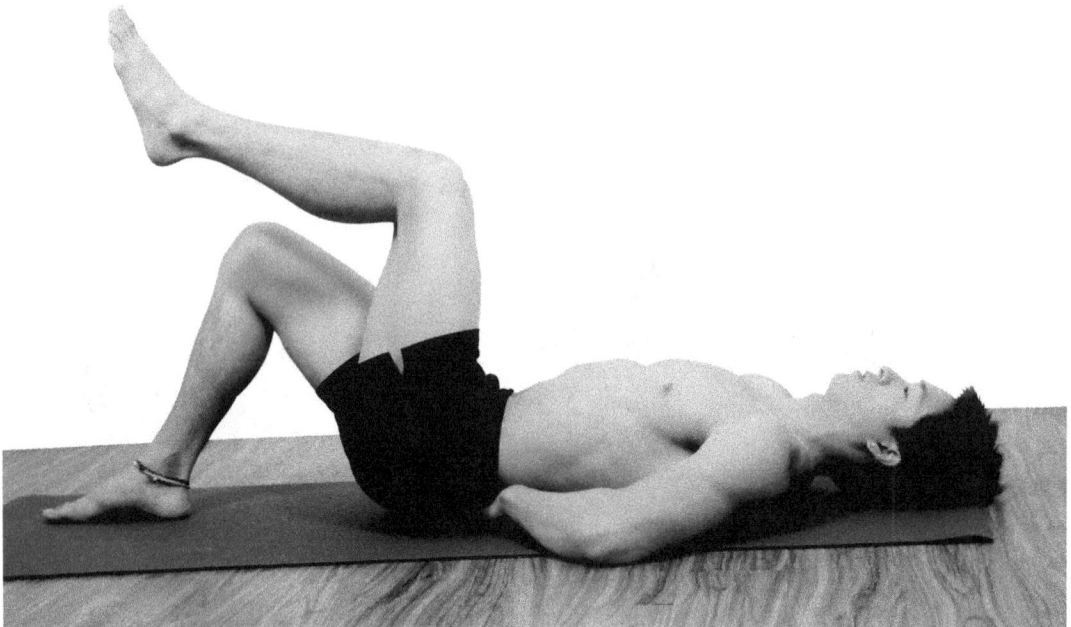

Image 38 : Conditionnement des abdominaux inférieurs avec la jambe levée

Le « tummy vacuum » à quatre points

- Agenouillez-vous les hanches au dessus des genoux et les épaules au dessus des paumes de main
- La colonne placée dans une position confortable sans tension et dans un alignement neutre, prenez une grand inspiration et laissez l'estomac pendre vers le sol
- Expirez et rentrez le nombril vers la colonne tout en maintenant le dos dans sa position initiale
- Tenez tant que cela reste agréable
- Lorsque vous avez besoin d'inspirer, relâchez la paroi abdominale et répétez l'exercice 10 fois

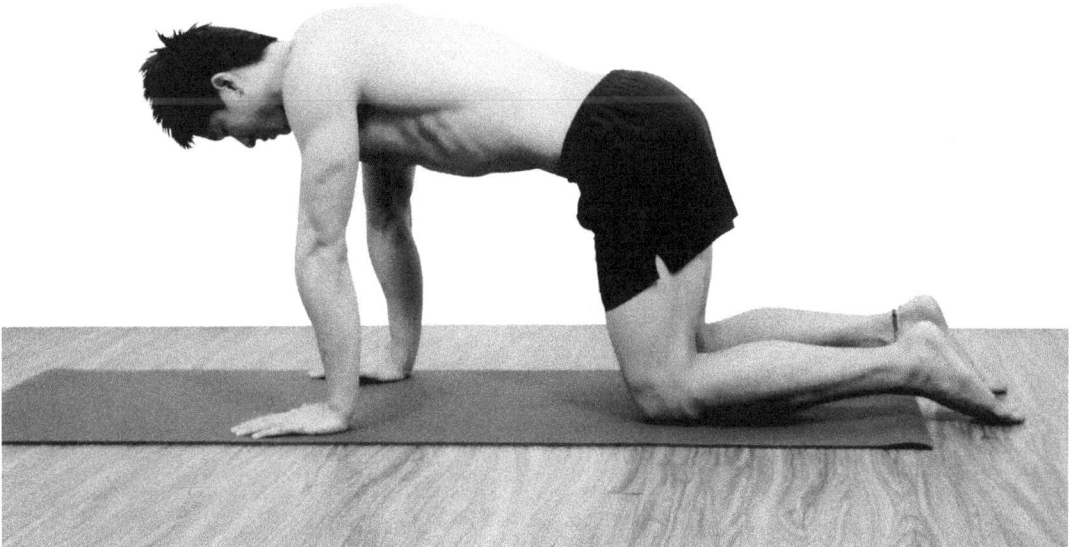

Image 39 : Le « tummy vacuum » à quatre points

Exercices avancés du noyau

Conditionnement des abdominaux inférieurs avec les deux jambes levées

- Allongez-vous sur le dos, les genoux pliés et les pieds à plat
- Placez les mains sous le bas du dos, directement en-dessous du nombril
- Expirez, rentrez le nombril vers la colonne et augmentez tranquillement la pression sur les mains en aplatissant le bas du dos vers le sol
- Levez les deux pieds du sol jusqu'à ce que les cuisses forment un angle de 90 degrés avec le sol tout en maintenant la pression sur les mains
- Expirez et rentrez le nombril vers le sol tout en rabaissant les jambes
- Lorsqu'il devient facile de faire cet exercice, tendez les jambes pour compliquer l'exercice

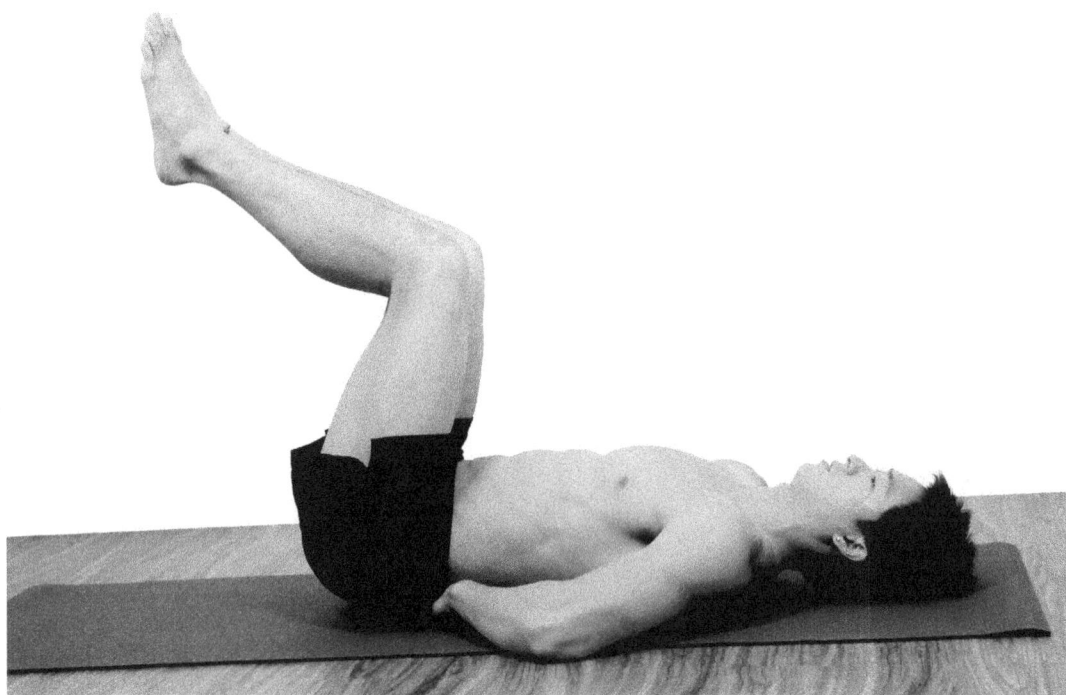

Image 40 : Conditionnement des abdominaux inférieurs avec les deux jambes levées

Faire rouler le ballon vers l'avant

Agenouillez-vous devant un Swiss-ball, les avant-bras à l'arrière du sommet du ballon. L'angle au niveau des hanches et des épaules doit être le même. Imaginez-vous pouvoir placer une boîte entre l'arrière des bras et les cuisses.

- Rentrez doucement le nombril vers l'intérieur et tenez une pose confortable du dos et de la tête.
- Roulez en avant en bougeant les jambes et les bras de distance égale afin que les angles au niveau des épaules et des hanches restent les mêmes lorsque vous roulez plus loin. Intensifiez progressivement l'effort pour rentrer le nombril.
- Arrêtez-vous avant de trop vous fatiguer, vous ressentirez le bas du dos se cambrer lorsque vous n'aurez plus de force. Vous devrez arrêter juste avant d'atteindre ce stade.
- Pour les débutants, placez-vous dans la position finale et tenez 3 secondes, puis retournez à la position initiale. Le tempo doit être : 3 secondes pour s'éloigner, 3 secondes tenues, 3 secondes pour revenir à la position initiale

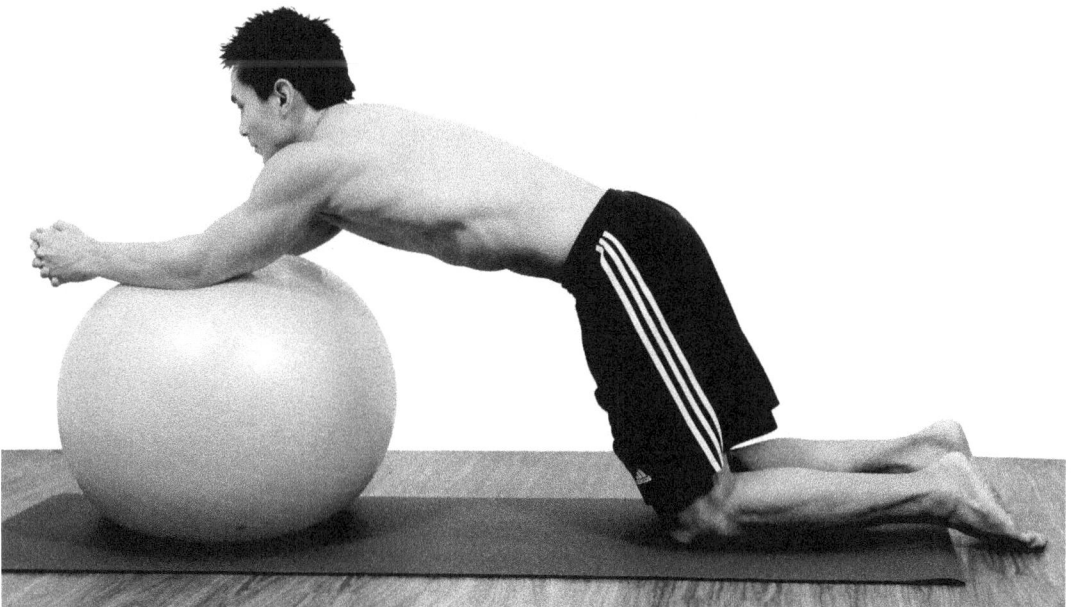

Image 41 : Faire rouler le ballon vers l'avant

Exercice du « Jack-knife » avec le ballon

Mettez-vous en position pour faire des pompes, les pieds appuyés sur un Swiss ball et les mains au sol. Maintenez la colonne horizontale et les genoux droits

- Tout en maintenant la colonne parfaitement droite, rentrez doucement le nombril vers la colonne. Le Swiss-ball va rouler en avant et les genoux se rapprocheront du sol
- Tout en maintenant un alignement neutre de la colonne, ramenez les genoux vers la poitrine, tenez puis revenez à la position initiale
- Levez les hanches aussi hautes que nécessaire afin de plier les genoux en dessous du corps, gardez les fesses aussi basses que possible
- Cet exercice est plus facile en plaçant le ballon plus près du corps, au niveau des mollets par exemple

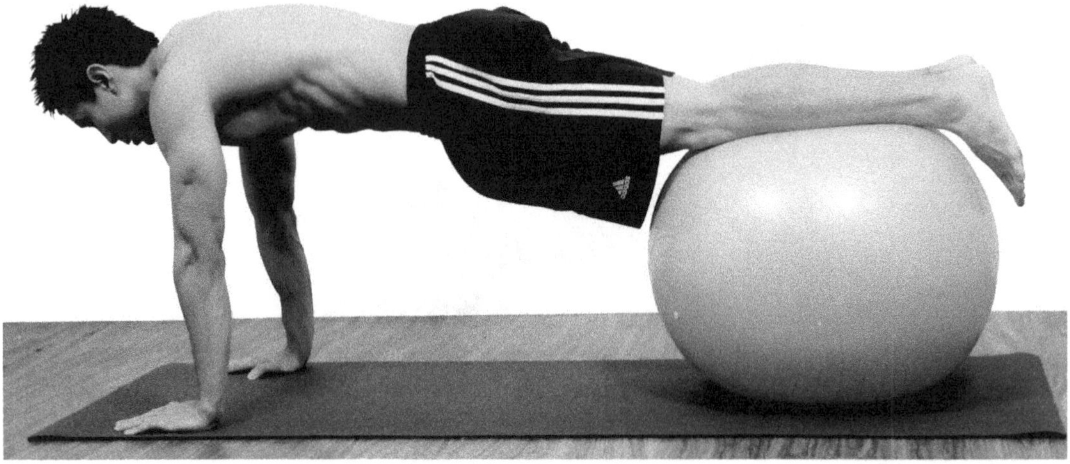

Image 42 : Exercice du « Jack-knife » avec le ballon

Redressements à l'aide du Swiss-ball

Attention, si vous vous sentez étourdi pendant l'exercice, penchez-vous un peu en avant sur le ballon. Si l'étourdissement persiste, arrêtez immédiatement l'exercice

- Allongez-vous sur un Swiss-ball, le dos bien reposé sur le ballon. La tête doit être tendue en arrière et toucher le ballon
- Maintenez la langue collée au palais
- Lorsque vous vous redressez, imaginez rouler la colonne vertébrale de la tête au pelvis
- En revenant à la position initiale, déroulez le corps du bas du dos à la tête, une vertèbre à la fois
- Expirez à l'aller et inspirez au retour
- Position des bras

  Débutant, les bras sont dépliés et vers l'avant

  Intermédiaire, les bras sont maintenus contre la poitrine

  Avancés, le bout des doigts derrière les oreilles (ne maintenez pas la tête et le cou avec les mains)
- Tempo - lent, au rythme de la respiration
- Répétitions : jusqu'à 20 fois

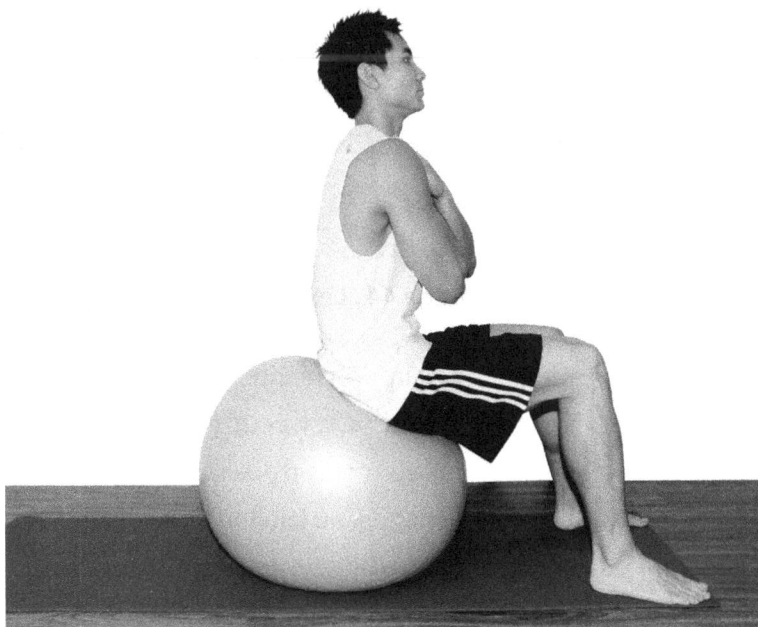

Image 43 : Redressements à l'aide du Swiss-ball

L'exercice du cheval dynamique

- Mettez-vous sur les mains et les genoux, les poignets directement en dessous des épaules et les genoux en dessous des hanches
- Contractez les abdominaux et tendez lentement la jambe droite derrière vous, en tournant les pieds légèrement vers l'extérieur et en tendant le bras gauche en face de vous, le pouce vers le haut
- Répétez 10 fois d'un côté
- Relâchez et répétez le mouvement avec la jambe gauche et le bras droit

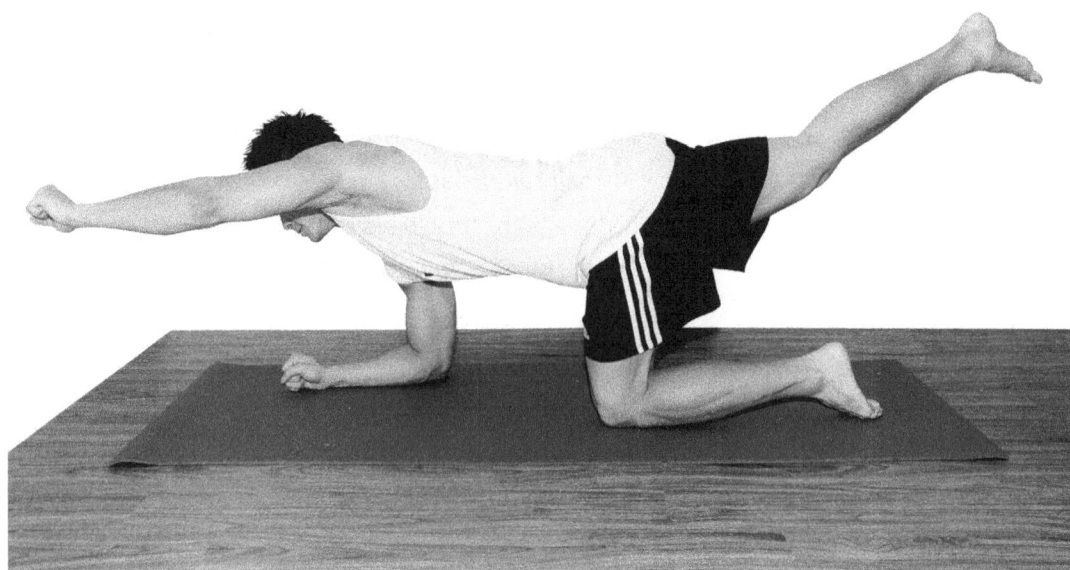

Image 44 : L'exercice du cheval dynamique

En fin de compte, travailler sur le noyau mérite bien tous ses efforts. C'est peut être l'activité la plus utile afin de stabiliser ou au moins d'apaiser la douleur liée à la scoliose. On ne peut échapper au fait que toute douleur musculaire doit être réglée au niveau musculaire. Réaliser ces exercices quotidiennement aidera à stabiliser le noyau et à offrir plus de soutien à la colonne, chose que nul corset ou chirurgie n'est en mesure de réaliser.

Etude de cas : Guérir de la scoliose

Andrea est née avec une scoliose, elle a aujourd'hui 44 ans et a deux enfants. La difformité de sa colonne (une courbure en S) fut détectée quand elle avait 13 ans. La scoliose s'est aggravée au fil des années. Sa respiration était entravée, surtout après des activités stressantes, qui exerçaient des pressions sur les muscles de son épaule et de sa hanche droite. En raison de sa scoliose, son corps était penché, surtout du côté gauche et elle ressentait un craquement dans la nuque quand elle essayait de la tourner. La vie était plutôt difficile à gérer et le problème empirait avec les années.

Il y a une vingtaine d'années, Andrea est allée voir des médecins pour une évaluation des douleurs du cou dont elle souffrait. Durant cette évaluation, elle a appris que la courbure de sa colonne vertébrale s'était aggravée pour atteindre 45 degrés. Elle demanda alors une seconde opinion, on lui dit d'attendre que la courbure atteigne 50 degrés avant d'envisager la chirurgie. A cette époque, il n'y avait que peu d'options de traitement pour elle.

Récemment, Andrea est venue me voir et nous avons évalué sa courbure. La radiographie montrait une courbure de 55 degrés dans le bas de la colonne et de 34 degrés au niveau du haut de la colonne. Les courbures s'étaient aggravées bien qu'elle ait tenté la chiropractie standard, la physiothérapie et des sessions de yoga.

Quelques mois après avoir commencé la correction de scoliose non chirurgicale en utilisant les méthodes présentées dans ce livre, elle a observé une réduction de 10 degrés de chaque courbure soit 20 degrés de correction au total.

Après avoir suivi cette thérapie non-chirurgicale, Andrea avait meilleure mine et était très contente du résultat. Ses problèmes respiratoires avaient réellement diminué et le craquement dont elle souffrait souvent au niveau de la nuque s'était également amoindri. Plus important encore, son corps était mieux aligné, ce qui améliorait son apparence physique. Elle avait davantage confiance en elle et se sentait bien mieux. Vous pouvez d'ailleurs observer la différence sur les radiographies et les photos.

— *Andrea F. (44 ans)*

CHAPITRE 16

Exercices d'alignement corporel

Une once de pratique vaut une tonne de prédications

— **Mahatma Gandhi**

Dans leur livre, « Backache Relief », Arthur C. Klein et Dana Sobel[89] ont interrogé des patients présentant différents types de problèmes de dos, y compris la scoliose. A la suite de leur étude, ils ont découvert que le traitement le plus efficace pour les patients atteints de scoliose n'est pas la chirurgie ou le port du corset, mais, préparez-vous à entendre la vérité… un programme d'exercices réguliers ! Certains experts la qualifient d'une « approche fonctionnelle »[90] au traitement de la scoliose ; je préfère l'appeler l'approche traditionnelle.

Lorsque les ligaments s'affaiblissent et que l'on observe la dégénérescence et la déformation des disques vertébraux et des vertèbres, souvent empirées par des mauvais choix alimentaires, un déséquilibre biomécanique ou un style de vie sédentaire, la courbure a tendance à se tordre davantage. Dans de tels cas, le chiropraticien n'a d'autre choix que de :

- Déceler la difformité au plus tôt et initier le procédé de correction de la colonne immédiatement, afin que la colonne ne se détériore pas davantage.
- Vous aider à atténuer le stress mécanique sous-jacent, responsable de la déformation de la colonne
- Recommander des moyens naturels de renforcement des os, des ligaments et des muscles environnants affaiblis, que l'on trouve dans un programme d'exercices individualisés

adaptés aux besoins de votre colonne vertébrale ; et pour finir…

- Surveiller régulièrement les progrès réalisés grâce au programme d'exercices et recommander des adaptations lorsqu'elles sont nécessaires.

Me croiriez-vous si je vous disais qu'en Croatie,[91] les médecins continuent à conseiller l'activité physique pour traiter la scoliose?

Dans cette région, comme dans de nombreux autres endroits du monde, la scoliose est souvent présente chez les enfants qui ne font que peu ou pas d'activité physique.

Sachant cela, le « Department of Pathology and Molecular Medicine » (« le département de la médecine pathologique et moléculaire ») à la « Wellington School of Medicine and Health Sciences » en Nouvelle-Zélande a rapporté le cas d'un jeune garçon atteint de scoliose idiopathique juvénile qui a présenté des progrès remarquables de sa courbure après avoir suivi un programme d'exercices et de traction physiologique personnalisée.

De la même façon, des médecins de l'« Helsinki University Central Hospital » en Finlande ont déterminé l'asymétrie du pelvis comme un facteur important et pourtant négligé de la scoliose.[92] Ils ont conclu qu'une différence de longueur au niveau des jambes et des symptômes neurologiques contribuaient à la scoliose. Leur recommandation pour le traitement de la scoliose est plutôt simple, traditionnelle, non chirurgicale et sûre … des exercices réguliers !

Le docteur Martha C. Hawes écrit dans le livre « Scoliosis and the Human Spine » (« la scoliose et la colonne vertébrale humaine ») : « les déclarations qui affirment que la scoliose ne peut être stabilisée ou inversée sans avoir recours au port du corset ou à la chirurgie ne sont et n'ont jamais été basées sur des données scientifiques. Au contraire, la recherche clinique basique sur le long terme maintient l'hypothèse que la scoliose peut être réduite, voire éliminée en utilisant des approches non chirurgicales.[93]

Si vous souhaitez davantage de preuves qui montrent que l'exercice peut être bénéfique pour les patients de scoliose, voici quelques études que j'ai découvertes :

- Une clinique de la colonne vertébrale à San Diego a découvert que, sur 12 patients atteints de scoliose idiopathique de l'adolescent, quatre ont réussi à réduire leur courbure de 20 à 28 degrés après avoir suivi des entraînements de renforcement pendant une certaine période.[94]
- Des résultats quasiment identiques ont été observés en Allemagne[95] où le port du corset accompagné d'exercices a été prouvé comme étant inefficace dans le traitement traditionnel de la scoliose.[96]
- Une autre étude réalisée par une équipe de chiropraticiens sur un groupe de 19 patients a mis en évidence que la combinaison de manipulations de la colonne et de la thérapie de posture réduisait significativement la gravité de l'angle de Cobb chez les 19 sujets. Une des méthodes appliquée pendant cette étude était la traction.[97]
- Au même moment, une étude réalisée à l'université d'Athènes a montré que la capacité à réaliser des exercices d'aérobique augmentait de 48,1 % chez les patients atteints de scoliose idiopathique, après avoir reçu un entraînement physique alors qu'il diminuait de 9,2 % chez le groupe témoin.[98]
- De même, un article publié dans le « Saudi Medical Journal » sur l'efficacité de la thérapie d'exercices en 3 dimensions de Schroth pour les patients atteints de scoliose a permis de découvrir qu'après six semaines, six mois ou un an de thérapie, tous les patients présentaient un renforcement des muscles et retrouvaient une meilleure posture. Les chercheurs en ont conclu que la technique de Schroth influençait bien l'angle de Cobb, les capacités vitales, la force et les défauts de la posture.[99]

- Enfin, dès 1979, une étude réalisée en Pologne a montré que la correction posturale et la thérapie d'exercices jouaient un rôle important dans la prévention et le traitement de la scoliose. Un autre article venu de Pologne rapportait les conclusions positives des exercices pour résorber les contractures de la courbure vertébrale.[100]

Pourquoi l'exercice nous rend heureux !

La recherche a montré que les personnes physiquement en forme sont plus résistantes aux blessures et aux douleurs de la colonne, et elles guérissent plus rapidement lorsqu'elles sont blessées contrairement à celles qui ne sont pas en forme.

En effet, vous pouvez me croire quand je vous dis que tous les types d'exercices, en particulier ceux qui consistent à étirer et à renforcer les muscles du dos et du cou, sont bénéfiques au traitement des troubles liés à la colonne vertébrale et qu'ils peuvent être une source importante de détente et de soulagement. Parfois, la maladie prolongée mène à l'inconfort physique mais aussi à un manque de motivation, mais si vous parvenez à réunir assez de détermination pour suivre les exercices, vous supprimez ces deux problèmes d'un coup.

Une bonne routine d'exercices finira par renforcer et assouplir les muscles du dos, du cou, de l'estomac et des membres. Après cela, il est de votre responsabilité de continuer les exercices de manière régulière afin de maintenir votre niveau de santé physique, de stimuler votre métabolisme de récupération et de soulager ainsi rapidement vos douleurs et vos angoisses.

Assurez-vous simplement de ne pas faire d'exercices trop vigoureux tels que du jogging, sauter, bondir, faire de la randonnée ou lever des poids. Utiliser un coussin spongieux pendant la conduite ou les voyages est souvent recommandé par les spécialistes orthopédiques aux patients atteints de scoliose.

Avant de commencer

Vous aurez besoin :

- D'un tapis d'exercices
- D'un Swiss-ball
- De poids de 2 à 4 kg
- De bandes de résistance : légère, médium, forte (selon vos capacités physiques)

Maîtriser ces exercices demande du temps, utilisez un miroir ou demandez de l'aide à quelqu'un pour observer vos mouvements.

Exercices du cou avec un Swiss-ball

Flexions du cou avec le ballon

- Tenez-vous droit devant un mur en maintenant le ballon à l'aide de votre front
- Placez la langue sur le palais
- Poussez la tête contre le ballon tout en expirant
- Répétez 10 fois

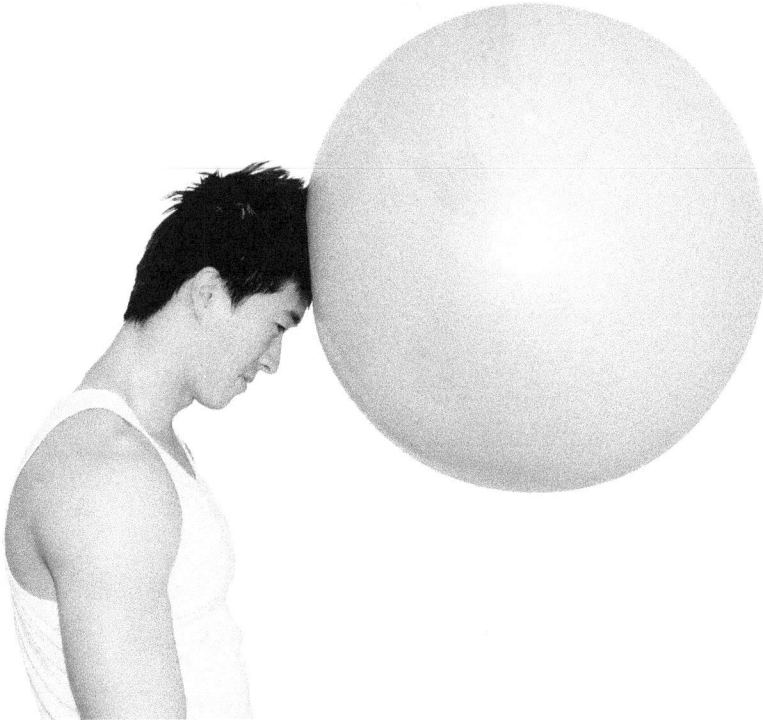

Image 45 : Flexions du cou avec le ballon

Extensions du cou avec le ballon

- Tenez-vous debout, l'arrière de la tête contre le ballon
- Maintenez-vous contre une porte ou une table
- Poussez la tête vers le ballon tout en expirant
- Répétez 10 fois

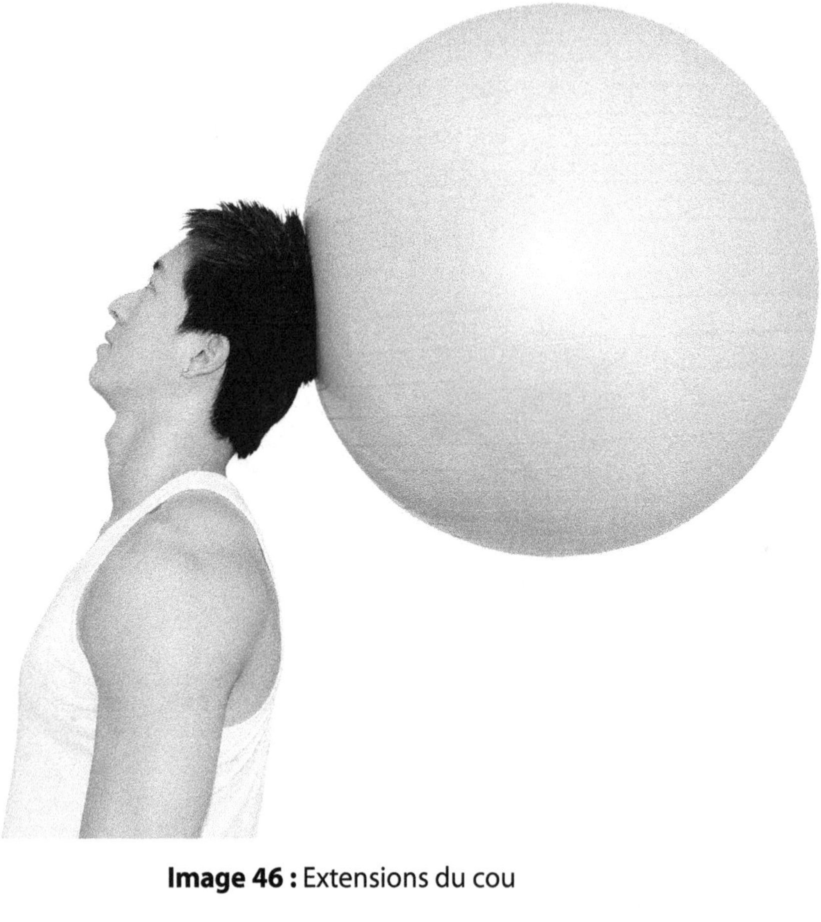

Image 46 : Extensions du cou

Flexion latérale du cou avec le ballon

- Placez le côté de la tête sur le ballon
- Penchez le cou, poussez la tête vers le ballon tout en expirant
- Répétez 10 fois de chaque côté. Si vous présentez une courbure du cou, ne faites cet exercice que du côté concave

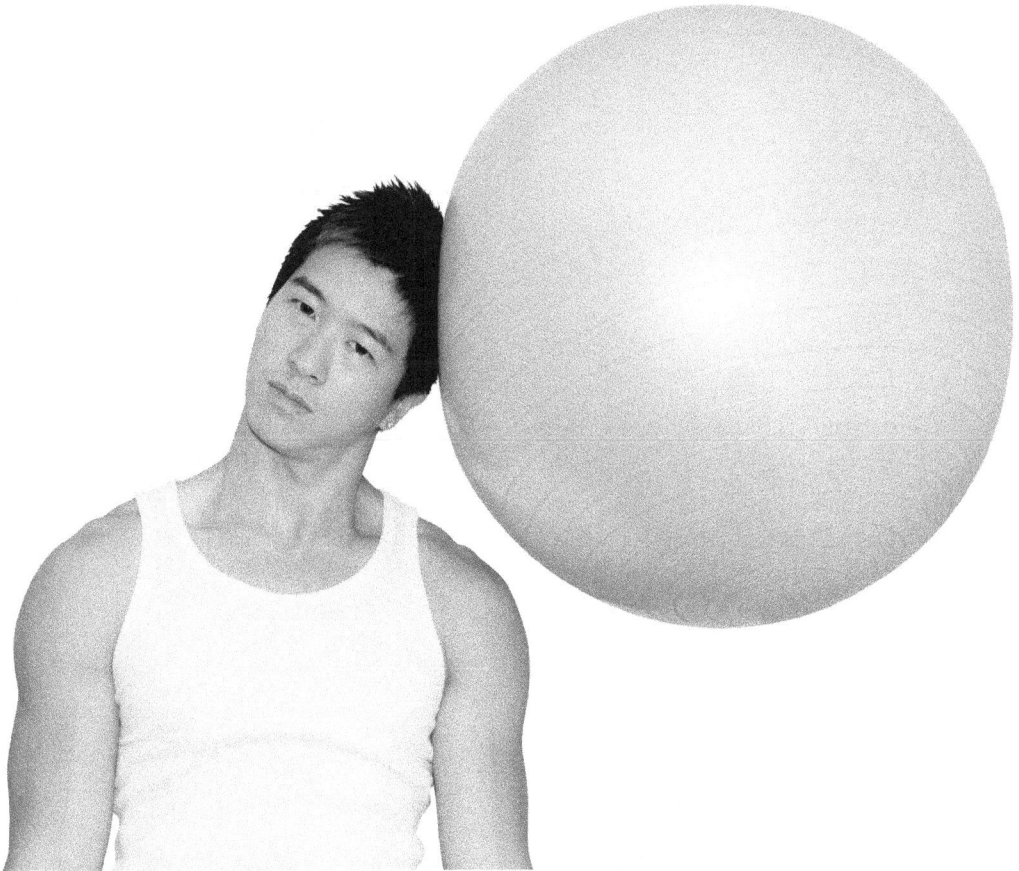

Image 47 : Flexion latérale du cou avec le ballon

Exercices de balancement du pelvis

Balancement du pelvis, d'avant en arrière

- Tenez-vous debout, les genoux légèrement pliés ou asseyez-vous bien droit sur un Swiss-ball
- Inspirez et tournez le pelvis vers l'avant (imaginez que vous avez des phares sur le fessier et que vous voulez éclairer le faisceau vers le haut)
- Maintenez le tronc stable pendant que vous tournez le pelvis
- Expirez et ramenez le pelvis (éclairez vers le bas)
- **Tempo :** au rythme de la respiration
- **Répétitions :** 20 de chaque côté

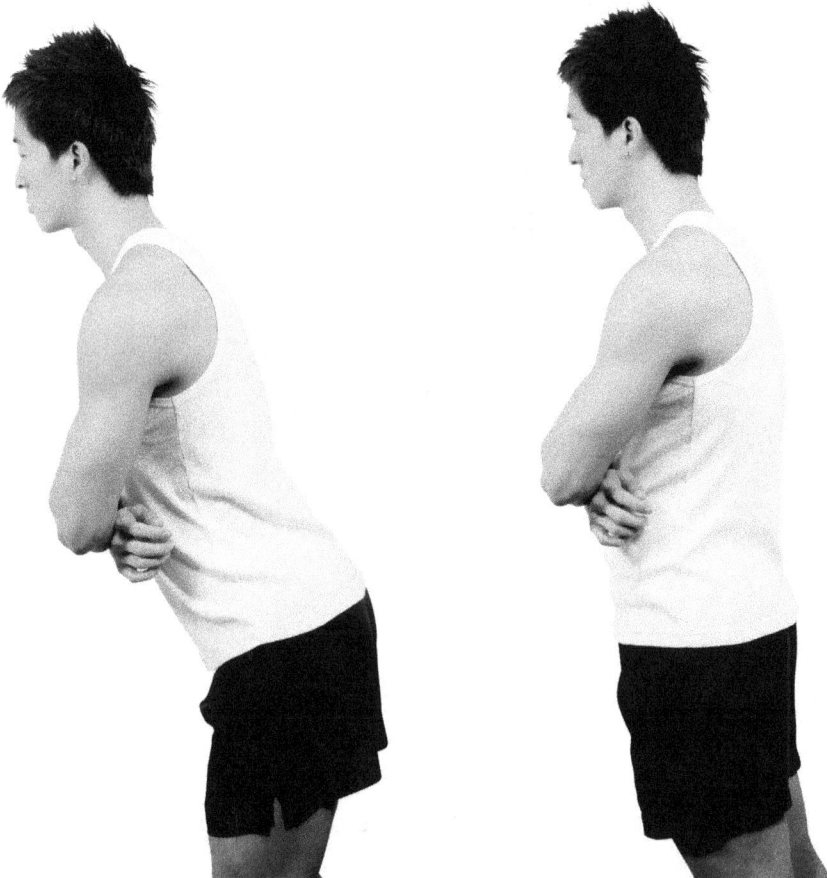

Image 48 : Balancement du pelvis, d'avant en arrière

Balancement du pelvis, d'un côté à l'autre

- Asseyez-vous confortablement, bien droit sur un Swiss-ball
- Inspirez puis élevez une hanche lorsque vous expirez, retournez alors à la position initiale
- Faites la même chose de l'autre côté
- **Tempo :** au rythme de la respiration
- **Répétitions :** 20 de chaque côté

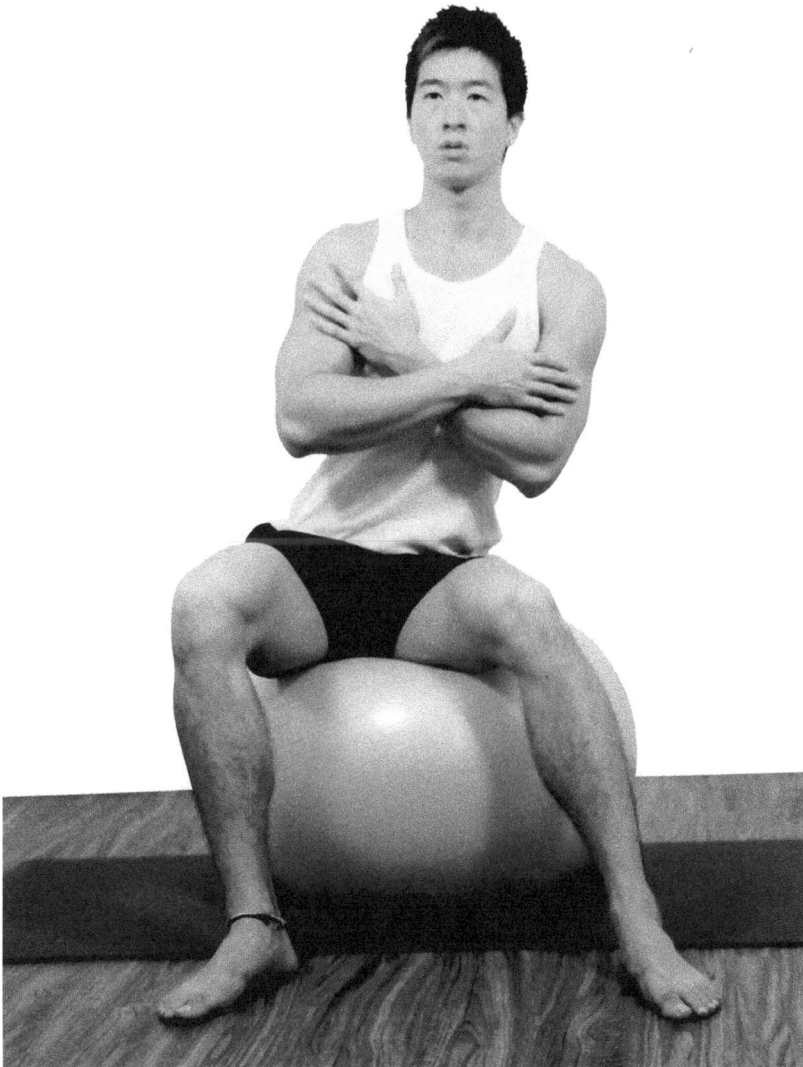

Image 49 : Balancement du pelvis, d'un côté à l'autre

Balancement du pelvis en forme de huit

- Formez un huit avec les hanches, en bougeant de l'avant vers l'arrière puis d'un côté vers l'autre
- **Tempo :** au rythme de la respiration
- **Répétitions :** 20 de chaque côté

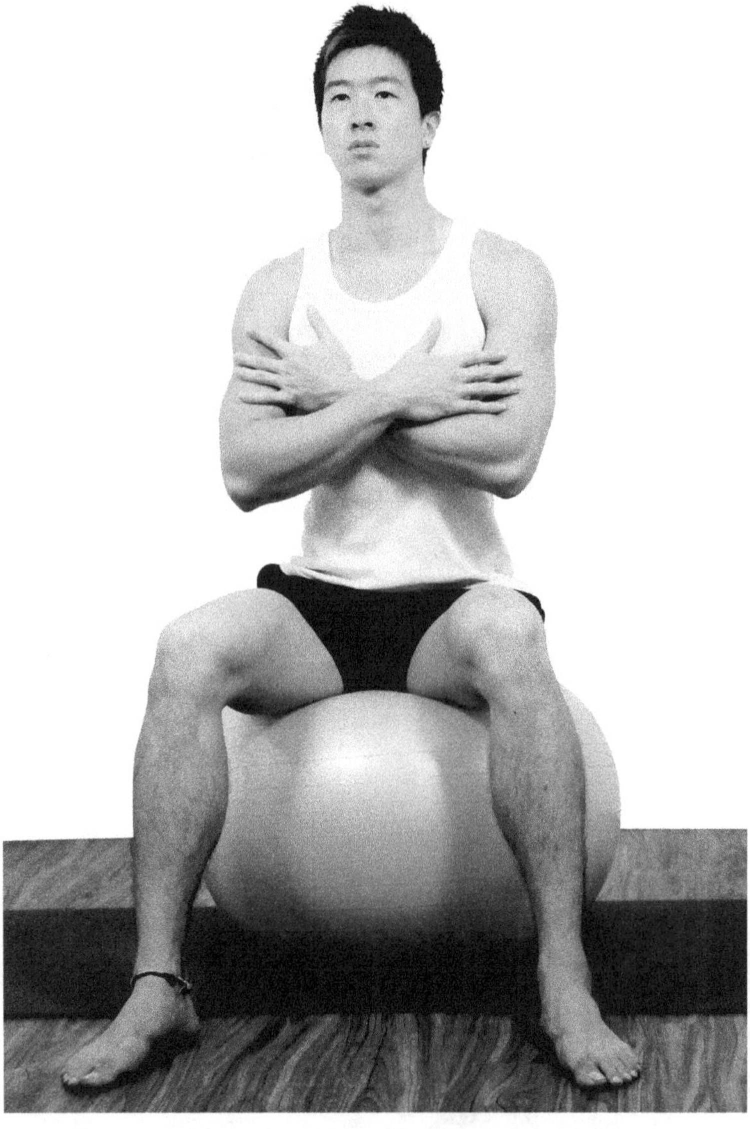

Image 50 : Balancement du pelvis en forme de huit

Accroupissements au rythme de la respiration

Si vous souffrez de douleurs dans le bas du dos ou que les accroupissements au rythme de la respiration sont inconfortables, reportez-vous plutôt aux accroupissements à l'aide du Swiss-ball (Image 53)

- Prenez une position confortable, l'écart entre vos jambes doit être assez large pour vous permettre de vous accroupir. Placez les bras sur le côté ou en face de vous pour plus de difficultés
- Inspirez puis accroupissez-vous tout en expirant
- Descendez aussi bas que possible, puis inspirez en vous relevant
- Maintenez le torse droit et le poids bien réparti entre vos pieds et vos talons
- Le rythme que vous adoptez pour vous baisser devrait parfaitement correspondre au rythme de votre respiration. Le rythme de votre respiration doit rester le même au cours de l'exercice. Si votre rythme cardiaque augmente, réduisez la profondeur de l'accroupissement.
- **Tempo :** lent
- **Répétitions :** 10 fois

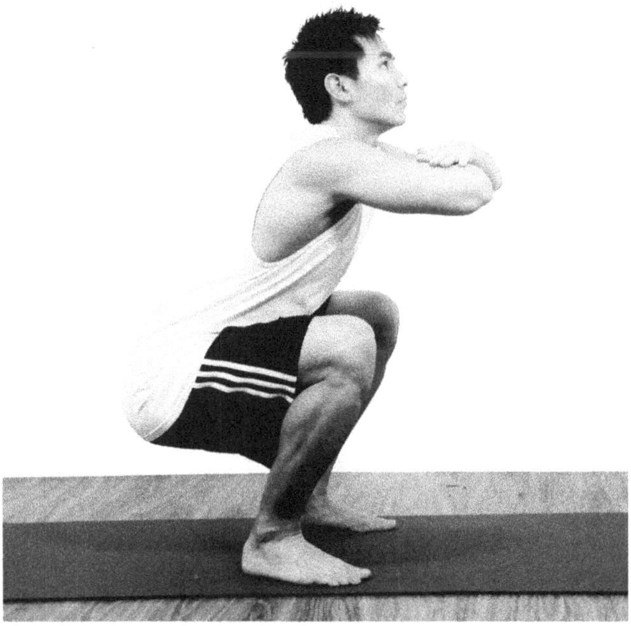

Image 51 : Accroupissements au rythme de la respiration

Accroupissements avec un bras au dessus de la tête

- Prenez une position confortable, l'écart entre vos jambes doit être assez large pour vous permettre de vous accroupir. Tenez un haltère au dessus de la tête
- Inspirez et rentrez le nombril
- Baissez-vous pour vous accroupir confortablement. Gardez le torse aussi droit que possible. Ne vous penchez pas d'un côté
- Expirez en vous relevant
- Gardez l'haltère au dessus de la tête tout au long de l'exercice, en changeant de bras à chaque session
- **Tempo :** lent
- **Répétitions :** 10 fois

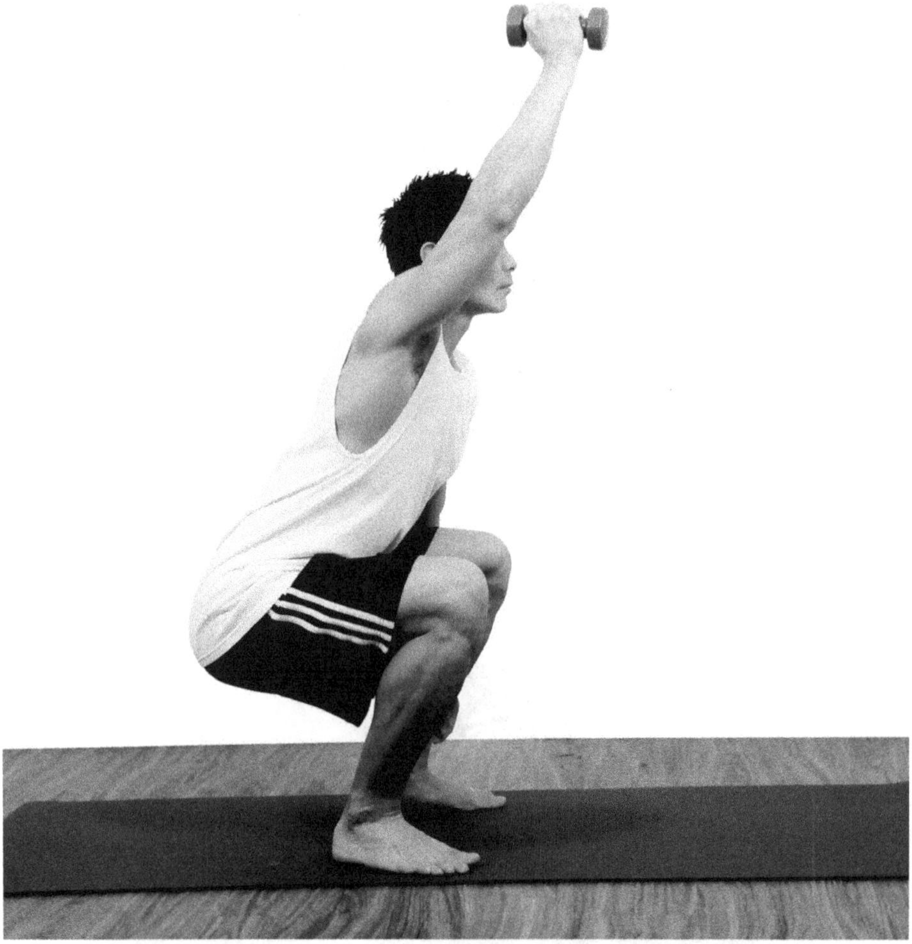

Image 52 : Accroupissements avec un bras au dessus de la tête

Accroupissements avec le Swiss-ball

- Placez un Swiss-ball entre le bas du dos et le mur
- Prenez une position confortable, les bras le long du corps. Maintenez les pieds à la largeur de vos épaules et légèrement ouverts pour que les genoux soit alignés avec le deuxième orteil.
- Inspirez puis baissez-vous pour vous accroupir tout en expirant. Descendez tant que vous vous sentez à l'aise, puis inspirez en vous levant
- Respirez par le nez si possible. Si vous devez expirer par la bouche, pincez les lèvres pour maintenir une légère tension
- **Tempo :** lent
- **Répétitions :** 10 fois

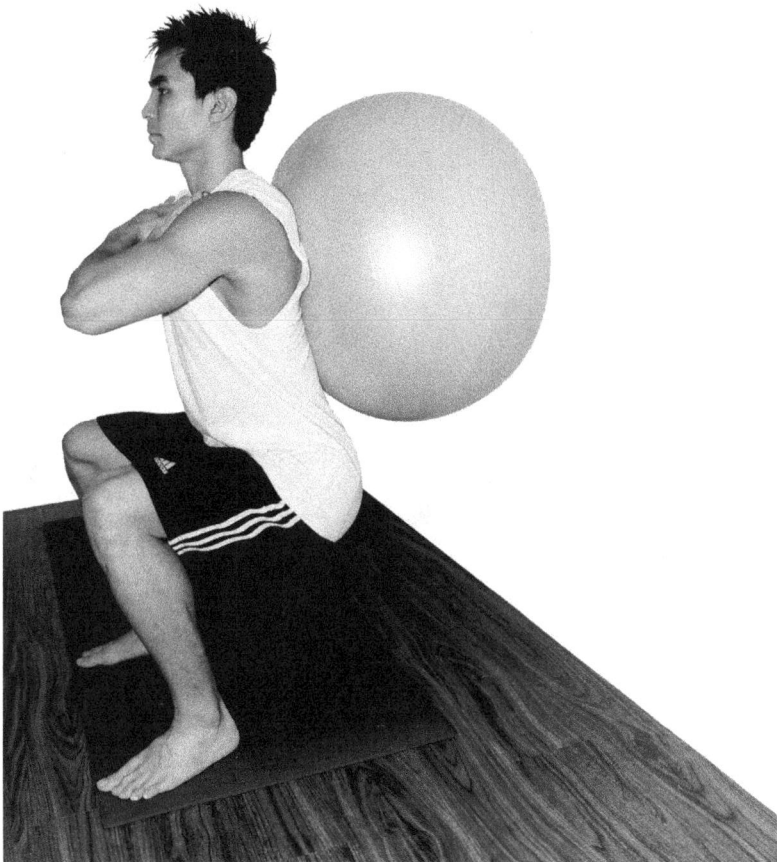

Image 53 : Accroupissements avec le Swiss-ball

Stabilisation du muscle carré des lombes

Le muscle carré des lombes est un stabilisateur important de la partie inférieure de la colonne.

- Allongez-vous sur le côté
- Prenez appui sur votre coude et relevez le pelvis du tapis, soutenant ainsi le bas du corps, le côté du genou le plus près du tapis de sol
- Maintenez la position aussi longtemps que possible (un minimum de 20 secondes)
- Continuez en supportant maintenant le haut du corps à l'aide de la main (bras tendu) et le côté du pied sur le tapis de sol

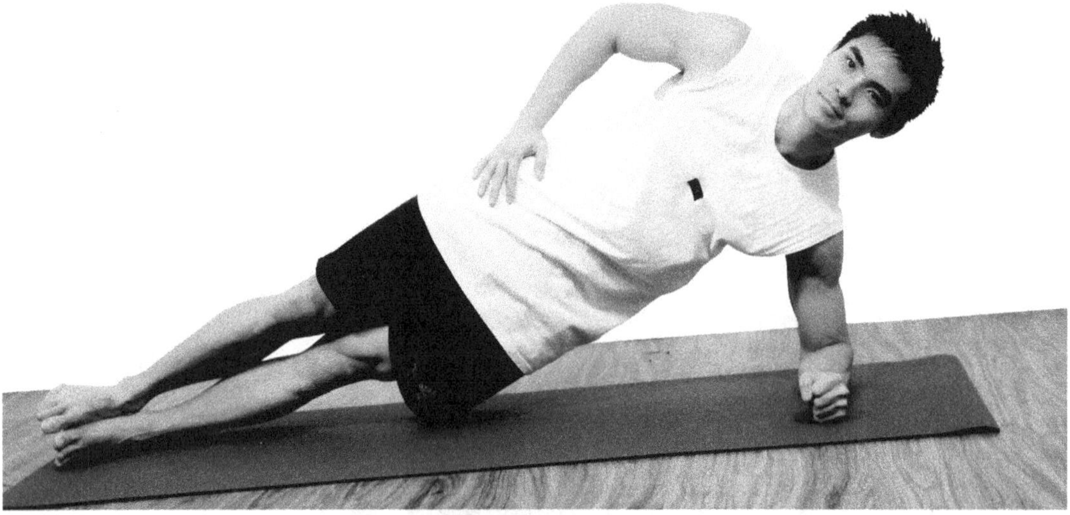

Image 54 : Stabilisation du muscle carré des lombes

Flexion latérale à l'aide du Swiss-ball

Les exercices de flexions latérales sont également préconisés dans le cas d'une scoliose. Lorsqu'il y a une courbure lombaire, les muscles du côté convexe sont généralement étirés et faibles. Ainsi, s'allonger sur un Swiss-ball du côté concave aidera à renforcer les muscles faibles du côté convexe. Si vous n'êtes pas sûr, testez chaque côté du corps puis concentrez-vous du côté faible.

- Asseyez-vous sur un Swiss-ball, les pieds à la jonction d'un mur et du sol
- Tournez doucement sur le ballon afin que les hanches soient complètement au sommet du ballon et que les pieds soient convenablement ancrés contre le mur ; la cuisse supérieure de la jambe du haut devrait être en alignement avec le corps.
- Allongez-vous sur le côté sur le ballon, les bras le long du corps, redressez-vous doucement jusqu'à ce que le corps soit perpendiculaire au sol ; inversez le mouvement pour atteindre à nouveau la position initiale. Imaginez que vous vous déroulez latéralement une vertèbre à la fois, en partant de la tête.

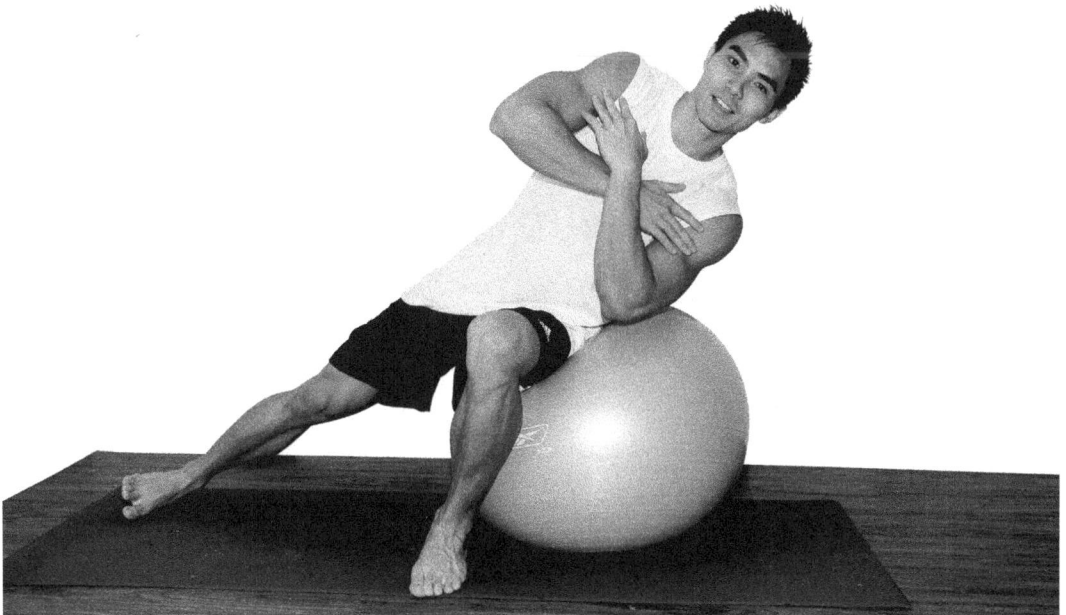

Image 55 : Flexion latérale à l'aide du Swiss-ball

Pompes contre le mur

- Tenez-vous à 60 centimètres du mur
- Placez les mains sur le mur écartées à la largeur de la poitrine et au niveau des épaules
- Rentrez le nombril, maintenez un corps droit et laissez-vous tomber sur le mur
- Poussez sur le mur pour retournez à la position initiale tout en maintenant le corps bien aligné
- Lorsque vous êtes en mesure de répéter le mouvement 20 fois, éloignez un peu les pieds du mur

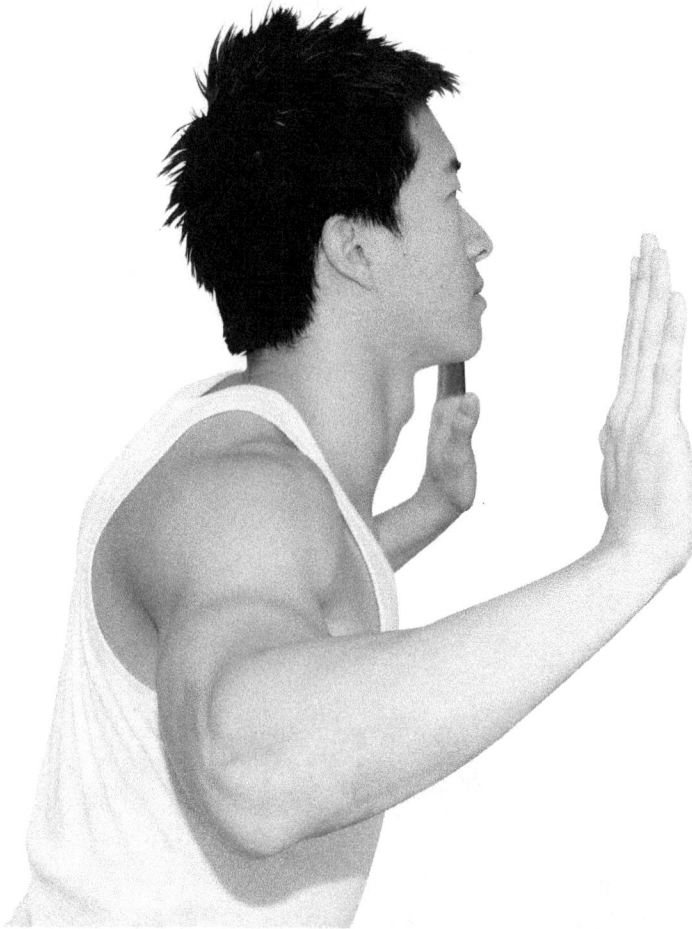

Image 56 : Pompes contre le mur

Tractions assises

- Asseyez-vous sur un Swiss-ball et maintenez un câble ou une corde élastique en face de vous
- Expirez et penchez-vous en avant, en maintenant une courbure naturelle du bas du dos, ne roulez pas le dos lorsque vous vous baissez
- Pendant que vous inspirez, revenez à la position initiale et ramenez les bras vers la poitrine comme si vous ramiez. Ne haussez pas les épaules

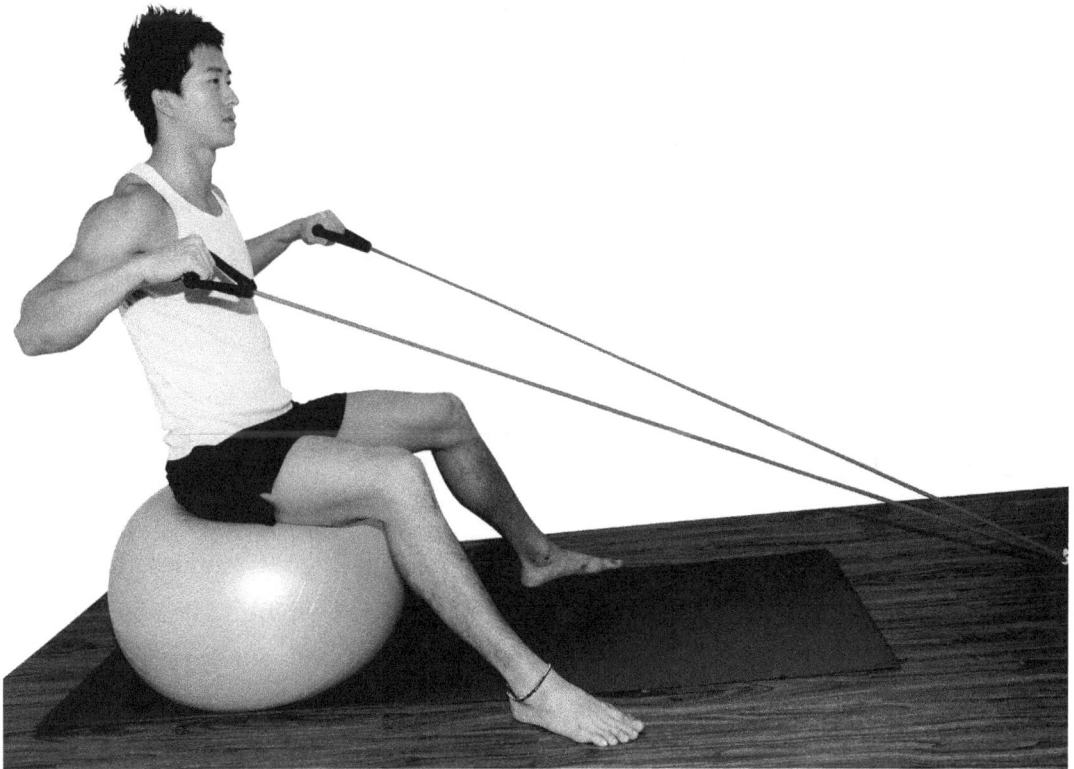

Image 57 : Tractions assises

Comment créer votre propre programme d'exercices contre la scoliose

Votre programme d'exercices contre la scoliose peut-être aussi flexible que vous le souhaitez. L'objectif principal est d'améliorer votre état de santé et de restaurer la balance dans votre colonne et vos muscles.

Chez certains patients masculins, on a pu observer une régression spontanée de la scoliose. Ce phénomène est plus souvent observé chez les hommes que chez les femmes, sûrement car notre société offre davantage d'opportunités aux hommes pour faire des exercices physiques, contrairement aux femmes. Ainsi, un peu d'exercice est toujours mieux que pas d'exercice du tout.

Il est évident que le programme doit être adapté à vos besoins, à votre âge et à votre état de santé, un domaine dans lequel votre chiropraticien ou votre thérapeute physique pourra évidemment vous aider. Cependant, les exigences de base d'un programme flexible sont que vous devez être en mesure de le suivre régulièrement, 2 à 3 fois par semaine pour des résultats optimaux.

Choisir le programme adapté

Nous avons discuté de cette section en profondeur. Rapportez-vous à la section « outils pour le lecteur » à la fin du livre pour plus d'informations.

Commencez par cartographier les zones tendues du corps à l'aide du diagramme disponible au chapitre 12 (Image 13). Votre chiropraticien peut recommander des ajustements sur votre programme de base selon les deux courbures fréquemment observées : la scoliose en forme de S et celle en forme de C. Six à huit semaines après le début des exercices et la mise en place des changements alimentaires, réexaminez les progrès réalisés et déterminez si tout se passe selon vos plans, passez alors au niveau suivant. Peu importe si vous êtes atteint d'une scoliose en S ou en C, les exercices présents dans ce livre peuvent être réalisés par n'importe qui. Reportez-vous au chapitre 15 pour un plan d'action qui vous aidera à créer votre propre programme d'exercices et d'alimentation.

Reprenez en douceur

La plus grosse erreur que nous sommes nombreux à faire est de nous remettre à l'exercice et d'en faire trop… soit comme j'aime l'appeler : notre réaction à la culpabilité. Lorsqu'on se laisse aller, notre première réaction est de nous remettre sur les rails et d'en faire deux fois plus pour rattraper le retard. Mais plusieurs problèmes en résultent :

Une perte de force et d'endurance

Si vous n'avez pas fait d'exercices pendant plus d'un mois, vous avez perdu un peu de la force et de l'endurance que vous aviez par le passé. De ce fait, le corps ne sera pas en mesure d'égaler le niveau qu'il avait auparavant.

Des blessures et des douleurs musculaires qui se réveillent plus tard

S'entraîner à plein régime dès le début signifie que vous expérimenterez beaucoup de douleurs musculaires, et en continuant à vous entraîner malgré les douleurs, vous risquez de vous blesser.

Redouter l'entraînement

Si vous en faites trop, trop vite et que vous êtes fatigué et endolori, vous commencerez peut-être à redouter l'entraînement et cette attitude n'est pas celle que vous souhaitez avoir pour vous remettre sur les rails.

CHAPITRE 17

Yoga pour Scoliose

> *Quand vous trouvez la paix en vous, vous devenez le genre de personne qui peut vivre en paix avec les autres.*
>
> — *Peace Pilgrim*

Toutes les grandes choses dans la vie ont invariablement leurs racines dans les annales de l'histoire. Nos sages et anciens gourous nous ont offert des réservoirs illimités de connaissances et de compétences pour nous aider à gérer notre corps et notre esprit. Allant des pouvoirs mystiques des herbes et des plantes, jusqu'aux exercices pratiques et séances d'entraînement, la science de la gestion du corps humain a toujours beaucoup gagné des études de la science et écritures anciennes.

En fait, c'est de ces ressources que certaines des pièces d'information les plus précieuses ont émergé. Par exemple, la scoliose elle-même a été représentée il y a des milliers d'années, dans les peintures rupestres historiques, ressemblant à l'aspect bossu typique qui est à la base de la définition de la scoliose.

En l'absence des systèmes modernes et avancés de la médecine, les anciens systèmes de traitement de la scoliose et d'autres difformités comptaient beaucoup sur les techniques traditionnelles authentiques et éprouvées comme le yoga.

Avant d'énoncer les séances d'entraînement de yoga spécifiques pour la scoliose, nous allons en comprendre un peu plus sur le sujet.

Yoga - l'art

L'un des six systèmes de la philosophie indienne, le terme a ses racines dans le mot sanscrit «yuj» qui signifie «Union» et est originaire de l'Inde il y a plus de 5000 ans. Défini comme l'union parfaite de l'esprit, le corps, les émotions et l'intellect, le yoga, un sujet qui a été écrit par le Sage Patanjali dans son traité *Yoga Sutras de Patanjali*.

Selon l'École de Yoga Iyengar, la discipline est définie comme l'assemblage ou l'intégration de tous les aspects de l'individu pour parvenir à une vie équilibrée plus heureuse, avec le kaivalya ou la liberté ultime comme objectif final. La pratique du yoga utilise deux méthodes de base, expliquées ci-dessous.

a) *Asanas* (Postures)

Les asanas ou positions sont destinées à conditionner le corps humain. Dépendant de la fonction qu'ils remplissent, ces poses sont classées comme kriyas (actions), mudras (joints) et *bandhas* (serrures). Alors que le *kriya* met l'accent sur l'effort nécessaire pour déplacer l'énergie vers le haut et vers le bas de la colonne vertébrale, le yoga mudra est fondamentalement un mouvement pour maintenir l'énergie et le *bandha* permet à l'individu de maintenir les contractions musculaires afin de se concentrer et d'augmenter la conscience de soi.

b) *Pranayama* (Techniques de respiration)

Le *pranayama* ou les techniques de respiration sont faits pour intégrer ou pour unir le corps avec l'esprit et l'âme. Bien que *prana* signifie l'énergie vitale, yama implique l'éthique sociale. Les experts de yoga révèlent que la respiration contrôlée de pranayamas finira éventuellement par contrôler le flux d'énergie dans le corps.

Différents types de yoga sont pratiqués selon le niveau d'expertise et de la compétence de l'individu. Chacun des types énumérés ci-dessous présente les différents types de techniques et convient aux praticiens avec différentes capacités. Les formes les plus éminentes du yoga sont:

- Yoga Hatha
- Yoga Iyengar
- Yoga Kundalini
- Yoga Bikram
- Yoga Asthanga

Yoga and Scoliosis – The 5 Key Aspects

En tant que discipline, le yoga est connu pour améliorer la flexibilité des muscles, la concentration et le renforcement global de l'esprit et du corps. L'art a une importance particulière dans la gestion et le traitement de la scoliose, une déformation de la colonne vertébrale. En fait, c'est beaucoup plus que la déformation, il y a des effets plus profonds de la scoliose sur votre corps, y compris:

- Maux de tête
- Mal de dos
- Fatigue chronique
- Essoufflement
- Douleur dans les genoux et les jambes
- Douleur à la hanche

Le yoga est utilisé comme traitement alternatif pour la scoliose depuis longtemps par Élise Miller, le maître de yoga basé à Palo Alto et un expert yoga en particulier pour le traitement de la scoliose. Puisque la recherche d'un traitement plus efficace pour la scoliose continue, les scientifiques ont souvent demandé, qu'en dehors de la relaxation de base et l'effet de renforcement, y a-t-il d'autres corrélations importantes entre la pratique régulière du yoga et la gestion de la scoliose?

Examinons quelques aspects critiques.

1) Pour rétablir l'équilibre

Nous savons que la scoliose est une colonne vertébrale désalignée, définissant un déséquilibre global de la structure squelettique. Les asanas et pranayamas (respiration) dans les exercices de yoga créent un sentiment de conscience de soi et de sensibilisation. Cela peut, en outre, conduire à un développement d'alignement structurel, créant enfin un alignement plus symétrique.

Par ailleurs, dans la scoliose, le corps perd son centre de gravité et subit également une perte de hauteur. Les positions de yoga inversées peuvent réaligner cette force de gravité et dans le processus, aussi libérer la tension dans les muscles et les renforcer, en plus d'allonger la colonne vertébrale et de ralentir la progression de la courbe.

Les patients atteints de scoliose qui ont régulièrement pratiqué le yoga disent souvent qu'ils peuvent voir différents signes d'équilibre restaurés. Voici quelques exemples: - l'une des hanches ne semble plus être plus haute que l'autre ou l'une des jambes ne semble pas plus lourde que l'autre, et ainsi de suite.

2) Le bon traitement alternatif

Le yoga est essentiellement un processus de traitement lent et régulier. Il affecte votre corps doucement sans causer de contrainte excessive ou d'effets secondaires. Plus important encore, le yoga vous donne un sentiment d'autonomie en vous rendant indépendant pour le traitement. Le yoga vous donne également un outil pour traiter votre courbe par vous-même, sans avoir à dépendre de quelqu'un d'autre.

3) Pour le réalignement postural

Quand un individu souffre de scoliose, cela signifie qu'un point s'est développé qui permet à la courbe de la scoliose de coexister avec la gravité. À travers le yoga, ce point d'équilibre est identifié et l'équilibre naturel est rétabli, ce qui entraîne une réduction de la douleur et une meilleure posture. Finalement, on apprend à se développer une posture naturelle sans effort qui supporte la structure osseuse et aide à faire face à la courbe scoliotique.

4) Pour le soulagement de la douleur et l'inconfort

Comme nous le savons déjà, la scoliose peut causer de l'inconfort et une importante douleur dans les muscles, en raison de la posture asymétrique du corps et résultant de la souche musculaire. Le yoga aide à soulager le stress sur les muscles trop étirés. Avec une pratique régulière du yoga, vous pouvez réellement former le système musculaire de votre corps à soutenir la colonne vertébrale d'une manière plus forte.

En outre, le yoga peut aussi empêcher d'autres conditions connexes telles qu'une hernie discale, la sciatique ou d'autres maladies qui pourraient causer de la douleur.

5) Pour l'autoguérison et une prise de conscience spirituelle

La scoliose a le potentiel d'entièrement changer votre apparence. En plus de l'apparence physique, la scoliose peut aussi affecter négativement votre estime de soi. La pratique régulière du yoga vous aide à retrouver votre confiance en soi et le moral. Le yoga vous apprend réellement à travailler avec votre corps, avec ses imperfections et son désalignement plutôt que de travailler contre elle ou de vous pousser au-delà de vos limites.

Points à retenir

Comme vous vous apprêtez à adopter le yoga comme moyen pour guérir la scoliose, il y a certains points importants que vous devez retenir. Ici, nous avons énuméré quelques-uns des points les plus cruciaux que vous pouvez utiliser:

1. Pratiquez sous la direction d'un praticien capte, qualifié dans le yoga pour la scoliose.

2. Assurez-vous de discuter de toutes vos préoccupations, y compris vos radiographies antérieures et vos antécédents médicaux avec votre professeur de yoga au préalable.

3. Pour guérir la scoliose, le yoga doit être fait régulièrement, tous les jours et non pas une ou deux fois par semaine.

4. Concentrez-vous sur votre respiration lorsque vous faites le pranayama. C'est la seule clé pour faire le régime de la bonne manière.

5. Concentrez-vous sur l'amélioration de la finesse de vos actions, même pour la plus simple des poses et non pas pour essayer des asanas plus sévères.

Top 10 d'exercices de yoga que vous pouvez suivre

Les séances d'entraînement de yoga sont prévues et conseillées en fonction de votre type de courbe spécifique et d'autres aspects. Votre professeur de yoga examinera votre état et prescrira un ensemble spécifique de postures de yoga pour traiter votre courbe. Par exemple, pour réduire une courbe latérale, l'asana se fera d'abord pour allonger la colonne vertébrale et la ramener centrer. Une fois que ce sera fait, l'accent sera ensuite mis sur le renforcement des jambes, des muscles abdominaux et aussi sur les muscles situés le long de la colonne vertébrale. De même, pour réduire la rotation postérieure, l'*asana* sera prescrite pour éliminer la rotation afin de gérer la courbe.

Dans la section suivante, nous listons les 10 *asanas* ou postures de yoga les plus efficaces qui peuvent aider à arrêter ou réduire votre courbe de la scoliose, en fonction de votre condition préexistante.

Position de la montagne (sur le sol)
Nom traditionnel - Supta Tadasana

L'objectif

Cette asana vous aide à comprendre les mouvements élémentaires de vos articulations. Le supta tadasana varie l'orientation de la gravité de votre corps. Un exemple de ce phénomène est de savoir comment en créant des raideurs dans les articulations de l'épaule et les aisselles, les cotes avant ressortent en inclinant la cage thoracique vers les clavicules.

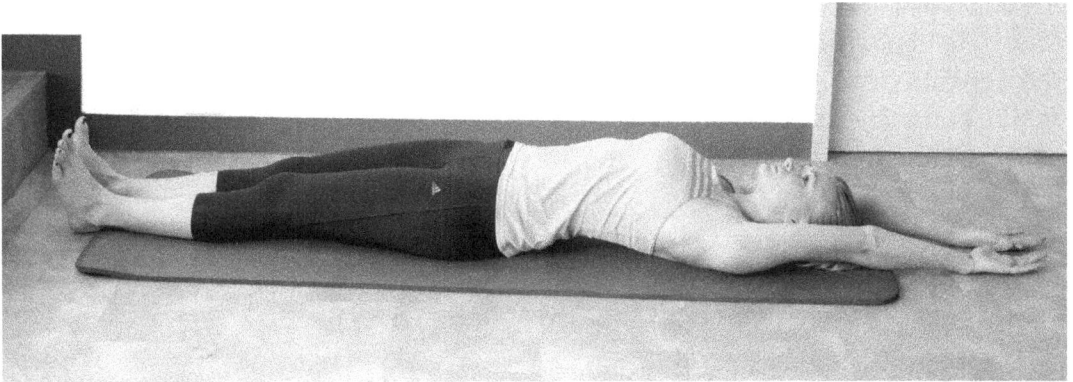

Position de la montagne (sur le sol)

Étapes

- Allongez-vous sur un tapis de yoga, sur votre dos
- Gardez vos jambes ensemble, joindre les pieds, avec les talons sur le sol, les orteils vers le haut, les bras tendus des deux côtés
- Gardez votre tête vers l'arrière, avec votre menton droit
- Écartez les orteils et gardez vos pieds plats
- Lentement, étendre vos jambes à l'extérieur des hanches
- Maintenant, élargissez vos fesses et allongez-les vers vos talons. Cela va allonger le bas du dos et appuyez sur vos cuisses fermement vers le sol
- Poussez les côtés de votre taille vers le bas dans le sol
- Allonger les côtés de votre cage thoracique vers la tête, légèrement éloignés de la taille
- Élargissez votre dos, soulevez et ouvrez votre poitrine, roulez les épaules vers le bas sur le sol et rentrez les omoplates vers l'arrière

- Maintenant, ramenez les deux bras vers le haut, parallèles, et les mains face à face
- Étendez les poignets vers l'extérieur du tronc
- Étendez vos talons loin des poignets. Les poignets doivent être loin des talons
- Maintenez la position. Prenez 10-15 respirations lentes

Version couchée sur le dos de la position d'extension des mains et des pieds

Nom traditionnel – Supine Utthita Hasta Padasana

L'objectif

Cette posture a une large orientation extrême et tente de renforcer l'alignement normal du corps. Elle permettra de renforcer et de tonifier les muscles du dos, les bras, les jambes et l'abdomen.

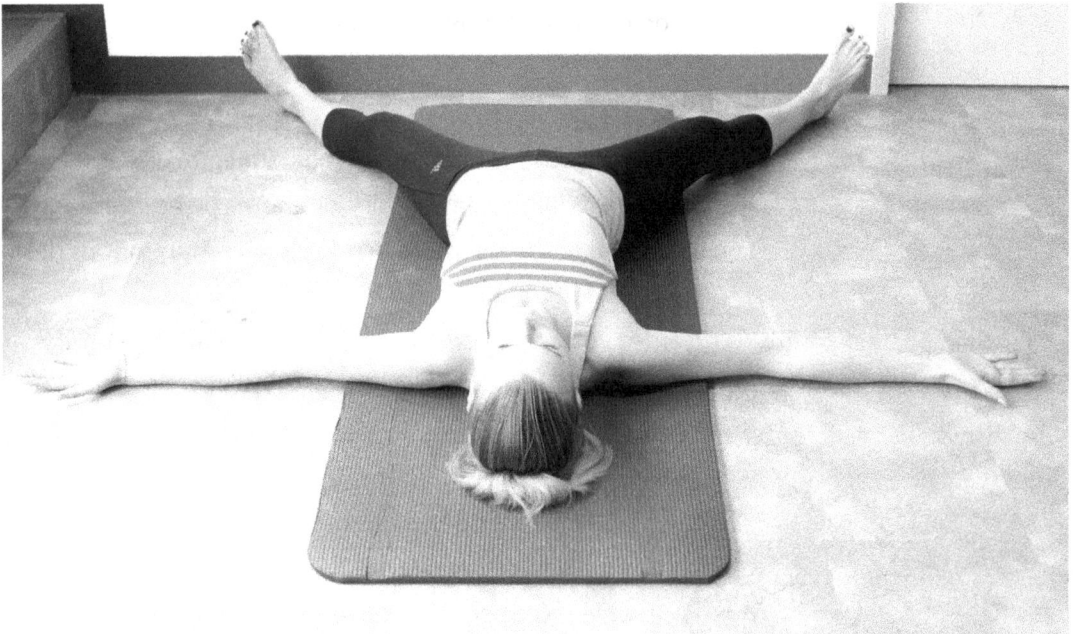

Version couchée sur le dos de la position d'extension des mains et des pieds

Étapes

- Allongez-vous sur votre dos, avec les pieds contre le mur
- Gardez vos bras tendus, avec les jambes droites et les pieds parallèles
- Fermement, tirez vos cuisses vers les hanches et stabilisez soigneusement votre abdomen
- Expirez profondément et étirez vos jambes
- Écartissez vos jambes pour former un grand «v» et garder vos bras tendus sur les deux côtés, avec les paumes vers le haut
- Pressez les pieds fermement contre le mur et appuyez vos cuisses sur le sol
- Puisque la hanche extérieure se tourne vers l'intérieur, le coccyx ira vers le bas et l'os pubien vers le haut
- Roulez les deux épaules loin des oreilles et tirez les omoplates extérieures vers l'intérieur
- Étirez les deux bras vers l'extérieur et roulez le côté convexe de la cage thoracique vers l'intérieur, écartant le côté concave vers l'extérieur
- Ouvrez le centre de la poitrine vers les côtés droit et gauche
- Relâchez lentement et revenez à la posture Supta Tadasana (Exercice 1).

Position de l'arbre couchée sur le dos
Nom traditionnel – Supine Vrkshasana

Objectif

Deux des objectifs les plus importants de cette pose sont de renforcer les jambes et la colonne vertébrale et d'améliorer l'équilibre physique.

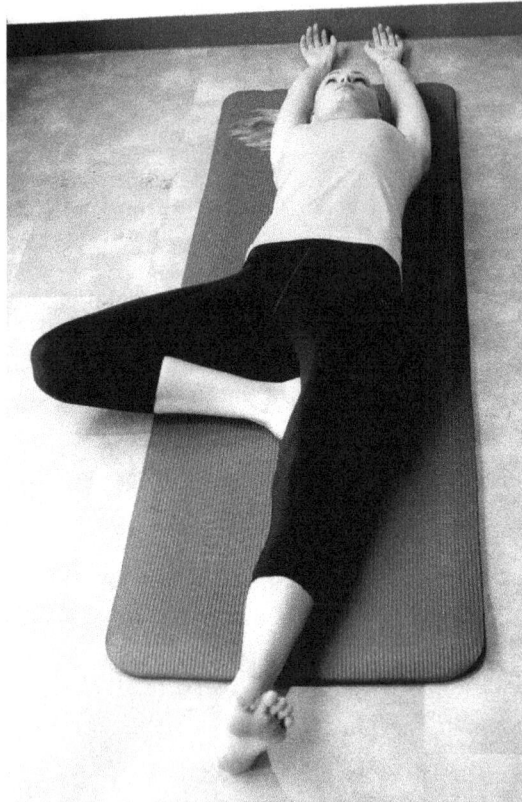

Position de l'arbre couchée sur le dos

Étapes

- Allongez-vous sur un tapis de yoga, avec vos jambes pliées au niveau des genoux
- Pliez une couverture, dans le sens de la longueur et positionnez-la de sorte qu'elle soutient votre colonne vertébrale
- Étendez progressivement vos jambes et positionnez-vous dans la pose de Supta Tadasana (Exercice 1).
- Appuyez le pied gauche dans le mur et étirez la jambe droite

- Ramenez la jambe droite vers le haut et placez le pied droit contre le gauche, à l'aine supérieure
- Sentez l'aine intérieure se libérer vers le genou intérieur et le genou externe vers la hanche extérieure
- Placez un bloc de bois sur le sol juste au-dessus de votre tête
- Tenez le bord extérieur du bloc avec les deux paumes de vos mains
- Lentement, soulevez les deux bras dans une position perpendiculaire, avec les mains face au plafond. Les omoplates se déplacent vers l'intérieur pendant que les bras se déplacent vers le bas
- Poursuivez l'étape précédente jusqu'à ce que les deux bras soient placés au-dessus de votre tête
- Si votre courbe est sévère, vous pourriez ne pas être en mesure de mettre les bras en ligne droite avec vos épaules. Placez des accessoires tels qu'une couverture pliée sous la poitrine pour ouvrir la poitrine
- Appuyez le pied gauche contre le mur et déplacez la hanche gauche loin des côtes tandis que le pied droit se presse sur l'aine gauche
- Revenez à la position du Supta Tadasana et répétez avec l'autre jambe

Position de la chaise couchée sur le sol ou féroce

Nom traditionnel : Supine Utkatasana

Objectif

Le motif principal de cette pose est de renforcer les jambes. Elle renforce également l'alignement normal de la colonne vertébrale et le dos.

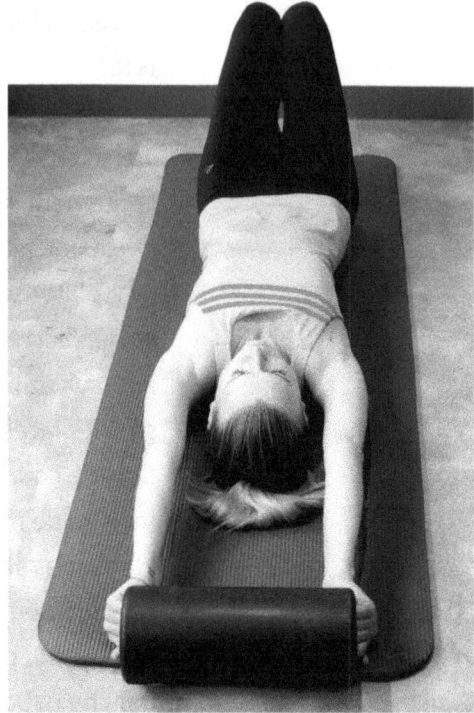

Position de la chaise couchée sur le sol ou féroce

Étapes

- Allongez-vous sur un tapis de yoga dans la position du Supta Tadasana
- Pliez une couverture dans le sens de la longueur et placez-la sous votre dos, pour soutenir les deux côtés de la colonne vertébrale
- Pliez à la fois les jambes, apportant les deux pieds près des fesses et les genoux au centre de l'os du tibia
- Placez un bloc de bois sur le sol, au-dessus de votre tête. Placer les paumes des deux côtés du bloc, en allongeant vos bras au-dessus de la tête
- Les épaules vont rouler en arrière, loin des oreilles alors que la colonne vertébrale s'allonge
- Exercez une pression légère et compactez les côtes convexes à l'intérieur et soulevez le centre de la poitrine

Position du héro face vers le bas

Nom traditionnel - Adho Mukha Virasana

Objectif

Une asana d'extension vers l'avant, cette position travaille sur la courbe en allongeant la colonne vertébrale et en renforçant l'alignement normal.

Position du héro face vers le bas

Étapes

- Agenouillez-vous sur un tapis de yoga et étalez vos genoux, sur toute la largeur du tapis
- Mettez vos mains à l'arrière des genoux, en déplaçant les mollets vers l'extérieur
- Lentement, commencer à abaisser les fesses vers le sol
- Avant que les fesses soient complètement descendues, retirez vos mains et abaissez les fesses à la pleine capacité
- Pliez à partir de la taille, ressortez vos hanches et étirez vos bras, à la largeur des épaules
- Placez les mains fermement sur le tapis et roulez les épaules vers l'arrière, tandis que les fesses peuvent être soit sur ou au-dessus du tapis
- Gardez votre poids sur les cuisses et les mains, poussez les mains dans le tapis comme si vous alliez soulever votre corps
- Prenez quelques respirations profondes et détendez-vous

Extension complète des bras et des jambes
Nom traditionnel - Utthita Hasta Padasana

Objectif

Cette pose joue un rôle très important pour ouvrir la poitrine et en encourage un meilleur alignement de la colonne vertébrale. Cette pose permettra également de renforcer vos jambes et vous aider à développer une meilleure posture pour les positions debout.

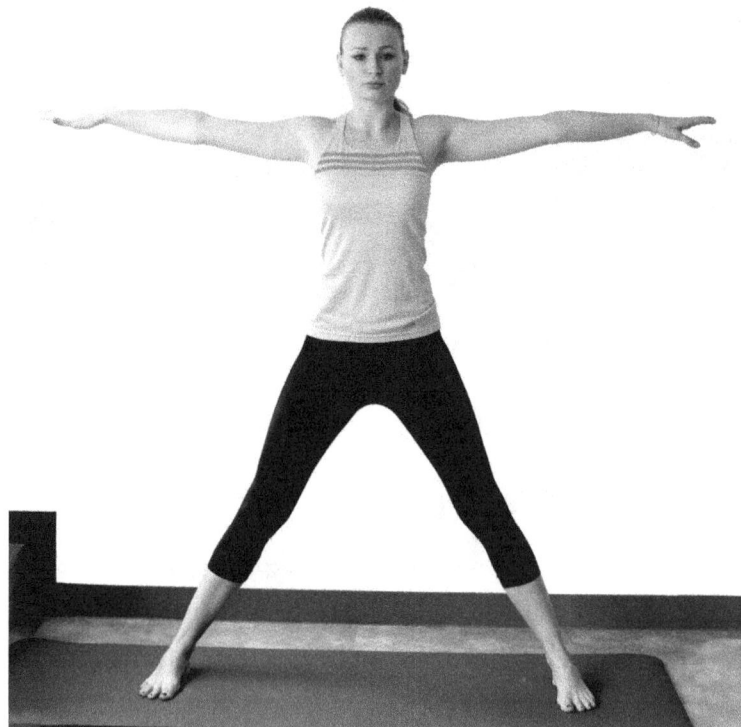

Extension complète des bras et des jambes

Étapes

- Positionnez-vous dans la position tadasana ou position de la montagne, avec vos pieds joints et les bras tendus à vos côtés. Assurez-vous que votre poids est bien équilibré tout au long de vos mollets, vos cuisses, vos pieds et vos chevilles
- Fermez vos yeux et prenez une grande respiration
- Allongez votre colonne vertébrale et vos cuisses. Tournez vos cuisses vers l'intérieur

- Redressez fermement votre colonne vertébrale jusqu'au cou, avec votre tête fermement équilibrée entre vos épaules
- Levez les coudes jusqu'à ce qu'ils atteignent la hauteur de vos épaules
- Placez vos doigts en face de votre poitrine, avec vos paumes orientées vers le bas
- Peu à peu, essayez de soulever et d'ouvrir votre poitrine
- Inspirez profondément et écartez doucement vos pieds (environ 4 pieds)
- Étirez vos bras, en gardant les pieds parallèles
- Étirez à partir de vos épaules jusqu'au bout de vos doigts, puis de vos hanches jusqu'à vos talons
- Maintenez la posture et prenez 10-15 respirations profondes

Triangle pivoté
Nom traditionnel :
Parivrtta Trikonasana

Objectif

Cette pose aide à rendre le dos plus fort et améliore l'équilibre et la coordination générale dans le corps.

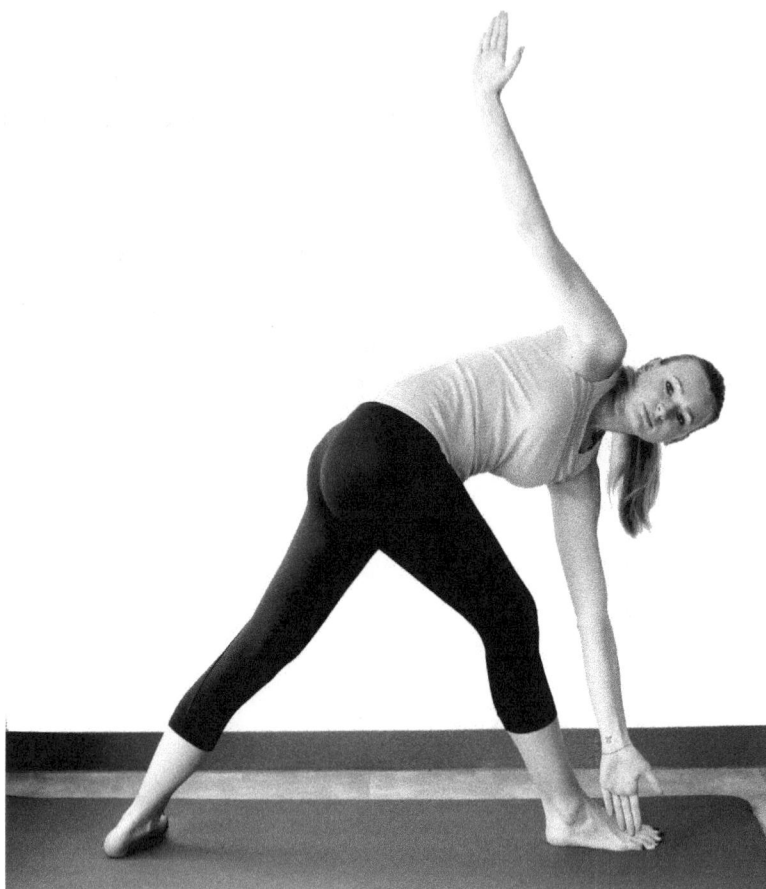

Triangle pivoté

Étapes

- Tenez-vous droit avec vos jambes à une largeur d'environ 3 pieds
- Lentement, pliez votre jambe droite au niveau du genou et faites-le glisser vers l'extérieur de 3-4 pouces
- Étirez l'autre jambe et les deux bras vers l'extérieur de façon à vous positionner en Virabhadrasana II
- Redressez votre jambe droite, avec vos hanches en position carrée et face vers l'avant

- En vous déplaçant à partir de la taille, tournez-vous sur le côté droit, et déplacer votre main gauche vers la partie extérieure de votre pied droit

- Étendez fermement votre bras droit vers le haut et fixez votre regard sur le bout de vos doigts. Assurez-vous que vos hanches soient parallèles et en direction du sol

- Maintenez la position pendant quelques secondes et détendez-vous

- Répétez avec le côté gauche

Position du chien face vers le bas

Nom traditionnel :
Adho Mukha
Svanasana

Objectif

Cette pose aide les patients souffrant de scoliose en libérant la tension de la colonne vertébrale ainsi qu'en l'allongeant. Elle étire également les mollets, les ischio-jambiers et les mains, renforçant ainsi un alignement normal de la colonne vertébrale et du corps, en plus de renforcer votre dos, vos bras et vos épaules.

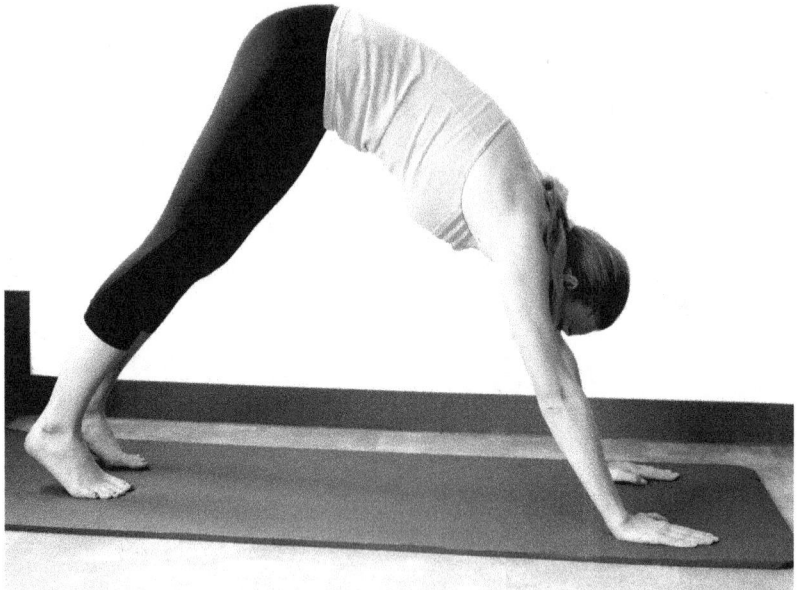

Position du chien face vers le bas

Étapes

- Sur un tapis de yoga, placez-vous sur vos genoux et vos mains
- Étirez jusqu'au point où vos paumes soient placées devant vos épaules (sur le sol)
- Répartissez vos doigts en largeur. L'index doit être devant, les orteils doivent être soigneusement cachées et vos genoux devrait être sous vos hanches
- Inspirez profondément et soulevez vos genoux loin du plancher
- Expirez et étendez ou allongez-vous jusqu'à votre coccyx pendant que votre abdomen se déplace vers vos talons

- Abaissez vos talons et allonger vos jambes jusqu'à votre capacité maximum. Ne forcez pas vos ischio-jambiers
- Lentement, roulez vos cuisses vers l'intérieur et roulez les talons vers l'extérieur
- Essayez d'élargir vos omoplates
- Avec votre tête placée confortablement entre vos bras, gardez un long cou
- Maintenez la position pendant 15 respirations et détendez-vous

Position du bâton
Nom traditionnel –
Dandasana

Objectif

Cette asana remplit la fonction importante d'étirement et de l'ouverture de votre poitrine et vos épaules. Elle renforce également votre coeur qui à son tour aide à mieux gérer la courbe.

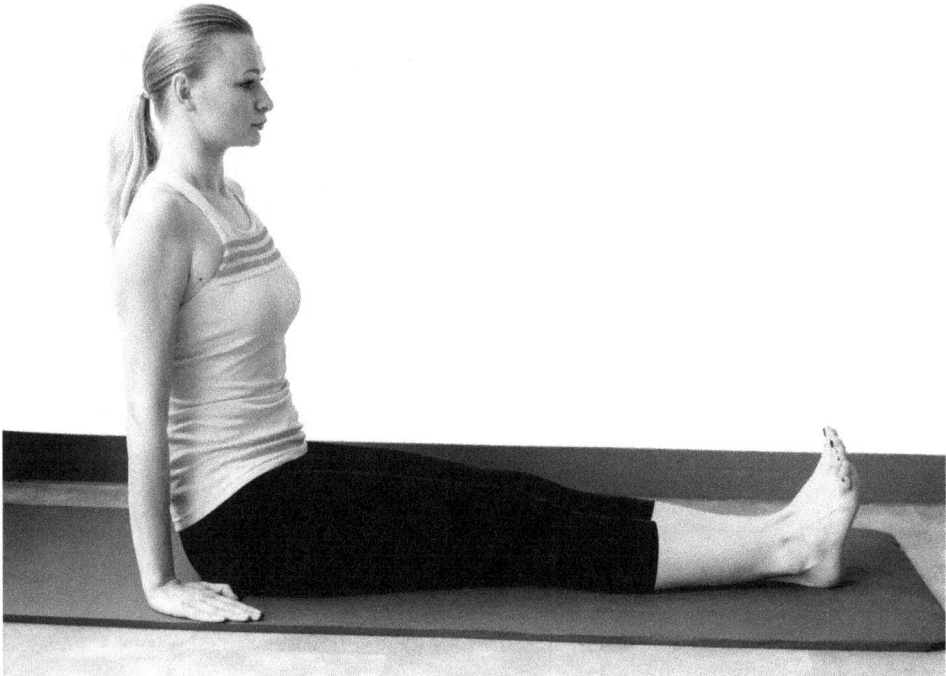

Position du bâton

Étapes

- Assoyez-vous droit sur un tapis de yoga
- Étendez vos pieds vers l'avant et appuyez vos os de fesses fermement au sol
- Amenez vos paumes derrière vos hanches et gardez votre dos droit
- Roulez vos jambes l'une vers l'autre et fléchissez vos pieds
- Soulevez votre poitrine et relâchez vos omoplates dans votre dos. Inspirez profondément
- Consciemment, laissez votre colonne vertébrale prendre une forme naturelle. Vous devriez être capable de sentir le creux dans le bas de votre dos et votre cou
- Tenez la pose pendant environ 1 minute et détendez-vous

Position assise en grand-angle vers l'avant

Nom traditionnel - Upavistha Konasana

Objectif

Cette pose aide à ouvrir les ischio-jambiers, les mollets et le bas du dos. Elle est également efficace pour le renforcement de la colonne vertébrale et est aussi un outil important pour gérer la courbe de la scoliose.

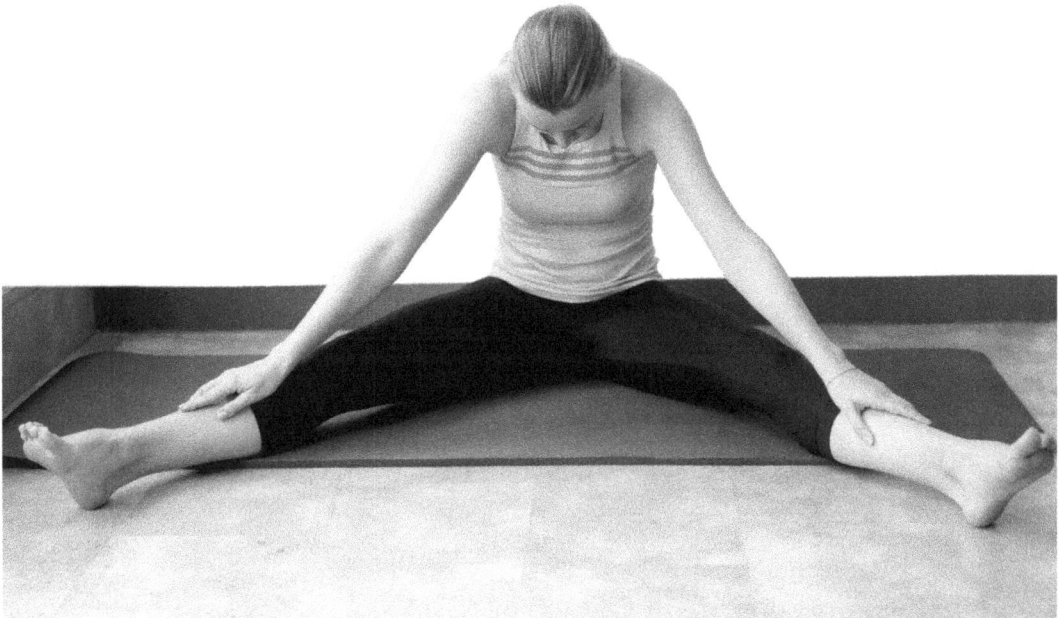

Position assise en grand-angle vers l'avant

Étapes

- Placez-vous dans la position Dandasana comme expliquée ci-dessus dans l'exercice 9
- Courbez un peu le dos à partir de votre taille, appuyez-vous sur vos mains et soulevez vos jambes à un angle d'environ 90 degrés
- Appuyez vos mains fermement sur le sol et élargissez vos jambes un peu plus
- Tournez vos cuisses dans un mouvement ascendant avec vos orteils orientées vers le haut
- Respirez normalement pendant que vous le faites

- Placez vos mains derrière vos hanches et gardez votre dos plat. Inspirez profondément et étendez-vous à travers votre colonne vertébrale
- Expirez profondément et maintenez la position à partir de votre bassin. Vous aurez l'impression que vos os de fémur sont aspirés dans vos hanches
- Pliez un peu vos genoux si vous êtes inconfortable
- Inspirez profondément, soutenez-vous pour vous relever et assoyez-vous droit, de retour dans la position Dandasana

CHAPITRE 18

Pilates pour scoliose

Je dois avoir raison. Jamais une aspirine. Jamais de blessure dans ma vie. Le pays tout entier, le monde entier, devrait faire mes exercices. Ils seraient plus heureux.

— *Joseph Hubertus Pilates (fondateur)*

Le Pilates est un régime d'exercice complet qui renforce le cœur, améliore la flexibilité et la posture par l'utilisation d'un ensemble d'appareils et d'outils spéciaux. Développé par Joseph Pilates au début du 20e siècle, ce système de conditionnement physique travaille sur l'équilibre global du corps, la coordination et la conscience de soi.

La base du programme de Pilates réside dans le travail sur les muscles du coeur, qui sont les muscles profonds, internes du dos et de l'abdomen. En développant la force du coeur, Le Pilates aide à apporter de la stabilité dans toute la région abdominale, en se concentrant fortement sur l'alignement vertébral.

Le programme de Pilates travaille toujours sur la base de ses six principes fondamentaux, que nous avons expliqués ci-dessous.

1. **Concentration:** Le Pilates est effectué en mettant l'accent sur le mouvement complet de l'ensemble du corps afin de donner les meilleurs résultats.

2. **Contrôle:** Comment vous contrôlez votre corps constitue la base d'un programme de Pilates idéal, bien planifié.

3. **Centrer:** Le plan d'exercice Pilates se concentre sur renforcer les muscles du tronc de l'abdomen, le dos inférieur et

supérieur, les hanches, les fesses et l'intérieur des cuisses, qui forment essentiellement le centre d'énergie du corps humain.

4. **Précision:** Le Pilates met l'accent sur les mouvements corrects et précis et non pas sur le volume d'exercice fait.

5. **Écoulement:** Les transitions doivent couler en douceur d'un mouvement à l'autre pour assurer le succès d'un programme de Pilates.

6. **Respiration:** Une inhalation correcte et une exhalaison complète font partie intégrante d'un programme de Pilates efficace, car elle se traduit par une bonne circulation d'oxygène à toutes les parties du corps.

Pilates et scoliose

Pour comprendre comment le Pilates peut aider la scoliose, nous allons d'abord examiner la nature de la déformation elle-même.

La scoliose est une condition vertébrale qui fait en sorte que la colonne vertébrale développe une courbe anormale et une rotation. L'alignement normal et l'équilibre de l'ensemble de la musculature associée à la structure vertébrale sont déformés. La majorité des experts médicaux voient la scoliose comme une déformation et une condition de distorsion et non une maladie. Cela implique en outre que ce désalignement est mieux corrigé en utilisant des moyens légers, mais constants de traitement naturel qui ramène doucement le corps dans son équilibre et son alignement d'origine.

Il y a un autre fait majeur à propos de la scoliose qui rend l'utilisation de la méthode de Pilates très pertinente. En compréhension générale, la scoliose est généralement considérée comme un décalage latéral du plan frontal. Cependant, le fait demeure que la courbe de la scoliose est de nature presque en 3 dimensions, ce qui provoque de multiples distorsions dans la structure et le placement des vertèbres, des muscles et des os associés à la colonne vertébrale. Cet état particulier de la colonne vertébrale est généralement considéré comme la colonne vertébrale non neutre et nécessite un traitement conservateur qui peut être fait en gardant les contraintes physiques de la structure vertébrale en vue. Dans ce contexte, la méthode Pilates fonctionne progressivement pour reconstruire naturellement l'alignement et la posture du patient afin de réduire ladite rotation par manipulation manuelle, thérapie et exercice. En outre, la recherche a également indiqué que les exercices de rotation du tronc spécifiques du Pilates peuvent être d'une grande aide dans les courbes de nature convexes.

Ici, nous avons brièvement énuméré les 6 principales façons dont la pratique régulière de la méthode Pilates peut aider un patient atteint de scoliose:

1. Aider le patient à comprendre les bases de leur type de corps d'origine et leur posture

2. Aider le patient à définir l'état particulier, l'étendue et le type de scoliose dont il souffre

3. En enseignant le contrôle, interne et donner au patient un sentiment d'autonomie sur son propre corps

4. En augmentant la mobilité des articulations et des muscles grâce à la thérapie manuelle initiale, qui avait déjà été déformée en raison du désalignement lié à la scoliose

5. En étant particulièrement utile pour les adolescents et les enfants souffrant de scoliose, étant donné que les médicaments pourraient se révéler trop sévères pour des systèmes squelettiques immatures

6. En soulageant la douleur et l'inconfort grâce à la thérapie et à la manipulation manuelle

Dans la section qui suit, nous avons énuméré quelques-unes des séances d'entraînement de Pilates les plus efficaces conseillées pour les patients atteints de scoliose.

Tonification du bas du dos et des jambes

Objectif

Cette séance d'entraînement agit essentiellement comme étape d'échauffement pour le programme de Pilates, agissant en tonifiant le bas du dos, ainsi que les muscles de vos cuisses et vos mollets.

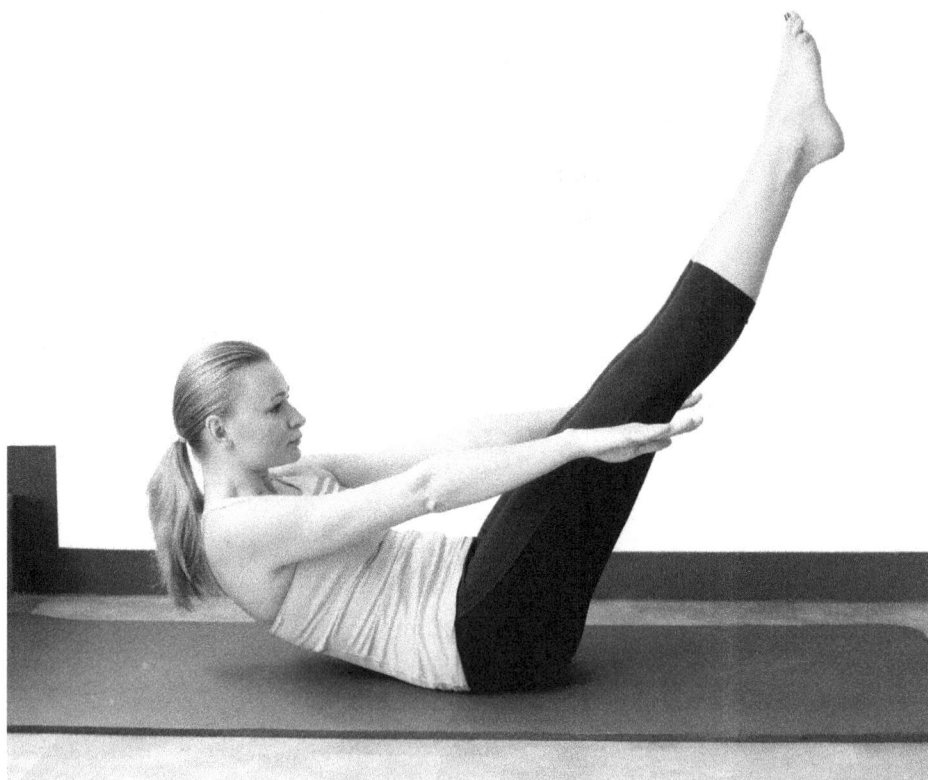

Tonification du bas du dos et des jambes

Étapes

- Allongez-vous sur votre dos, en plaçant vos jambes ensemble, et les tibias (la partie avant de vos jambes sous le genou et au-dessus de la cheville) dans la position de chaise renversée c.-à-d. - Avec les genoux pliés et les cuisses perpendiculaires au sol et les tibias parallèles au sol,
- Pressez votre colonne vertébrale fermement dans le sol
- Soulevez les muscles de l'aine vers votre tête et pressez vos os de fesses (partie de votre bassin qui prend toute la charge lorsque vous êtes assis)

- Expirez profondément et redressez vos jambes
- Déplacer vos pieds vers le plafond et maintenez pendant 5 secondes
- Ne redressez pas les jambes
- Ramenez lentement vos jambes dans la position de chaise renversée et tenez pendant 4 secondes
- Répétez deux fois
- Relaxez

Renforcement du plancher pelvien

Objectif

Cet exercice travaille principalement sur les muscles du plancher pelvien. Il améliore la coordination des muscles pelviens internes avec les plus grands muscles.

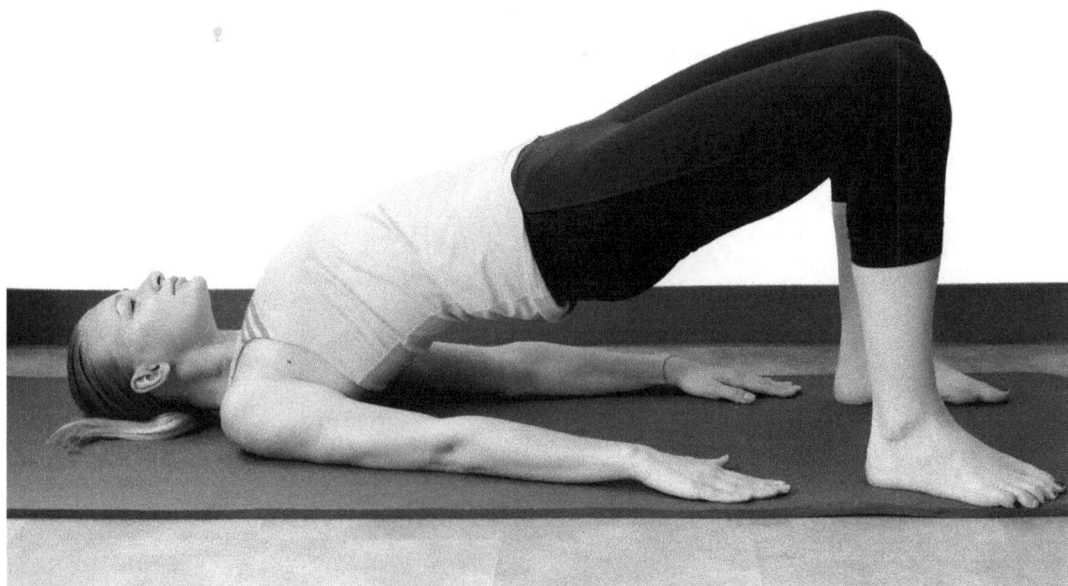

Renforcement du plancher pelvien

Étapes

- Allongez-vous à plat sur le sol sur un tapis d'exercice. Presser votre colonne vertébrale fermement dans le sol
- Soulevez vos jambes à la position de chaise renversée, une jambe à la fois et ouvrez les cuisses à la largeur des hanches. Gardez les jambes en position parallèle
- Gardez vos mains à l'intérieur des genoux et les paumes ouvertes
- Soulevez doucement les muscles anaux vers la tête
- Serrez vos os de fesses
- Pressez vos mains et vos jambes les unes contre les autres
- Au comte de 4, amenez vos jambes ensemble jusqu'à ce qu'elles soient à environ 4 pouces de distance
- Relâchez, secouez vos jambes et répétez pour 2 autres séries
- Relaxez

Rotation de base en position assise

Objectif

L'un des exercices de rotation les plus simples, cette séance d'entraînement Pilates vise à rétablir l'alignement normal de la colonne vertébrale.

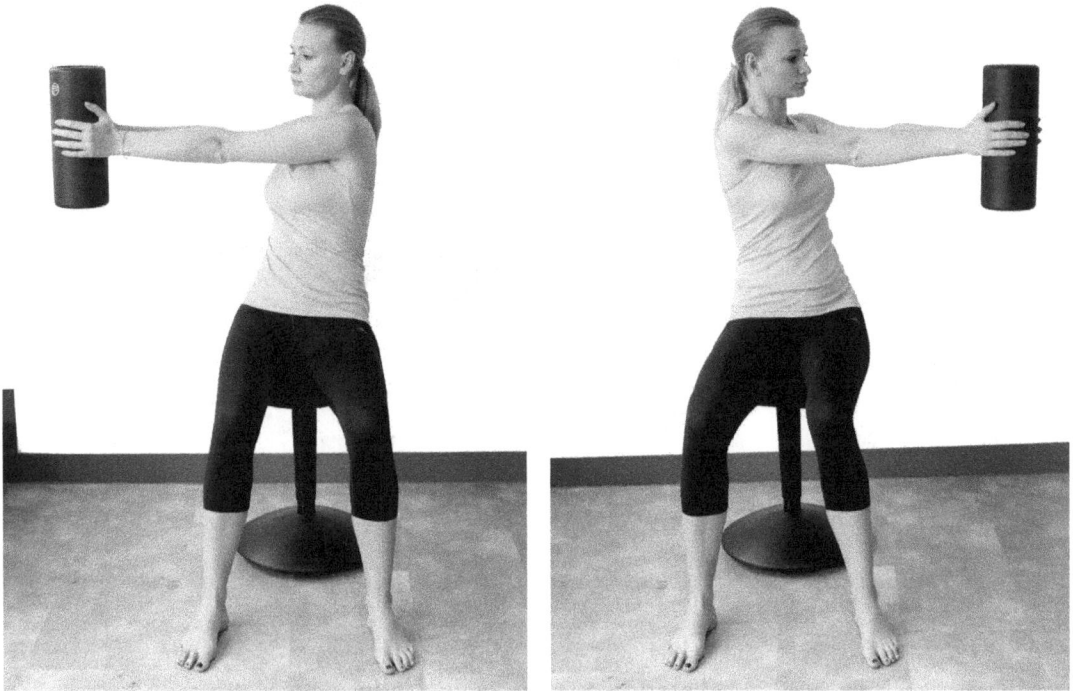

Rotation de base en position assise

Étapes

- Tenez-vous droit sur une chaise avec un soutien approprié pour votre dos
- Tenez une balle en face de vous, de façon à ce qu'elle soit à la hauteur de votre poitrine
- En utilisant votre tronc, tentez de faire tourner le ballon
- Allez jusqu'à l'extension maximum possible
- Revenez à votre position normale
- Répétez 8 fois
- Détendez-vous
- Passez de l'autre côté et répétez 8 fois

Rotation du tronc avec bande

Objectif

Cet exercice de rotation du tronc utilise la pression d'une bande élastique résistante afin de réduire l'effet rotateur de la scoliose.

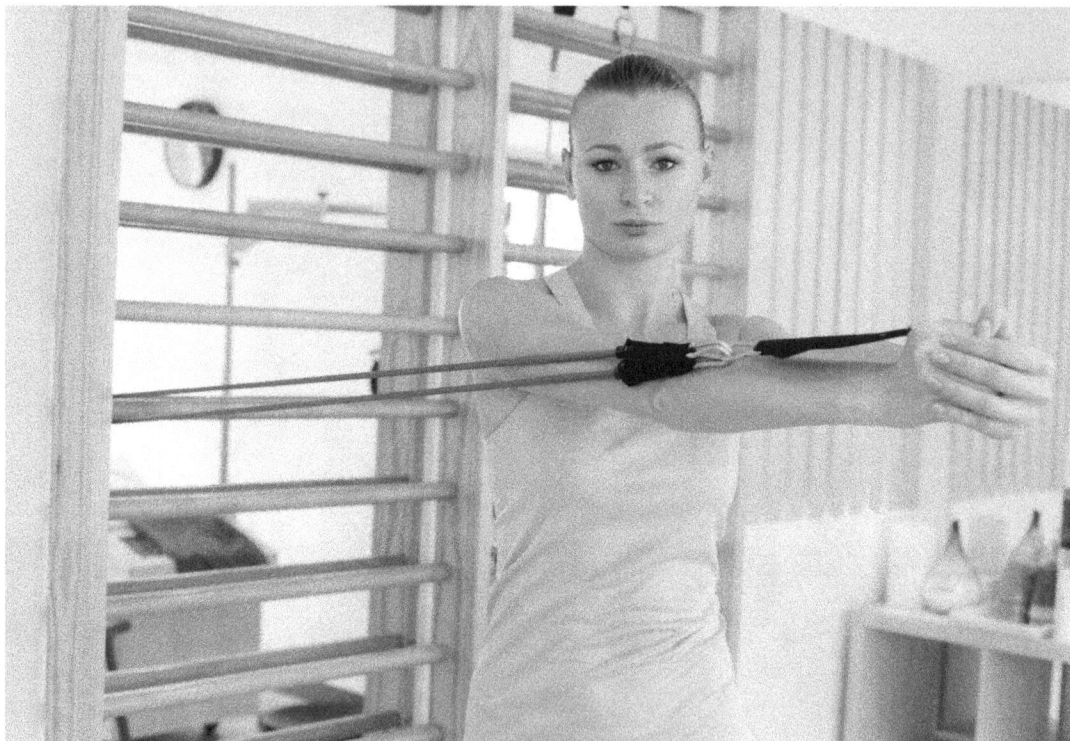

Rotation du tronc avec bande

Étapes

- Serrez la bande élastique sur une poignée de porte ou un pied de table solide
- Tenez fermement l'autre extrémité de la bande avec les deux mains, comme le montre l'image
- Lentement, tirez la bande dans la direction opposée du pied de table ou de la poignée
- Étirez aussi loin que vous puissiez sans trop forcer
- Ramenez vos bras au point central
- Répétez 10 fois
- Détendez-vous

Équilibre sur une balle

Objectif

Cet exercice enseigne les bases de l'équilibre et renforce également l'alignement normal de la colonne vertébrale, en plus de la renforcer.

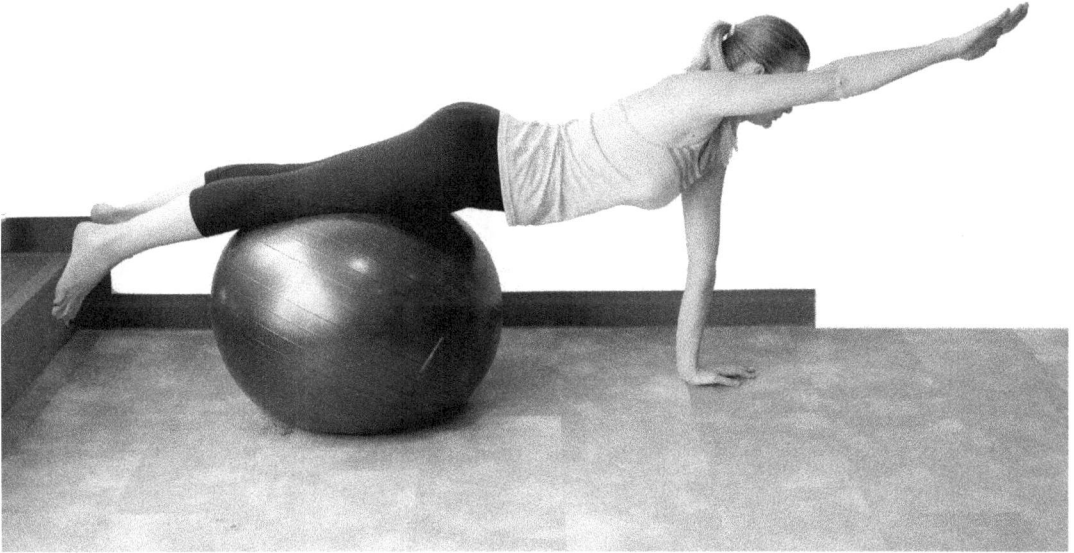

Équilibre sur une balle

Étapes

- Placez un ballon ferme de Pilates de taille standard au centre de la zone d'exercice
- Pliez-vous vers le ballon, en plaçant le centre de votre poitrine sur le ballon
- Placez les mains sur le sol et gardez l'équilibre plus loin
- Lentement, commencez à marcher sur vos mains, en vous équilibrant avec soin, jusqu'à ce que le ballon soit sous vos cuisses
- Après 5 pas, arrêtez-vous. Levez un bras jusqu'à ce qu'il soit parallèle au sol. Maintenez la position pendant 5 secondes
- Ramenez le bras et élevez l'autre. Maintenez à nouveau pendant 5 secondes
- Répétez et pratiquez jusqu'à ce que vous trouviez votre équilibre parfait

Fortifiant de dos avec ballon

Objectif

Cet exercice de Pilates est un moyen idéal pour alléger en partie la douleur et l'inconfort associés à la scoliose. Il fonctionne progressivement sur votre courbe et aide aussi à renforcer votre dos.

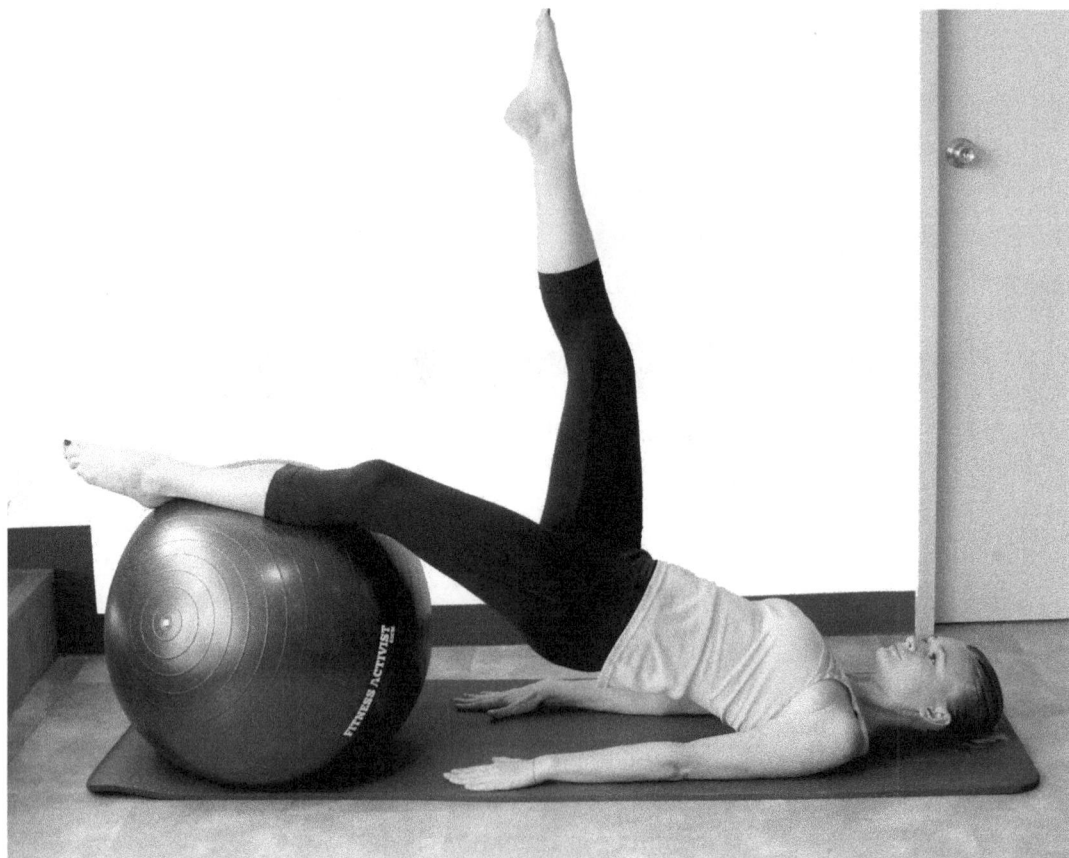

Fortifiant de dos avec ballon

Étapes

- Placez un ballon de Pilates de taille standard à côté de vos pieds et couchez-vous droit sur un tapis d'exercice
- Placez vos bras droits à vos côtés et prenez une profonde respiration
- Assurez-vous que votre dos est droit et en ligne avec le tapis
- Peu à peu, soulevez votre jambe gauche au niveau du ballon

- Essayez de placer votre jambe sur le ballon, au meilleur de votre capacité
- Soulevez la jambe droite, aussi droite que possible
- Vos hanches vont se soulever du sol dans l'effort
- Montez d'environ 6-8 pouces, ou pour être confortable, à votre capacité maximale
- Maintenez la position pendant 5 secondes
- Ramenez les deux jambes, une par une et couchez-vous droit
- Détendez-vous
- Répétez avec l'autre côté

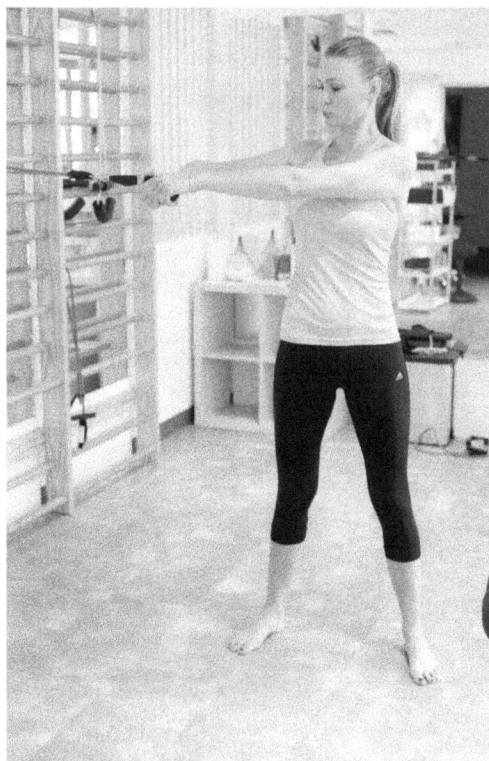

Entraînement de rotation de câble inversé

Objectif

Une forme avancée d'entraînement de rotation avec câble, ce régime de Pilates est aussi très utile pour diminuer l'effet rotateur de la scoliose.

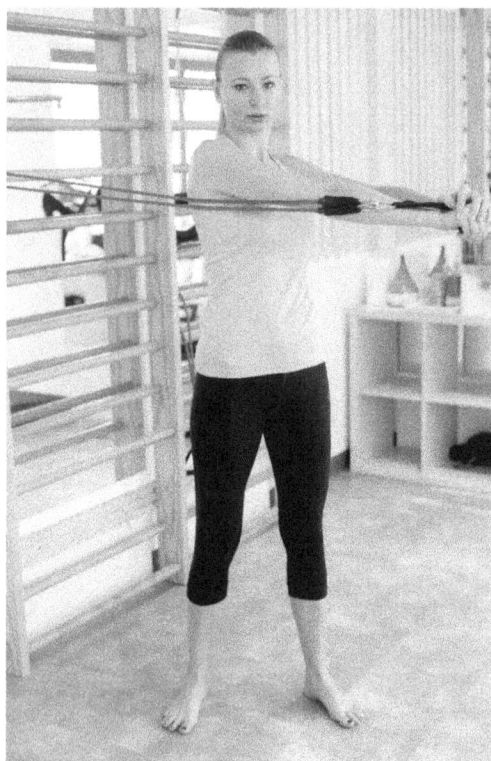

Entraînement de rotation de câble inversé

Étapes

- Tenez-vous droit, les pieds un peu plus larges que la largeur des épaules
- Saisissez la poignée du câble fermement en face de vous, au niveau de la cage thoracique
- En exerçant une pression, tournez le câble sur le côté droit
- Étirez aussi loin que vous le pouvez, sans causer d'inconfort ou de douleur
- Maintenez la position pendant 5 secondes au dernier point
- Revenez lentement à la position normale
- Répétez 5 fois
- Passez de l'autre côté et répétez

CHAPITRE 19

Vivre avec la scoliose

La motivation vous aide à démarrer. Les habitudes vous font persévérer.

— Jim Ryun

Soigner votre dos

Plus de 50 % des Américains souffriront de problèmes de dos au cours de leur vie. Certains problèmes peuvent être congénitaux, comme la scoliose alors que d'autres peuvent résulter d'un accident de voiture, d'une chute ou d'une blessure liée au sport (dans de tels cas, la douleur pourrait se calmer et reprendre à nouveau quelques années plus tard). La plupart des problèmes de dos sont dus à des tensions et des raideurs musculaires qui proviennent d'une mauvaise posture, d'un surpoids, de l'inactivité ou du manque de stabilité du noyau.

Les étirements et les exercices abdominaux peuvent vous aider s'ils sont correctement réalisés. Si vous avez des problèmes de dos, consultez un médecin sérieux qui pourra effectuer des tests et ainsi localiser le problème. Demandez à votre médecin quels étirements et quels exercices présents dans ce livre pourraient vous être les plus utiles.

Toute personne qui présente des problèmes au niveau du bas du dos devrait éviter les étirements appelés « hyper extensions » qui courbent le dos. Ils créent trop de tension dans le bas du dos.

La « British Chiropractic Association » (« Association Britannique de la Chiropractie ») affirme que 32 % des personnes passent 10 heures et plus par jour dans une position assise et que la moitié d'entre elles ne se lèvent jamais de leur chaise, même au moment du déjeuner. Beaucoup de personnes s'assoient également une fois rentrées à la maison après le travail, contribuant davantage aux problèmes du bas du dos.

La meilleure façon de prendre soin de son dos est d'utiliser des bonnes techniques d'étirement et de renforcement ainsi que des positions pour bien s'asseoir et se tenir debout. C'est votre comportement au quotidien qui détermine votre état de santé. Voici quelques suggestions pour prendre soin de votre dos.

Soulever des objets

Ne portez jamais de choses (lourdes ou légères) les jambes tendues ou en ne penchant que le dos. Pliez toujours les genoux pour que le gros du travail soit effectué par les gros muscles des jambes et pas les petits muscles dans le bas du dos. Gardez le poids près du corps et le dos aussi droit que possible.

S'asseoir

Depuis ces cent dernières années, les chaises d'écoles, d'usines et de bureau étaient conçues pour une position assise droite, les hanches, les genoux et les chevilles en angle droit. Jusqu'à récemment, on croyait généralement que la position assise impliquait que les articulations des hanches soient pliées à 90 degrés en préservant la lordose (la concavité) du dos. Cela à été démenti depuis.

De nouvelles recherches réalisées par des chercheurs Canadiens et Ecossais montrent que s'asseoir avec le dos à 90 degrés des hanches crée une pression sur les vertèbres et contribue à des problèmes de dos. La recherche, réalisée en Ecosse, a examiné 22 volontaires en bonne santé en utilisant un appareil d'imagerie à résonnance magnétique (IRM). L'appareil à champ ouvert diffère d'un appareil classique car les patients peuvent prendre des positions autres que la position allongée sur le dos. Cela a permis aux chercheurs de déterminer à quel angle le mouvement des disques vertébraux est le plus grand. Le mouvement des disques le plus important avait lieu lorsque la colonne vertébrale était à 90 degrés (c'est-à-dire quand le volontaire se tenait bien droit). Le mouvement des disques était moindre lorsque les volontaires se penchaient en arrière sur leur chaise, de sorte que leur colonne forme un angle de 135 degrés. Les chercheurs ont conclu que s'asseoir avec le dos à un angle de 135 degrés est la meilleure position pour le dos. Sachant que cet angle est difficile à maintenir sans glisser de la chaise, le Dr Bashir de l'hôpital de l'université d'Alberta au Canada, directeur de l'étude, a affirmé qu'un angle proche de 120 degrés ou moins est plus pratique.

Positions assises

Moins de   70°   90°   135°

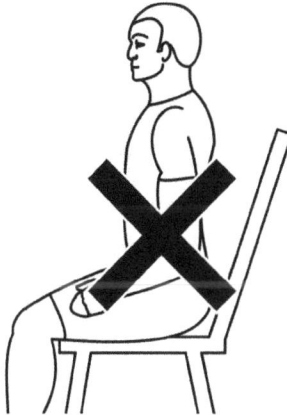
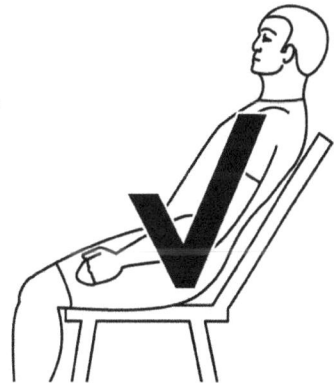

Image 58 : Positions assises corrects

Se tenir debout

Ne vous tenez pas debout les genoux tout droits. Cette posture fait pencher le pelvis en avant et fait directement pression sur le bas du dos, une position de faiblesse. Laissez les muscles de vos jambes contrôler votre posture lorsque vous êtes debout en maintenant les genoux légèrement penchés et les pieds pointés droit devant.

Une action préventive pour une colonne vertébrale en bonne santé

Le meilleur conseil que je puisse offrir à toute personne qui souffre de problème de dos est de ne pas ignorer le problème ! La douleur est nécessaire pour empêcher davantage de détérioration au niveau des articulations et nous alerter lorsque quelque chose ne va pas. Dans la plupart des cas, la prévention est la clé pour maintenir une colonne vertébrale en bonne santé, à mesure que vous prenez de l'âge. Le timing est crucial pour les blessures au niveau des muscles, des ligaments et des articulations car la guérison débute tout de suite après la blessure. Si l'activité n'est pas rapidement reprise, généralement entre 2 à 6 semaines, les tissus blessés ne pourront peut-être pas regagner leur flexibilité, leur force et leur capacité initiale (c'est-à-dire faire ce qu'ils sont supposés faire). Après avoir perdu de leur flexibilité et de leur fonction, les tissus qui guérissent deviennent faibles. Même des petits mouvements peuvent mener à des blessures et à des douleurs de dos chroniques et enfin à la dégénérescence. Tout comme les dents doivent être brossées chaque jour pour les garder saines, la colonne vertébrale nécessite également de l'entretien. De nombreux problèmes relatifs à la colonne vertébrale, que j'ai pu constater au cours de ma profession, auraient pu être évités si un traitement adapté avait été préconisé dès l'apparition de la blessure.

Protégez-vous des tensions et des handicaps en suivant ces conseils tout simples.

1. Ecoutez votre dos

La douleur est un signal d'avertissement. Votre corps vous dit que vous venez ou que vous êtes sur le point de faire des dégâts. Si ce que vous faites est douloureux, ARRETEZ. N'essayez pas de dépasser la douleur.

2. Faites des exercices

Effectuer des exercices régulièrement est important pour maintenir force et mobilité. Cela doit être réalisé sans douleur et à intervalles réguliers. La marche rapide, la nage et le vélo sont tous d'excellents exercices, mais vous devriez pratiquer ce qui vous convient et ce que vous aimez. Vous serez plus à même d'effectuer des exercices si vous les appréciez.

3. Echauffez-vous

Il est important de s'échauffer avant tout effort physique, que ce soit pour allaiter, faire du sport ou du jardinage. Cela prépare le corps à l'action et aide à éviter les blessures.

4. Détendez-vous

Se détendre et s'étirer après l'exercice ou une activité physique est tout aussi important que de s'échauffer avant. N'omettez pas la phase d'étirement et faite-la sans provoquer de douleurs.

5. Déplacez-vous de temps en temps

Que vous soyez à la maison, au travail ou dans la voiture, une position assise prolongée cause des pressions sur les disques et des faiblesses au niveau des muscles. Levez-vous et déplacez-vous de temps en temps, même si ce n'est que pour quelques minutes. Le corps est conçu pour bouger, pas pour s'affaler devant la télévision ou conduire pendant des heures d'affilée.

6. Dormez correctement

Dormez dans une position confortable. Sur le côté, la position « fœtale » est généralement la position la moins stressante pour le dos. Beaucoup de gens s'inquiètent de savoir de quel côté ils devraient s'endormir, croyant que cela a un impact sur la courbure. Dans la position fœtale, dormir sur un côté ou un autre n'affecte que rarement la courbure. Par contre une mauvaise nuit de sommeil affectera votre état de santé et celui de votre colonne vertébrale. Vous devez être plus attentif lorsque vous dormez sur le ventre puisque davantage de tensions sont appliquées sur le dos et la nuque, ceci pouvant poser problème. Il est primordial d'utiliser un coussin à la bonne hauteur et capable de soutenir le cou correctement.

7. Utilisez les médicaments avec précaution

Tous les médicaments ont des effets secondaires, ils doivent donc être utilisés avec précaution et parcimonie. La consommation d'antidouleurs (Paracétamol, Co-codamol…) et des anti-inflammatoires non stéroïdiens (Nurofen, Brufen, Diclofénac) n'aide apparemment qu'à masquer les symptômes et ne règle pas la cause du problème. Utilisez-les aussi rarement que possible et jamais sur une longue durée.

8. Consultez votre chiropraticien ou un professionnel de la colonne

Si vous souffrez d'un problème à long-terme, que ce soit juste une contrariété, un handicap ou un problème récurrent, un traitement chiropratique pourra souvent aider. Les chiropraticiens sont généralement en mesure de vous soulager de la douleur et de l'inconfort ainsi que d'améliorer votre qualité de vie et diminuer la possibilité d'une rechute. Essayez de trouver un chiropraticien qui est familier avec la guérison de la scoliose.

Ne laissez pas la douleur vous handicaper

Une douleur persistante peut être physiquement et mentalement épuisante. Deux réponses habituelles à la douleur peuvent aggraver la situation :

La première est d'ignorer la douleur en tentant de la masquer à l'aide de médicaments, en particulier depuis que les inhibiteurs COX-2 (Vioxx, Bextra, Celebrex) ont été retirés du marché en raison de leur contribution à un risque plus élevé de crises cardiaques. Beaucoup de personnes qui souffrent de douleurs chroniques ont dû se tourner vers les analgésiques narcotiques pour soulager leur douleur. Ces médicaments comme l'Oxycontin, la Morphine et l'Oxycodone créent une forte dépendance et peuvent entraîner leurs propres lots de problèmes comme la constipation, la somnolence et l'incapacité à réaliser les activités normales de la vie.

La seconde est de limiter les activités pour ne pas aggraver la douleur. Malheureusement, limiter l'activité physique vous prive aussi des plaisirs de la vie et peut parfois s'avérer inadapté sur le long terme. Les personnes qui suivent cette voie décident de laisser la douleur dicter sa loi sur la façon de vivre sa vie. De plus, en se privant de toute activité, on aggrave souvent la douleur.

Lorsque vous vous limitez ainsi, soit en prenant des médicaments malsains ou en plaçant des limites à votre style de vie, vous vous privez de la possibilité de profiter de la vie. Vous vous privez d'une bonne santé également, car ce style de vie malsain finira par affecter les autres aspects de votre santé. Par exemple, si vous êtes incapable de faire des exercices, vous allez prendre du poids et mettre votre cœur en danger.

Il est vrai que la seule option est d'agir sur la cause ou l'origine de la douleur. Bien que cela puisse sembler être une tache herculéenne, c'est bien votre meilleure et seule option pour préserver votre santé et ainsi retrouver les plaisirs de la vie. Cependant, c'est une décision que vous devez prendre de vous-même. Décider de vivre en compagnie de la douleur ou d'embrasser la vie, la balle est dans votre camp.

Se débarrasser des douleurs musculaires

Avez-vous entendu parler des « zones gâchettes » ?

Les recherches des docteurs Janet Travell et David Simons, auteurs de « The Trigger Point Manual » («le guide des zones gâchettes»), révèlent que les « zones gâchettes » sont la cause principale de 75

% des douleurs, qui, si je peux me permettre, incluent également des douleurs liées à la scoliose.

Les « zones gâchettes » sont en fait des raideurs musculaires qui peuvent causer le développement de minuscules nœuds et de contractions dans les muscles et les tissus environnants, dès qu'une partie du corps est blessée ou surmenée. Elles ne doivent pas être ignorées car elles expriment la douleur située à d'autres endroits du corps, ce qui explique pourquoi les traitements conventionnels ne marchent que si rarement. Cela nous amène à la question suivante…

Qu'est-ce qui provoque les « zones gâchettes » ?

Les « zones gâchettes » peuvent résulter d'un traumatisme musculaire (en raison d'un accident de voiture, d'une chute, d'une blessure au sport ou au travail…), d'une tension musculaire à force de mouvements répétés au travail ou pendant le jeu, de tensions posturales à force de rester debout ou d'être mal assis pendant de longues périodes devant un ordinateur, de stress émotionnel, d'anxiété, d'allergies, de carences nutritionnelles, d'inflammations et de toxines dans l'environnement. Un seul événement peut créer une « zone gâchette» et vous pourriez en souffrir tout le reste de votre vie si le problème n'est pas résolu rapidement.

Comment savoir si vous êtes atteints de « zones gâchettes » ?

Si vous ressentez des douleurs persistantes et tenaces, des raideurs ou des restrictions dans n'importe quelle partie du corps, les symptômes des « zones gâchettes » sont tout indiqués. Les « zones gâchettes » peuvent créer divers symptômes comme des vertiges, des douleurs aux oreilles, des sinusites, de la nausée, des brûlures d'estomac, de douleurs au niveau de la poitrine, de l'arythmie cardiaque, des douleurs génitales et un engourdissement des mains et des pieds.

Travell et Simmons mentionnent dans leur livre, et je suis convaincu de leurs propos, que les « zones gâchettes » peuvent entraîner des maux de têtes, du cou et de la mâchoire, des douleurs dans le bas du dos, la sciatique, l'épicondylite et le syndrome du canal carpien. Les « zones gâchettes » pourraient également être à la source de douleurs des articulations dans les épaules, les poignets, les hanches, les genoux et les chevilles, souvent perçues comme de l'arthrite, des tendinites, de la bursite, ou des blessures des ligaments. Tout cela est très bien documenté dans « Why We Hurt : A Complete Physical & Spiritual Guide to Healing Your Chronic Pain » par le Dr Greg Fors, livre dans lequel il explique en détail pourquoi tant de maladies trouvent leur origine dans les « zones gâchettes ».

Comment résoudre le problème des « zones gâchettes » ?

La solution se trouve dans la thérapie des « zones gâchettes » que vous pouvez apprendre à appliquer sur vous-même ou si vous préférez, faire appel à un thérapeute aguerri.

La thérapie, réalisée sous la forme d'un massage, entraînera immédiatement un relâchement des tissus mous, permettant une meilleure circulation sanguine, une réduction des spasmes musculaires et la disparition des tissus cicatriciels. La thérapie éliminera également les déchets métaboliques toxiques de la circulation sanguine. De cette façon, le corps va expérimenter un relâchement neurologique, une réduction importante des signaux de douleur au cerveau et un réenclenchement du système neuromusculaire pour un soulagement maximal.

Rappelez-vous que la colonne vertébrale et les muscles qui l'entourent constituent une des parties les plus importantes du corps. Si vous blessez la colonne, retournez à des exercices légers, tout en vous assurant de ne pas aggraver la douleur. Restez actif physiquement afin de maintenir la colonne en mouvement et de continuer à la nourrir et à l'hydrater. Cela accélérera le processus de guérison.

Cartographier les « zones gâchettes »

Les « zones gâchettes » myofasciales sont des zones très douloureuses qui apparaissent dans des bandes tendues à travers le corps. Elles peuvent ressembler à des masses ou à des nodules douloureux, et elles restreignent l'ampleur des mouvements. Comme on les trouve à plusieurs endroits dans le corps, les zones myofasciales peuvent causer tout un ensemble de symptômes. Les « zones gâchettes » individuelles peuvent apparaître chez n'importe qui. S'il y a un ou plusieurs facteurs favorisant les « zones gâchettes », elles pourront se développer. Ces facteurs incluent tout ce qui mène à de la tension musculaire, y compris les traumatismes, l'asymétrie corporelle ou les troubles coexistants.

Lorsque vous présentez une « zone gâchette » dans un muscle, elle cause des douleurs lorsque le muscle est étiré à son maximum, le muscle est alors affaibli avant même de causer de la douleur. Vos chevilles, vos genoux, ou vos hanches peuvent céder ou votre prise peut lâcher, selon les muscles qui sont atteints (ces symptômes ne sont pas ceux de la fibromyalgie). Vous évitez ensuite d'étirer ce muscle car il est douloureux. Les muscles sont conçus pour mieux fonctionner lorsqu'ils bougent. Quand vous n'étirez pas les muscles, ils deviennent moins sains et l'ampleur du mouvement diminue. La circulation dans les vaisseaux capillaires, c'est-à-dire la microcirculation, est affaiblie autour des « zones gâchettes ». Les nutriments et l'oxygène ne sont pas distribués facilement ; et les déchets ne sont pas évacués non plus. Le système lymphatique dépend des mouvements musculaires pour évacuer les toxines hors du corps et ce système finit par stagner lui aussi... D'autres muscles travaillent à la place des muscles affaiblis par les « zones gâchettes ».

Auto-médication des « zones gâchettes »

1. Situez vos « zones gâchettes » afin de savoir où masser. Généralement, vous pouvez déterminer où elles se situent en parcourant les muscles du bout des doigts, jusqu'à ce que vous sentiez une zone particulièrement tendue. Continuez

de masser autour de cette zone tendue afin de situer le nœud. Si vous touchez une « zone gâchette » récemment développée, le muscle se contracte mais les « zones gâchettes » chroniques restent tendues. En utilisant le diagramme de l'image 59, situez les « zones gâchettes » que vous trouvez.

2. Concentrez-vous sur un seul point de pression à la fois, lorsque vous massez votre corps. Cela contribue au relâchement de la tension sur les « zones gâchettes » concernées, facilitant ainsi le traitement.

3. Palpez le muscle pour déterminer la direction des fibres. Si vous pouvez déterminer la direction, caressez le muscle dans ce sens à l'aide du bout des doigts ou des pouces. Utilisez des petits coups sur toute la longueur du muscle, en ne passant qu'une seule fois. Si vous n'êtes pas en mesure de déterminer la direction des fibres, passez à la phase suivante.

4. Ciblez largement la douleur en massant et en pétrissant en cercles. Pressez suffisamment pour tester l'inconfort dans le muscle mais pas au point de ressentir une douleur intense.

5. Laissez le point de massage reposer après l'avoir massé 12 fois. Revenez-y un peu plus tard dans la journée en utilisant le même procédé. Les « zones gâchettes » répondent mieux à un traitement régulier qu'à un traitement prolongé.

6. Passez à la « zone gâchette » suivante si vous avez plusieurs régions qui nécessitent d'être massées.

En règle générale, rappelez-vous de ne suivre que les exercices à faible impact dans le cas de courbures supérieures à 20 degrés. Les exercices à fort impact comme des petits joggings ou du tennis peuvent être réalisés de façon occasionnelle pour des courbures inférieures à 20 degrés, à condition qu'aucune douleur ne soit ressentie. Si c'est le cas, arrêtez l'exercice immédiatement.

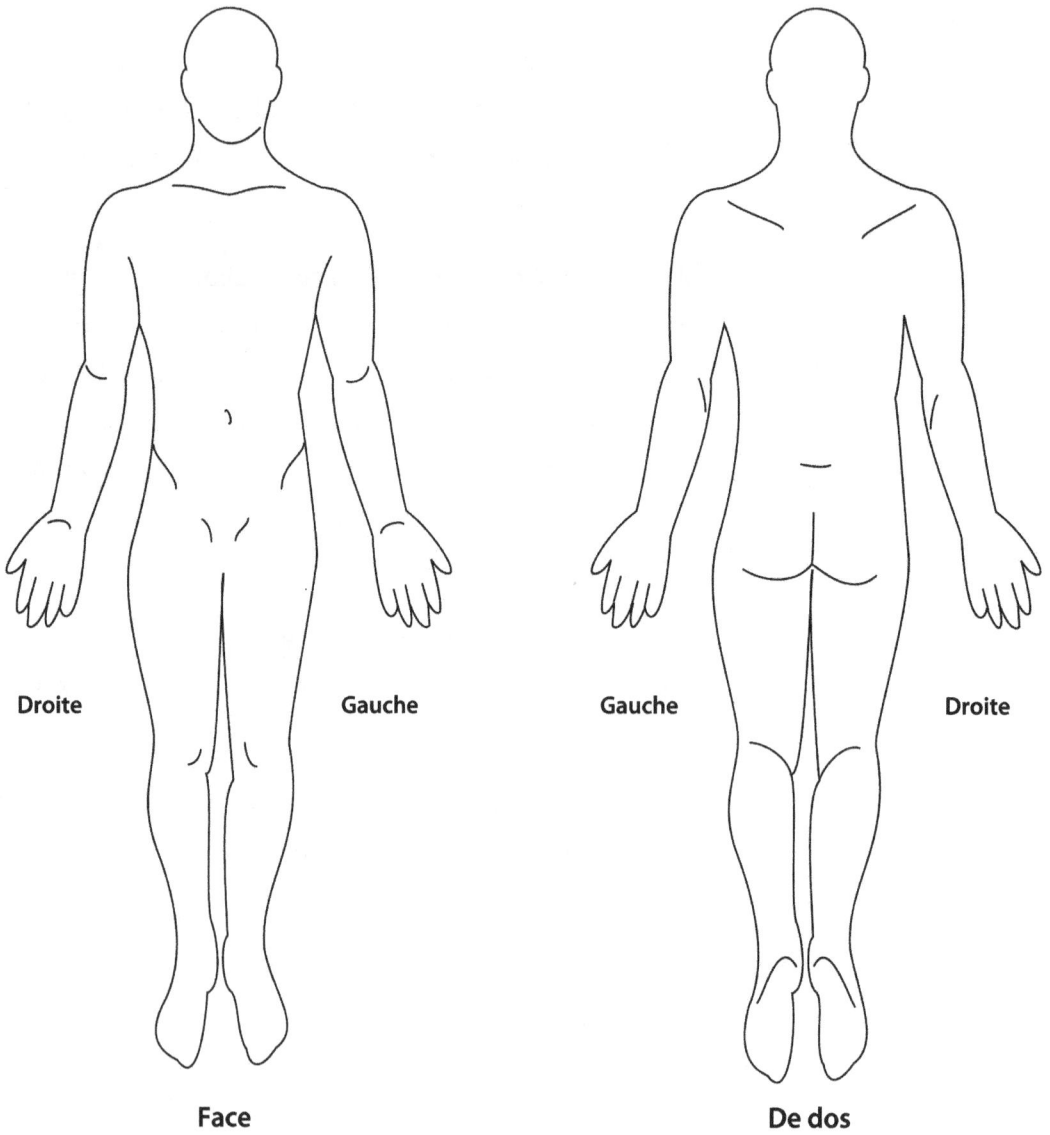

Droite   Gauche   Gauche   Droite

Face   De dos

Image 59 : Situez les « zones gâchettes » ✗

Les exercices à éviter pendant la phase de correction

Les exercices à fort impact impliquent que les deux pieds soient en l'air au même moment comme pour sauter, faire du jogging et de la corde à sauter. Comparés aux exercices à faible impact, ils renforcent davantage les os et développent l'endurance, la puissance, l'agilité et la coordination mais il est préférable de conserver ces exercices pour plus tard dans le programme lorsque la courbure sera inférieure à 20 degrés et que vous maîtriserez une bonne routine d'exercices.

Lorsque vous réalisez les exercices mentionnés précédemment, si la difformité s'aggrave (une courbure plus prononcée ou un déséquilibre pelvien ou des épaules), ces exercices devront être évités. Assurez-vous d'avoir un miroir pour pouvoir surveiller l'évolution de votre dos de près ou demandez à un ami de vous aider.

De manière générale, rappelez-vous :

D'éviter toute sorte d'exercices qui cambrent le dos comme la position du cobra au yoga. Cela peut entraîner trop de tension sur la colonne tordue et pourrait aggraver le problème.

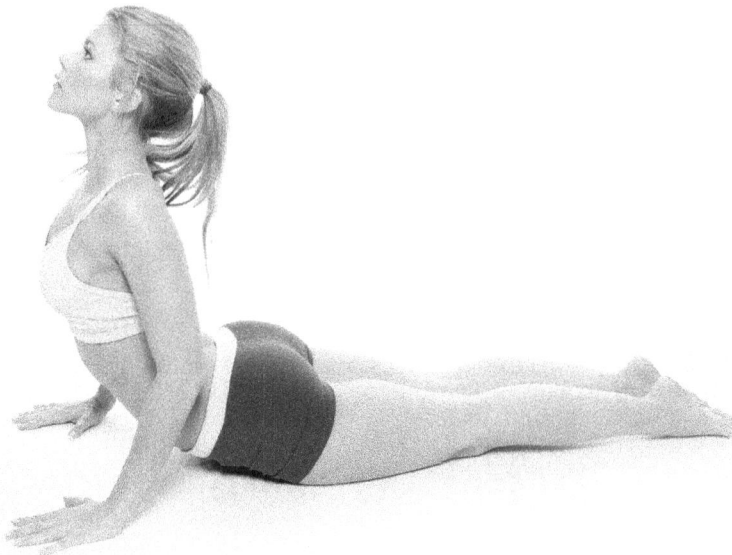

Image 60 : La position du cobra- exercice à éviter

Les exercices à faible impact pour contrer la scoliose

Ces exercices sont appropriés pour :

- Ceux qui présentent des blessures au niveau des articulations, du dos et des tissus conjonctifs comme dans le cas de la scoliose
- Les femmes enceintes
- Les malades chroniques (arthrite, ostéoporose et fracture de fatigue)
- Les personnes obèses
- Ceux qui ont une forte aversion aux exercices à fort impact
- Le maintien de l'état de la colonne vertébrale après la correction

Nager dans l'eau douce

Nager est particulièrement recommandé pour les personnes atteintes de scoliose, peu importe leur âge. En plus d'être très bénéfique, la nage améliore les fonctions pulmonaires qui peuvent être entravées par la courbure de la colonne vertébrale. Si vous décidez de porter un corset, la liberté de nager présente un bénéfice psychologique supplémentaire, après avoir été maintenu à l'intérieur d'une veste tous les jours pendant des heures.

Nager est un des meilleurs exercices qui soit, faisant travailler tous les muscles principaux. Pourtant cet exercice impose d'être en contact avec de grandes quantités de chlore que l'on trouve dans la plupart des piscines. Cependant, il reste toujours l'option de nager dans de l'eau douce ou dans l'océan, selon la température de l'eau.

La marche rapide

Voici quelques conseils pour exploiter au maximum votre routine de marche à pied:

Faites de la marche rapide

Marcher rapidement aide à augmenter le rythme cardiaque et aide à maximiser le potentiel cardiovasculaire et à brûler des calories.

Essayez de vous entraîner en incluant des intervalles

En ajoutant à vos sessions de marche de petites accélérations sur une pente abrupte, vous pourrez augmenter l'intensité des exercices et ainsi brûler plus de calories. Essayez des exercices de grimpe sur le tapis roulant ou un entraînement par intervalle pour débutant.

Utilisez vos bras

Assurez-vous de ne pas vous tenir au tapis roulant, et lorsque vous êtes en extérieur, balancez les bras pour maintenir l'intensité de l'exercice. Porter des poids lorsque vous marchez est une erreur (cela provoque des blessures) mais vous pouvez utiliser des bâtons de marches qui sont une alternative plus sûre.

Variez un peu

Si la marche est votre seule source de cardio-training, variez avec d'autres activités pour continuer de défier votre corps.

Croyez-le ou non, monter les escaliers est un exercice particulièrement intense. Si vous débutez, essayez d'ajouter quelques minutes d'escalier à votre routine d'exercices, ou allez sur le simulateur d'escalier dans la salle de gym pour 5 minutes d'exercices rapides à la fin de la session.

Montez les escaliers

Ajoutez de l'intensité aux exercices

Une fois lancé dans une routine quotidienne d'exercices à faible impact, il est temps pour vous d'aller au niveau supérieur. Essayez certaines de ces idées pour intensifier vos exercices à faible impact:

Ajoutez des mouvements au niveau du haut du corps

Préférez des appareils d'aérobic ou de gym qui incluent des options pour faire travailler le haut du corps, comme des machines de ski de randonnée ou un appareil elliptique.

Allez plus vite

Essayez de prendre le rythme, que vous marchiez, que vous rouliez ou que vous fassiez du parapente.

Faites des mouvements élaborés

Une autre façon d'ajouter de l'intensité aux exercices est de balancer vigoureusement les bras d'un côté à l'autre pendant la marche ; vous pourriez aussi soudainement vous mettre à danser surtout si vous avez un mp3 sur les oreilles.

N'oubliez pas d'inclure le bas du corps

Ajoutez à votre routine habituelle des génuflexions ou des esquives avec des accroupissements.

L'équipement des exercices

J'ai découvert trois appareils particulièrement utiles pour aider mes patients qui souffrent de scoliose : une machine à vibration, une table d'inversion et un appareil de traction portable appelé le Dynamic Brace System (système de corset dynamique). Ils sont tous en mesure d'exercer des forces sur la colonne vertébrale soit pour stimuler la formation de nouveaux os, soit pour soulager les disques vertébraux. Alors que la table d'inversion n'est en aucun cas aussi efficace que le ScolioEase que j'utilise, les bénéfices résident dans le fait qu'on la trouve facilement dans des magasins d'articles de sport et dans le fait qu'elle peut être utilisée à la maison. Voici une brève explication sur ces types d'équipements.

La table d'inversion

Si vous présentez une courbure inférieure à 20 degrés, la table d'inversion est un équipement abordable dans lequel vous pouvez investir. Bien qu'elle offre rarement une correction de courbure supérieure à 20 degrés, elle reste utile pour empêcher la détérioration de la scoliose en raison de la gravité terrestre et de l'usure quotidienne. Voici quelques bénéfices :

- **Maintient la taille :** Utiliser la table d'inversion régulièrement pourra aider à éviter le phénomène de diminution qui apparaît naturellement en raison de l'impact de la gravité terrestre tout au long de notre vie.

- **Améliore la circulation :** De même, la circulation sanguine sera favorisée par la gravité plutôt que de s'opposer à elle. De plus, la gravité aidera le système lymphatique à se nettoyer plus vite, soulageant les douleurs au niveau des muscles rigides.

- **Soulage le stress :** la table d'inversion apporte le même sentiment de relaxation qu'une séance de yoga, pour beaucoup moins d'efforts.

- **Augmente la vivacité d'esprit :** toutes les activités en position inversée augmentent l'approvisionnement en oxygène du cerveau, ce que beaucoup d'experts considèrent utile pour maintenir l'acuité mentale.

- **Augmente la flexibilité et l'amplitude des mouvements** : les articulations restent en forme et souples, ce qui signifie que vous pouvez rester aussi actif que lorsque vous étiez plus jeune.

- **Améliore la posture :** l'étirement qui provient de l'inversion de la force de gravité sur votre corps vous aidera à vous asseoir, à vous tenir debout et à bouger avec plus d'aise et de grâce.

- **Réaligne la colonne après une séance d'exercices :** pendant l'inversion, les petits désalignements se corrigent généralement d'eux-mêmes, ce qui n'est pas possible lorsque l'on court ou que l'on pratique des exercices d'aérobic.

Voici cinq manières innovantes d'utiliser la table d'inversion

1- **Accroupissements inversés :** Dans la position complètement inversée, vous pouvez vous servir des muscles du fessier (les grands fessiers) et des ischio-jambiers pour vous relever ; le mouvement consiste simplement à tenter de plier les jambes au niveau des genoux

2- **Le crunch ou relevé de dos inversé :** En position complètement inversée, placez les mains sur la poitrine et utilisez les abdominaux pour relever le haut du corps d'environ 1/3 de sa position droite.

3- **Abdominaux inversés :** En position complètement inversée, étirez les bras comme si vous souhaitiez toucher vos pieds et essayez de les toucher, certains experts disent que faire un abdo inversé en vaut bien 10 normaux.

4- **Augmentation de la décompression :** En position complètement inversée, attrapez les pieds de la table et tirez vers le bas ; ainsi vous pourrez augmenter et contrôler le degré de la décompression si vous le souhaitez. Cet exercice est particulièrement efficace pour ceux qui souffrent de scoliose.

5- **Rotation inversée :** Dans la position complètement inversée, essayez d'atteindre le pied de table avec la main opposée et d'effectuer une rotation; vous pouvez ensuite changer de main et faire la même chose de l'autre côté.

La machine à vibrations

J'ai lu quelque part que les premières études réalisées sur les équipements de vibrations l'ont été sur du personnel militaire et des athlètes olympiques Russes. Ils utilisaient une planche vibrante mécanique spéciale, ajustée à la bonne fréquence pour que, lorsque quelqu'un se tenait debout sur cette planche, le mouvement causait la contraction des muscles posturaux, à raison de 30 à 50 vibrations par seconde.

Alors que le corps est légèrement basculé d'avant en arrière, les muscles se contractent et se relâchent à chaque déplacement. Ainsi, en seulement 10 minutes, 3 fois par semaine, le fait de se tenir debout sur la plaque renforce les muscles et permet de gagner en stabilité et en tonus.

Vous pouvez l'utiliser de deux façons. Soit isolément, soit comme j'ai l'habitude de le faire, en vous plaçant sur la plaque vibrante, la laissant travailler alors que vous faites d'autres exercices de port de poids, comme les génuflexions, les levées de jambes et les pompes. Ces exercices vont doucement étirer les tendons qui connectent les muscles aux os, tout en stimulant les ostéoblastes qui sont les constructeurs des os.

Des recherches suggèrent que lorsque vous vous exercez sur des surfaces vibrantes, cela contribue à augmenter la force du muscle de 20 à 30 % plus qu'un entraînement normal. J'ai reçu beaucoup de retours positifs de la part des patients qui utilisaient cette machine, et je l'utilise parallèlement au Dynamic Brace System pour corriger les courbures supérieures à 20 degrés.

Le ceinture de traction ScolioEase

Le ceinture de traction ScolioEase est un corset à traction dynamique portable qui s'enroule autour du dos. Il fonctionne en appliquant de la pression en 3 dimensions et permet la traction verticale et horizontale, tout comme les tractions symétriques et asymétriques. Cet appareil fut développé pour soulager ceux qui souffraient d'hernies discales et de douleurs sciatiques et lombaires, mais comme sa traction agit en 3 dimensions, cela signifie qu'il est en mesure de corriger un dos tordu ou un dos plat, en plus de la scoliose.

Je recommande fortement cet appareil aux patients qui souffrent d'une scoliose progressive tels que l'adolescent qui n'a pas encore atteint sa maturité squelettique ou toute personne qui présente une courbure supérieure à 20 degrés. Le nec plus ultra est que le ScolioEase est efficace pour corriger la scoliose mais aussi pour prévenir le développement de la courbure vertébrale car il possède une force de pression horizontale qui peut être déplacée et que cette pression peut être ajustée selon la situation du patient.

Le ScolioEase est tellement facile d'utilisation que les patients qui requièrent des soins sur le long terme peuvent facilement apprendre à se soigner eux-mêmes à la maison grâce aux conseils d'un praticien de santé aguerri. Les traitements deviennent ainsi plus pratiques et les patients ont le sentiment d'avoir un réel contrôle sur leur vie. Assurez-vous de faire une radiographie avant d'utiliser l'appareil et d'en refaire une six mois plus tard pour observer les changements au niveau de votre colonne vertébrale.

Des études cliniques ont prouvé que le ScolioEase peut améliorer l'amplitude des mouvements, soulager les douleurs du dos et corriger la courbure de la colonne vertébrale. J'ai moi-même observé d'excellents résultats chez mes patients et j'utilise souvent le ScolioEase parallèlement à des changements alimentaires et des exercices.

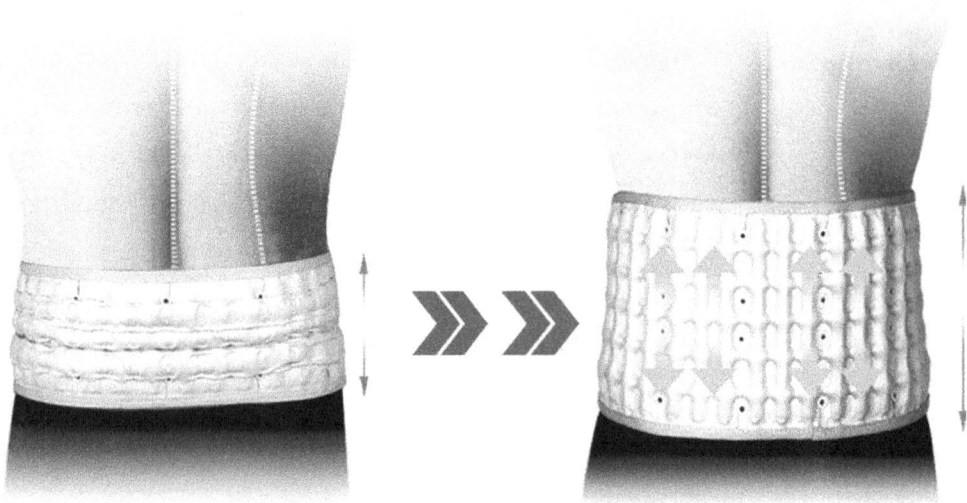

Image 61 : Le ceinture de traction ScolioEase

Usage recommandé

Chez les patients atteints d'une courbure supérieure à 20 degrés et lorsque la scoliose est progressive, il est recommandé de faire tous les jours des exercices de 30 minutes à l'aide du ScolioEase, jusqu'à ce que la colonne vertébrale ait atteint son stade de maturité. La puissance de traction appliquée devrait être entre 10 et 20 kilogrammes de chaque côté. Bien évidement, cela varie en fonction de l'âge et de la constitution de chaque patient.

Chez les patients qui ne souffrent pas de scoliose mais qui présentent une progression de la courbure comme chez les adolescents, il est recommandé de traiter la scoliose à l'aide du ScolioEase pendant 30 minutes, 1 à 2 fois par jour jusqu'à ce que la maturité du squelette soit atteinte et que la courbure reste stable pendant 2 à 3 ans.

Chez les patients qui présentent des courbures supérieures à 30 degrés ou qui souffrent de douleurs, le ScolioEase doit immédiatement être utilisé pendant 30 minutes, 3 fois par jour. Une fois la maturité du squelette atteinte, 1 ou 2 exercices de 30 minutes devraient être suivis quotidiennement pendant une période de 6 mois. Des radiographies devraient être prises tous les 6 mois par un professionnel de la santé afin de documenter les changements de la courbure. Si vous remarquez une progression de la courbure de plus de 5 degrés, il est alors nécessaire de reprendre les exercices de 30 minutes, au rythme de 3 fois par jour, jusqu'à ce que la progression soit stoppée et que la scoliose soit stable, ce qui sera confirmé par les radiographies de la colonne.

Rappelez-vous cependant : bien que la preuve soit faite que le ScolioEase est bénéfique, il est préférable de commencer doucement tout comme avec les exercices présentés dans ce livre, en construisant graduellement son élan vers des exercices plus vigoureux plus tard. Se lancer tête baissée dans des exercices à fort impact entraînera plus de douleurs que de relaxation. Surtout, résistez à la tentation de vous lancer tête baissée dans un programme d'exercices de votre choix.

Rappelez-vous qu'il faut être patient et régulier. Soyez prudent ; ne vous attendez pas à des changements du jour au lendemain, votre corps répondra en temps et en heure.

Cependant, pour observer des résultats, il vous faudra apprendre à être responsable de votre santé. Ne laissez pas tout le travail aux professionnels de la santé. Faites bien sûr appel à des professionnels mais, au-delà de cela, vous devez comprendre les besoins de votre corps et son fonctionnement. C'est à ce moment-là que vous serez en mesure de guérir votre scoliose.

Croyez-moi, le corps est une machine incroyable. Si vous le soignez et l'huilez correctement, il durera plus longtemps, il fonctionnera plus efficacement et il ne souffrira pas de l'usure due au vieillissement.

Témoignage : Le ScolioEase pour la correction de la scoliose

« J'ai utilisé le ScolioEase pendant un an et j'ai pu observer des résultats impressionnants. Des patients atteints soit d'une scoliose de 44 degrés ou de ruptures de disques sévères ont tous obtenu des améliorations symptomatiques et physiologiques spectaculaires. Comment ai-je réalisé cela ? J'ai combiné le ScolioEase à des exercices précis, des étirements particuliers, des massages, des ultrasons des « zones gâchettes » et de la manipulation par pression. Lorsque tous ces éléments sont combinés en une visite, les résultats sont impressionnants, généralement en 6 mois voire moins. Si vous êtes intéressé afin de traiter des cas les plus sévères et d'observer des résultats spectaculaires, renseignez-vous et achetez le corset ScolioEase aujourd'hui. »

— *Dr Louis Salvagio*, *DC, CCRD, PT*
Professeur agrégé, Université de Saint Augustin

Conseils sur la façon d'incorporer des exercices dans votre mode de vie

C'est en réalité très simple. Vous devez commencer par choisir un programme d'exercices… :

- Que vous appréciez
- Qui est distrayant
- Qui n'est pas cher
- Et qui correspond à votre style de vie

Si le temps est une contrainte, choisissez une activité comme 30 minutes de marche rapide tous les jours, rouler en vélo ou nager après les cours ou le travail. Si vous le pouvez, faites en sorte que ce soit une activité familiale pour que ce soit plus amusant.

Lorsque quelque chose fait peu à peu partie de votre style de vie, les habitudes vous guident, peu importe l'état dans lequel vous vous sentez ce jour-là, c'est comme se brosser les dents ou prendre un bain. Faire de l'exercice suit le même principe. Voici quelques moyens d'ajouter un peu d'exercice dans votre routine quotidienne :

- Préférez les escaliers à l'ascenseur
- Si vous travaillez dans une grande entreprise, allez voir directement vos collègues plutôt que de leur téléphoner
- Si vous prenez le bus, arrêtez-vous un ou deux arrêts plus tôt et marchez
- Ne vous inquiétez pas si vous ne pouvez pas vous garer juste à côté de l'entrée du supermarché ou du magasin. Plus vous êtes éloigné, moins il y aura de monde !
- Pour des petits achats et autres courses prenez le vélo plutôt que la voiture ; cela vous économisera de l'argent et le tracas pour trouver une place de parking
- Si vous avez un téléphone sans fil, profitez-en pour marcher pendant vos appels
- Pour chaque activité en extérieur, trouvez-en une en intérieur pour les jours de mauvais temps

Réservez du temps pour vos activités physiques

Décidez de la fréquence hebdomadaire des exercices et choisissez les jours et les heures les plus pratiques et tenez-vous y à tout prix.

Soyez régulier

Vous avez besoin d'au moins 30 minutes d'exercices par jour pour observer une réelle perte de poids. Des recherches ont montré que 60 minutes d'activité physique par jour sont idéales. La session d'exercices devrait idéalement être réalisée en continu mais peut être divisée en deux sessions de 30 minutes.

Construisez votre rythme peu à peu

N'essayez pas d'en faire trop, trop vite, vous pourriez vous sentir mal et perdre votre motivation pour continuer. La clé pour des exercices réussis est de commencer doucement, en particulier si vous avez suivi un style de vie sédentaire. Vous finirez vos exercices avec une sensation d'accomplissement, vous vous sentirez plus en forme et vous aurez la motivation de continuer. Il est également essentiel de commencer tranquillement pour éviter les blessures.

Tenez un journal

Tenez un journal de vos exercices (c'est-à-dire le temps, la fréquence et la difficulté de ces derniers) pour vous aider à rester motivé tout en notant vos progrès. Un journal peut également être utile pour décider du moment où vous augmentez les exercices en termes de fréquence, de durée et d'intensité.

Investissez dans de bons équipements

Si vous décidez de vous mettre à la marche, il est très important d'investir dans une bonne paire de chaussures de marche qui offriront un bon soutien à la colonne vertébrale, aux hanches, aux genoux, aux chevilles et aux pieds. Si vous passez au jogging, il est encore plus important d'investir dans une bonne paire de chaussures de course.

Définissez des objectifs clairs

Définir des objectifs à court terme et réalistes. Vous pourrez, par exemple, augmenter la durée de marche de 10 à 15 minutes. Déterminez un seuil et augmentez-le peu à peu.

S'exercez en compagnie

Faites de l'exercice avec un conjoint ou un ami dont vous appréciez la compagnie. Cela vous motivera et vous pourrez comparer les progrès.

Habillez-vous correctement

Mettez des vêtements confortables pour favoriser la respiration de la peau par les pores.

Essayez la thérapie par la musique

Emportez un appareil vous permettant d'écouter vos musiques préférées ou des livres audio pendant l'exercice.

Par-dessus tout, écoutez votre corps

Si l'exercice aggrave les symptômes, modifiez votre programme ou arrêtez-le si nécessaire. Lorsque votre énergie et votre état de santé s'amélioreront, vous serez en mesure de supporter plus longtemps les exercices d'aérobic, ce qui mènera à une perte de poids.

Un bon chiropraticien ou un thérapeute physique habitué au traitement de la scoliose peut vous guider à travers les détails d'un bon programme d'exercices. Si vous faites appel à un coach personnel, prenez en compte qu'ils ne sont pas tous au fait des principes nutritionnels, il serait donc prudent de vérifier leurs recommandations auprès de votre chiropraticien.

Le dernier conseil et non le moindre… tenez-vous à votre programme !

Personne ne pourra vous motiver si vous ne l'êtes pas vous-même. Plutôt que de suivre une philosophie du tout ou rien, considérez plutôt le processus d'exercices comme un processus en cours. Il y aura sûrement des jours ou vous devrez omettre les exercices comme, par exemple, lorsque vous serez malade. Cela n'est pas grave. Il suffit de continuer l'entraînement quand vous le pouvez.

Rappelez-vous : Quoi que vous fassiez, ne faites pas d'exercices avant que 2 ou 3 heures soit passées après le repas. Il est important de boire de l'eau avant, pendant et après l'exercice pour rester bien hydraté. Ne vous exercez pas trop intensément dans un climat très chaud ou humide.

Durant l'exercice, s'il vous arrive de ressentir de la douleur, reposez vous si besoin. Si la douleur persiste, faites-en part à votre professionnel de la santé.

Histoire personnelle : Grandir avec une scoliose

« A la fin de l'école primaire, le gouvernement à envoyé des infirmières dans chaque école pour effectuer un contrôle de santé sur tous les élèves. J'ai été la seule à être appelée dans une minuscule pièce. Les infirmières me regardaient toutes d'un air inquiet. Je n'oublierai jamais ce jour. On m'a demandé de me pencher et j'ai eu la confirmation que j'étais bien atteinte de scoliose. J'ai été envoyée à l'hôpital et le docteur m'a informée qu'il me faudrait porter un corset pour stabiliser la courbure.

Le port du corset était très douloureux au début. Les bords en plastiques étaient durs et me coupaient la peau, surtout des deux côtés des os au niveau des hanches. Chaque mouvement était douloureux, sans parler de la marche. Au fil du temps, la chair a cédé, la peau est devenue plus molle et déformée par les frottements du corset. Comme je devais porter le corset 23 heures par jour, la peau coincée à l'intérieur du corset est devenue différente et fragile. La sueur coincée à l'intérieur du corset n'arrangeait rien.

L'odeur était terrible et je m'en rappelle encore aujourd'hui. J'avais tellement chaud et cela me grattait immédiatement lorsque je commençais à transpirer. Un jour, j'ai gratté ma peau et je l'ai regretté amèrement. La peau sous le corset était tellement abimée et fragile qu'en la grattant, elle s'est détachée. La blessure suintait par moment une suppuration jaune et parfois même du sang. L'odeur était atroce. J'avais l'impression d'être une morte-vivante. Le médecin ne pouvait rien y faire. Je méprisais mon propre corps. Je devais me forcer à porter le corset. A cette époque, c'était la seule alternative pour éviter la chirurgie.

A l'école secondaire, ma personnalité a changé. Je suis devenue timide et je restais dans l'ombre. Tout le monde, même les professeurs, me regardait bizarrement. C'est ce regard de pitié qui a fait que j'ai développé le sentiment d'être un monstre. Isolée, je suis devenue la cible facile des tyrans de la classe. Pour eux, je n'étais qu'un monstre. J'ai dû passer à travers ces épreuves à l'âge de 13 ans, seule et discrète. Ce n'est pas mon corps qui a souffert le plus du port du corset mais bien mon cœur.

A l'âge de 19 ans, le médecin m'a libérée de l'hôpital. Il m'a avertie que ma situation était stable et que je pouvais me passer du corset. Ce fut le plus beau jour de ma vie. Suite à cela, ma peau s'est réparée et est maintenant douce comme du velours. Mais la douleur dont je souffrais au niveau du dos, lorsque je portais le corset, continuait de me tourmenter. J'ai essayé les massages, les plâtres et la thermothérapie, mais ces solutions ne m'apportaient qu'un soulagement temporaire. A l'âge de 24 ans, je suis retournée voir mon médecin qui avait depuis ouvert sa propre clinique à l'hôpital du Mount Elizabeth. Il maintenait que je ne pouvais rien faire pour guérir de cette scoliose et que je devais continuer de vivre en subissant cette douleur aiguë.

Un soir de 2009, Dieu m'a demandé de me lever de mon lit et d'aller vérifier mes e-mails. Je n'ai pas compris, parce que je ne vérifie mes e-mails que rarement. Mais j'ai obéi et je suis tombée sur le site du Dr Kevin Lau, docteur en chiropractie. J'ai ouvert les yeux en me disant que c'était trop beau pour être vrai. Les doutes et la peur se sont installés. Depuis des années, j'étais convaincue que ma situation était sans espoir et d'un coup l'espoir semblait réapparaître de nulle part. Je me suis lancée et j'ai cru en cet espoir. Les personnes autour de moi étaient sceptiques. Quelques mois plus tard, j'ai finalement décidé de me rendre à la clinique du Dr Lau.

Lors de la première visite, Kevin Lau fut gentil, humble et attentif. C'est la certitude qu'il avait de guérir ma scoliose qui m'a fait croire au miracle. Il est pour moi une réelle inspiration. Je me suis mise au programme de correction immédiatement. J'étais complètement investie. Il m'a appris que les exercices et la nutrition jouaient également un rôle important. Il me prêtait des livres pour que je m'éduque un peu sur les façons de me guérir moi-même. Il est toujours prêt à répondre à mes interrogations. Il s'efforçait de toujours poster des articles sur son site internet ou sur son blog traitant de la santé pour éduquer les patients sur leur propre santé. Il était interviewé à la radio, à la télévision et dans les journaux. Son livre contient toutes les informations dont nous, les personnes atteintes de scoliose, avons besoin de connaître en détails. Il contient également des vérités évolutionnaires qui permettent d'améliorer notre état de santé général.

Pendant les traitements, ma posture s'est vraiment améliorée et je ne suis plus avachie. J'ai suivi ses recommandations alimentaires et j'ai pu observer des changements significatifs. Ma vue est passée de 500 à 450 degrés sur 6 mois. Mon endurance s'est réellement améliorée et je ne fatigue plus aussi rapidement. Dorénavant, je ne tombe plus malade. Le teint de ma peau s'est tellement amélioré que je n'ai plus besoin de porter de maquillage. Tout le monde trouve que j'ai grandi. Mon mal de dos s'est amélioré également. Plus important encore, j'ai retrouvé confiance en moi.

Après 6 mois de traitement, ma courbure supérieure en forme de S est passée de 36 degrés à 30 degrés. Ma courbure inférieure est, elle, passée de 35 à 26 degrés. Ce total de 15 degrés de correction est, à mes yeux, un vrai miracle, un rêve qui devient réalité. Mes espoirs ont été comblés. Je suis tellement reconnaissante envers le Dr Kevin Lau.

Il n'a pas seulement corrigé ma scoliose, il a également insufflé en moi ses fortes convictions qui m'ont permis de changer la façon dont je vois la vie. Tout est possible si vous osez y croire. »

— *Colleen M. (29 ans)*

Faire la synthèse

> " Le secret pour avancer est de faire le premier pas "
>
> — *Mark Twain*

En approchant de la fin de ce travail auquel je tiens tant, je sais qu'il y a beaucoup d'informations à intégrer.

Je sais aussi que vous avez hâte de commencer à corriger votre scoliose. Cependant, je vous déconseille de vous lancer directement dans l'application des exercices présentés dans ce livre sans avoir préalablement intégré et compris l'aspect nutritionnel.

Les connaissances que vous aurez acquises grâce à la section de ce livre relative à la nutrition vous permettront de gérer les déséquilibres biochimiques qui contribuent au développement de la scoliose ; les exercices et les étirements vont travailler sur les déséquilibres structurels déjà présents au niveau de votre colonne vertébrale. Le régime alimentaire et les exercices sont un duo dynamique qui est plus fort lorsque ces deux éléments sont combinés.

De plus, ne ressentez pas le besoin d'effectuer tous les changements préconisés dans ce livre du jour au lendemain. Votre scoliose ne s'est pas développée en un jour et le processus de guérison prendra également du temps. Rome ne s'est pas construite en un jour, il en va de même pour la reconstitution de votre colonne vertébrale.

Attendez-vous à des changements progressifs. Ne vous jetez pas tête baissée dans ce programme. Tenez-vous à votre régime et à votre programme d'exercices sur le long-terme plutôt que de vous y jeter rapidement et en force. Croyez-en mon expérience, changer graduellement de régime vers une alimentation plus saine va permettre aux papilles gustatives de mûrir et vous apprécierez davantage les plaisirs gustatifs que vous apporteront des aliments complets plutôt que des friandises et des aliments frits que vous mangiez par le passé. D'après mon expérience, la plupart de mes patients s'avèrent être difficiles en terme d'alimentation, mais après avoir suivi mon programme, ils ont appris à préférer les aliments complets aux plats réconfortants et à la malbouffe. Mais cela prend du temps.

Trouver un naturopathe ou un nutritionniste familier avec le Metabolic Typing© vous aidera à effectuer cette transition en douceur. La bonne nouvelle est que plus vous ferez des changements positifs concernant vos habitudes alimentaires et d'exercices, mieux vous vous sentirez et plus vous aurez d'énergie à disposition pour traverser ce chemin vers la guérison de la scoliose.

Après avoir effectué les procédures précédemment expliquées pour localiser et cartographier la courbure et les zones associées à des raideurs musculaires et à des douleurs, je vous encourage à amener ce livre à un chiropraticien, à un ostéopathe ou à un thérapeute spécialiste du dos, familier avec la scoliose ; et de discuter en détail d'un programme d'exercices adaptés à votre type de scoliose.

Assurez-vous de demander l'avis d'un professionnel spécialiste du dos avant de commencer les exercices. Si vous souffrez d'ostéoporose ou de douleurs nerveuses ou des articulations, assurez-vous de consulter un thérapeute avant de commencer ce programme-ci ou tout autre programme.

J'ai divisé les pages suivantes en plusieurs parties afin d'obtenir un plan d'action plus gérable, vous trouverez ainsi le niveau débutant et le niveau avancé.

Les débutants peuvent commencer immédiatement par la mise en place de bases saines d'un régime alimentaire sain et d'un programme d'exercices. Essayez de suivre les suggestions décrites sur 1 à 3 mois (peut-être plus) à votre propre rythme avant de passer à la section avancée. Restez attentif aux signaux de votre corps, il pourrait essayer de vous dire quelque chose. Restez attentif aux changements que vous remarquez dans votre corps, ajustez et adaptez le programme en fonction de cela.

Une fois familiarisé avec les suggestions du plan d'action débutant, il est temps de mettre les touches finales aux besoins du corps vers une santé optimale, en suivant le plan d'action avancé. A ce stade, vous devez avoir un programme d'exercices régulier et une idée générale de quels aliments sont bons ou mauvais pour votre santé. Cette section du programme nécessite de bien connaître le fonctionnement de votre corps. Vous serez peut-être étonné de découvrir ses capacités d'adaptation et de guérison extraordinaires alors que vous continuez d'aspirer à une santé optimale.

Le programme nutritionnel débutant

☐   Avant tout, suivez les instructions, étape par étape, du dépistage de la scoliose à la maison que vous trouverez à la page 40 pour déterminer si vous êtes atteint ou non de scoliose. Répondez aux questions et tracez vos résultats à la page 43 (image 4).

☐   Commencez à éliminer graduellement tous les aliments traités et les perturbateurs métaboliques de la table 4 à la page 382, avant même d'avoir déterminé votre Metabolic Type©.

☐   Evitez à tout prix les aliments traités, les sucres, la farine raffinée et les arômes et colorants artificiels ainsi que les édulcorants. Cherchez plutôt des aliments entiers, des aliments régionaux et de saison.

☐   Commencez à diminuer votre consommation de sucres, de céréales raffinées dans l'optique de vous en débarrasser complètement plus tard. Dans le cas d'une scoliose sévère supérieure à 40 degrés ou d'une courbure supérieure à 20 degrés et en progression pendant la période de croissance de l'adolescent, je recommande d'éliminer toute consommation de céréales.

☐   Déterminez votre Metabolic Type© en utilisant le questionnaire du livre, « Le régime du Metabolic Typing© : Personnalisez votre régime alimentaire selon votre chimie corporelle unique » et mangez en fonction. Cela vous permettra de savoir quels aliments et dans quelles proportions vous devriez les manger pour répondre aux besoins de votre biochimie spécifique. Je recommande de trouver un conseiller nutritionnel familier avec le Metabolic Typing© qui sera en mesure d'effectuer un test par ordinateur plus précis.

☐   Assurez-vous de consommer des quantités suffisantes de graisses bénéfiques, les graisses de source animale incluses, qui augmentent les quantités d'oméga-3 et diminuent celles d'oméga-6 des huiles végétales et de graines.

☐   Apprenez à fabriquer des aliments fermentés traditionnels et consommez-en régulièrement. Cela permettra de restaurer votre santé digestive et votre capacité à absorber les aliments que vous ingérez.

☐   Apprenez à savourer les aliments fermentés comme le kéfir et les légumes cultivés. Le kéfir et la choucroute sont les plus faciles à faire alors que le kimchi et le natto nécessitent un peu plus de temps et d'effort.

☐ Mettez un point d'honneur à vous exposer au soleil 10 à 15 minutes chaque jour. Le but étant de développer un bronzage sain sans se brûler !

Programme d'exercices pour les débutants

☐ Cartographiez les tensions musculaires de votre scoliose à la page 216 (image 13). Cartographiez ensuite vos symptômes en utilisant la légende à la page 218 (image 15).

☐ Situez les « zones gâchettes » dans les groupes de muscles de votre corps et commencez à travailler dessus en suivant les procédures prévues à la page 338. Utilisez le diagramme à la page 342 (image 59) pour rapporter les « zones gâchettes » que vous trouvez.

☐ Une fois que vous aurez cartographié votre scoliose à la page 216 (image 13), vous aurez une bonne idée de quels muscles sont tendus au niveau de la colonne vertébrale. Commencez par effectuer tous les exercices d'étirement et de renforcement présents dans ce livre selon les caractéristiques de votre scoliose.

☐ Si vous n'êtes pas sûr de quels exercices vous devriez suivre, il est conseillé d'essayer chaque exercice de chaque côté du corps et de définir quelles régions sont tendues, ont besoin d'être davantage étirées ou quels muscles sont faibles et ont besoin d'être renforcés.

☐ Mettez en place un programme d'exercices régulier d'au moins 30 minutes par jour, en commençant par des étirements puis en progressant vers des tests de capacité du noyau et des exercices d'équilibre du corps.

☐ Commencez par étirer les muscles tendus et par renforcer les muscles faibles comme indiqué aux chapitres 14, 15 et 16 tout en contrôlant les progrès après chaque session d'exercices. Un journal de suivi des exercices pourrait être utile. Au fil du temps, essayez d'atteindre le même degré de flexibilité et de force de chaque côté du corps.

☐ Si, au début, les exercices sont trop astreignants, essayez alors de nager régulièrement. C'est un des meilleurs exercices qui existent pour soigner la scoliose et la nage en extérieur permet également d'obtenir sa dose quotidienne de vitamine D grâce au soleil.

Programme nutritionnel avancé

☐ Familiarisez-vous à des aliments appropriés à votre Metabolic Type©. Faites une copie de la liste de courses que vous trouverez à la page 374 et barrez tous les aliments qui ne vous plaisent pas ou auxquels vous êtes allergiques. Faites 4 copies de cette liste. Placez-en une sur le réfrigérateur, gardez-en une au travail et une autre dans la voiture. Gardez-en une autre dans votre porte-monnaie ou dans votre sac quand vous allez faire les courses. Reportez-vous souvent à cette liste et vous la connaîtrez bientôt par cœur.

☐ Remplissez la feuille de suivi du régime alimentaire à la page 383 deux à trois heures après le repas. Essentiellement, votre corps communique de trois manières différentes : 1) par l'appétit et les envies, 2) par les niveaux d'énergie, et 3) par votre bien-être mental et émotionnel. Quelques heures après avoir mangé les aliments adaptés à votre Metabolic Type, vous devriez vous sentir mieux qu'avant.

☐ Affinez votre régime alimentaire. Si vous ressentez constamment des réactions négatives à un repas précis, augmentez peu à peu les quantités de protéines et de graisses tous les jours. Si vous remarquez une aggravation des symptômes ou si vous ne remarquez pas d'amélioration, revenez aux quantités initiales de protéines et de graisses et essayez plutôt d'augmenter les quantités de glucides.

☐ Désormais, votre peau devrait être habituée à être régulièrement exposée au soleil. Passez maintenant à 30 minutes de bronzage. Le soleil du matin et de l'après-midi est le meilleur pour éviter les rayons intenses à l'heure du midi.

Programme d'exercices avancés

☐ La stabilité du noyau est très importante pour la colonne vertébrale. Nous avons déjà divisé la section entre programme débutant et programme avancé. Commencez par évaluer l'équilibre de votre noyau au niveau débutant. Si l'équilibre est faible, continuez de pratiquer les exercices jusqu'à ce qu'ils soient réalisés facilement avant de passer aux exercices d'équilibre du noyau plus avancés. Rappelez-vous, le but n'est pas d'obtenir des tablettes de chocolat, d'autant que les abdominaux ne sont qu'une partie des nombreux groupes de muscles qui constituent le noyau. Afin que le noyau soit fort, tous les muscles doivent être équilibrés et prodiguer un soutien approprié à la colonne vertébrale.

☐ Vous devriez idéalement effectuer tous les exercices d'alignement en face d'un miroir ou en présence d'une autre personne qui peut vous observer et commenter vos progrès.

☐ Augmenter la difficulté des exercices en ajoutant plus de poids ou en vous plaçant sur une surface instable comme une balance ou une planche instable.

☐ Lorsque vous atteignez un plafond d'exercice, ne paniquez pas. Cela ne veut pas nécessairement dire que vous devez travailler plus dur ou passer plus de temps à faire des exercices. Essayez de varier votre programme d'exercices. Essayez de nouvelles activités cardiovasculaires ou utilisez des poids si vous avez l'habitude de toujours utiliser des appareils pour le renforcement musculaire. Des changements dans le programme vont surprendre le corps, le forcer à s'adapter et le mener à des nouveaux niveaux de condition physique.

☐ Il est important d'utiliser les équipements d'exercices détaillés dans le chapitre 17 pour obtenir les meilleurs résultats possibles. Dans le cas de courbures légères inférieures à 20 degrés, je recommande une table à inversion. Dans le cas de courbures supérieures à 20 degrés, je recommande le Dynamic Brace System et une machine à vibrations qui peuvent être achetés par le biais d'un praticien de la santé ou en contactant directement le fabricant dont vous trouverez les coordonnées au chapitre «Outils pour le lecteur».

☐ Donnez-vous un minimum de 6 mois d'application de ses exercices et d'une alimentation adaptée à votre métabolisme avant d'évaluer vos progrès, soit en prenant des photos avant/après, soit à l'aide d'une radiographie si celle-ci est recommandée par votre médecin. Il est très probable que la correction sera lente, mais en usant de persévérance et de détermination, vous y arriverez.

Outils pour le lecteur

oici quelques livres, sites internet, associations et équipements qui pourraient être utiles pour les personnes atteintes de scoliose. Vous êtes invité à lire attentivement la dernière partie de ce livre qui énumère les différentes références qui m'ont aidées à le rédiger. Vous y trouverez davantage de titres d'articles et de livres qui se rapportent à la santé de la colonne vertébrale.

Centre de correction de la colonne vertébrale

Kevin Lau, Dr en chiropractie

302 Orchard Road #10-02A
Singapore 238862
Telephone: (+65) 6884 9820

Email: **support@scoliolife.com**
Website: **www.Scoliolife.com**
Website: **www.ScolioTrack.com**

Appelez ou envoyez un email si vous avez des questions concernant le programme clinique de correction de la scoliose ou pour une évaluation professionnelle de votre Metabolic Type© par Kevin Lau, chiropraticien.

Information pour ceux qui n'habitent pas à Singapour

Les patients viennent de toute l'Asie du Sud-Est pour se rendre au centre de correction de la colonne vertébrale de Singapour. Pour suivre le programme de correction de la colonne vertébrale, le patient doit venir sur place afin d'effectuer un examen physique complet, nécessaire à tous les patients. Six rendez-vous supplémentaires doivent également être réalisés sur place. Une fois ces six visites réalisées, les futures sessions peuvent être effectuées par téléphone avec le Dr Lau, tout en effectuant la correction de la scoliose à la maison avec l'équipement nécessaire. Dans certains cas, il peut être recommandé au patient de revenir me voir au centre.

Les évaluations du Metabolic Type© peuvent être réalisées par téléphone ou par email. Au cours de la première session, vous pourrez étudier les résultats du questionnaire du Metabolic Typing© avec le Dr Lau. Pendant cette période de découvertes, vous recevrez des commentaires sur la façon dont l'alimentation peut avoir un impact direct sur votre santé et comment mettre en place de simples changements qui bâtiront les fondations sur lesquelles vous pourrez construire un nouveau style de vie sain pour les années à venir. D'autres facteurs nutritionnels relatifs à la scoliose seront abordés.

Pour plus d'informations sur le DVD d'exercices, le livre audio et l'application pour Iphone ScolioTrack, visitez: www.Scoliolife.com.

Livres

"The Metabolic Typing Diet : Customize Your Diet to Your Own Unique Body Chemistry" . (« Le régime alimentaire basé sur le Metabolic Type©: personnalisez votre régime d'après la chimie unique de votre corps »)

William L. Wolcott, et Trish Fahey

Dans « The Metabolic Typing Diet », Wolcott et Trish Fahey, auteurs scientifiques de renom, présentent de simples tests à réaliser soi-même et que vous pouvez utiliser pour déterminer votre Metabolic Type© et ainsi savoir quelle sorte d'alimentation est la plus adaptée à vos besoins. Cela peut être un régime faible en matières grasses et riche en glucides accompagné de pâtes et de céréales ou bien un régime riche en graisses et en protéines accompagné de viandes et de fruits de mer, ou n'importe quoi entre ces deux régimes. En détaillant avec précision quels aliments et quelles combinaisons d'aliments sont bons pour vous, « The Metabolic Typing Diet » révèle les secrets pour se débarrasser de ces quelques kilos superflus et obtenir un niveau de vitalité optimal avec des résultats visibles sur le long-terme.

Nutrition et Dégénérescence physique

Dr. Weston A. Price

Pendant une dizaine d'années, Weston A. Price et sa femme ont voyagé autour du monde à la recherche du secret d'une bonne santé. Au lieu de se concentrer sur les peuples atteints de différents symptômes de maladies, ce dentiste et chercheur en santé bucco-dentaire très respecté a décidé de se concentrer sur les individus en bonne santé et s'est lancé le défi de comprendre comment ils parvenaient à atteindre un tel niveau de santé. Le Dr Price a voyagé vers des centaines de villes dans 14 pays différents à la recherche de personnes en bonne santé. Il a étudié les régions les plus reculées du monde. Il a observé la perfection des arcades dentaires, la rareté des caries, une forte immunité contre la tuberculose et un état de santé général excellent dans ces groupes de personnes qui se nourrissaient d'aliments indigènes. Il a découvert que lorsque ces personnes commencent à s'alimenter d'aliments modernes, comme la farine blanche, le sucre blanc, les huiles végétales raffinées et les aliments en conserves, les signes de dégénérescence ne se font pas attendre.

Association

La fondation Weston A. Price

PMB Box 106-380
4200 Wisconsin Avenue, NW
Washington, DC 20016

Email: info@westonaprice.org

Website: www.westonaprice.org

La fondation Weston A. Price est une association à but non-lucratif spécialisée en nutrition et qui a pour but de poursuivre le travail du Dr Price et de revenir à une alimentation riche en nutriments. Le site internet est rempli d'articles sur les bénéfices des aliments traditionnels, d'articles qui ont été écrits suite à des recherches scientifiques et indépendamment de l'argent de l'agrobusiness et de l'industrie pharmaceutique.

Price-Pottenger Nutrition Foundation

7890 Broadway

Lemon Grove, CA 91945

U.S.A.

Email: info@ppnf.org

Website: www.ppnf.org

La PPNF est basée sur le principe que les régimes des hommes primitifs en bonne santé et des peuples non industrialisés doivent être nos guides vers une vie saine au 21ème siècle. L'objectif principal de la fondation est de préserver et de partager les recherches des docteurs Price et Pottenger, de les protéger contre les mauvaises utilisations et interprétations, de réunir, coordonner et partager des informations scientifiques, anthropologiques et historiques sur la nutrition, le régime alimentaire, la santé, depuis les soins à la préconception jusqu'aux soins gériatriques.

Sites Internet

www.Scoliolife.com

Pour davantage d'informations sur le programme personnalisé de correction de la scoliose du Dr Kevin Lau et sur le DVD d'exercice, le livre audio et l'application pour Iphone ScolioTrack App.

www.MetabolicTyping.com

Il s'agit d'un portail internet essentiel sur la nutrition individualisée pour les personnes intéressées par leur santé et pour les professionnels de la santé. Vous y trouverez de nombreuses informations ayant un rapport avec le Metabolic Typing©, incluant des informations, des « success-stories », et des conseils pertinents pour vous aider à gérer votre régime alimentaire et atteindre un meilleur niveau de santé et de condition physique.

Liste de courses		
	Type Glucides	**Type Protéines**
Les viandes/la volaille	**Viandes légères :** la poitrine de poulet, la poitrine de dinde, le porc maigre, le jambon, la viande rouge de temps en temps ou à éviter complètement	**Niveau de purine élevé :** les abats, le pâté, le foie de boeuf, le foie de poulet, le foie de porc **Niveau de purine moyen :** le boeuf, le bacon, les cuisses de poulet, le canard, la volaille, l'oie, les reins, l'agneau, le porc, les côtelettes, les côtes, la dinde, le veau, le gibier
Les fruits de mer	Le poisson chat, la morue, le flet, l'églefin, le flétan, la perche, la sole, la truite, le thon, le turbot	**Niveau de purine élevé :** les anchoix, le caviar, le hareng, les moules, les sardines **Niveau de purine moyen :** les ormeaux, les palourdes, les écrevisses, le crabe, le homard, le maquereau, le poulpe, les huîtres, le saumon, les coquilles Saint-Jacques, les crevettes, le calamar"
Les oeufs	Les oeufs de poule et de caille	les oeufs de poule, les oeufs de caille, les oeufs de poisson, le caviar
Les produits laitiers	**Faible taux de matières grasses ou pas du tout de matière grasse :** Le fromage, le lait de vache ou de chèvre, le kéfir, le yaourt maison	**100 % de matière grasse :** Le lait de vache ou de chèvre, le kéfir, le yaourt fait maison, le fromage à pâte molle, la crème, le fromage cottage
Les graisses	**A utiliser avec modération Pour la cuisson :** le Ghi (beurre clarifié), l'huile de coco extra vierge, le lait de coco en boite, le beurre de lait de chèvre ou de vache **Pour les salades (et pas pour la cuisson) :** l'huile d'olive extra vierge, l'huile de graine de lin, les huiles de chenevis, les huiles de noix, les huiles de graines	**A utiliser sans restrictions Pour la cuisson :** le ghi (beurre clarifié), l'huile de coco extra vierge, le lait de coco en boite, le beurre de lait de chèvre ou de vache **Pour les salades (et pas pour la cuisson) :** l'huile d'olive extra vierge, l'huile de lin, l'huile de chenevis, les huiles de noix, les huiles de graines

	Type Glucides	Type Protéines
Les légumes	**Indice glycémique élevé :** les pommes de terre, la citrouille, le rutabaga, les patates douces, le yam **Indice glycémique modéré :** les betteraves, le maïs, les aubergines, les gombos, les panais, les radis, les courges et les courgettes **Indice glycémique faible :** les betteraves, les brocolis, les choux de bruxelles, les choux, les cardes, les choux-verts, les concombres, l'ail, les choux frisés, le kailan, les autres légumes verts feuillus asiatiques, les oignons, le persil, les poivrons, les poireaux, les tomates, le cresson"	**Les légumes non-amidonnés :** les asperges, les haricots (frais), les choux-fleurs, le céleri, les champignons, les épinards **Indice glycémique modéré:** les artichauts, les carottes, les petits pois, les pommes de terre (les frites sont cuites dans du beurre uniquement), les courges.
Les fruits	**Indice glycémique élevé :** les bananes, les mangues, les papayes, les durians, les lychees et autres fruits tropicaux **Indice glycémique modéré :** les pommes, les abricots, les raisins, les melons, les pèches, les poires, les oranges, les prunes, les ananas, les kiwis, les fruits du dragon, les fruits de la passion, les grenades, les goyaves **Indice glycémique faible :** les myrtilles, les mûres, les fraises, les framboises, les raisins, les citrons, les citrons verts, les cerises, les pommes vertes, les noix de coco jeunes et vertes (la chair seulement)	**Indice glycémique élévé :** les bananes pas encore mûres indice glycémique faible : les avocats, les olives, les pommes et poires pas encore mûres

Tableau 3 : Liste de courses pour chaque Metabolic Type©

10 conseils pour acheter des produits sains dans votre supermarché local

Nous l'avons tous déjà fait. Nous sommes en retard. Nous avons eu une dure journée au travail et il n'y a plus rien dans le frigo alors on se rend rapidement au supermarché comme si nous participions à une course et on jette tout ce que l'on peut dans le panier et on file.

Et bien, c'est lors de ces frénésies que nous faisons le plus de mal à notre corps, en jetant inconsciemment dans le panier la première chose que l'on trouve. On se sert généralement dans les aliments qui sont faciles à préparer et qui ont bon goût. Malheureusement, ces produits ont tendance à être traités, et ils sont saturés de sucre et de sodium !

Si vous êtes comme la plupart des gens, vous pensez probablement que vous n'avez pas les moyens, ni le temps d'acheter des produits bons pour la santé, ou bien vous pensez qu'il faut aller dans des magasins spécialisés pour acheter des aliments sains. Vous pouvez vous débarrasser de toutes ces excuses. Votre supermarché local contient généralement 40.000 produits et beaucoup sont des alternatives saines à ce qui se trouve dans votre panier.

Ainsi, préparez-vous pendant que nous étudions 10 façons de trouver des aliments sains sans vous ruiner ou gaspiller du temps en vous rendant dans un magasin spécialisé.

1. **Faites une liste de courses !**

   Ne vagabondez pas sans but dans le magasin. Préparez ce que vous souhaitez acheter sur une liste qui sera facilement lue pendant vos courses. Passer un peu de temps à préparer cette liste tous les jours vous aidera à économiser du temps une fois dans le magasin. Il est également utile de connaître votre magasin et de suivre des catégories de produits selon le rayon dans lequel vous pourrez les trouver. Vous éviterez ainsi de faire des allers-retours dans le magasin lorsque vous réalisez qu'il vous manque quelque chose au rayon des produits laitiers. Suivre une liste vous empêchera également de succomber au rayon de la « junkfood » et vous évitera d'acheter des aliments qui ne sont pas sains, pleins de calories et de sucres.

2. **Ne faites pas les courses le ventre vide !**

Vous savez que c'est une mauvaise idée. Une fois dans les rayons, votre estomac commence à gronder, vous êtes susceptible de prendre tout ce que vous voyez ! En faisant les courses le ventre plein, vous n'achèterez ni les aliments qui sont mauvais pour vous, ni les aliments dont vous n'avez pas besoin. Cela préservera votre corps et votre portefeuille. Si vous ne pouvez pas faire les courses après un repas, assurez-vous au moins d'avoir bu un verre d'eau avant, car cela soulagera un peu votre faim.

3. **Achetez des produits frais !**

Il n'y a vraiment rien de plus simple quand il s'agit de manger sainement. En ajoutant des aliments frais comme les fruits et légumes à votre liste, vous ajoutez les vitamines et les minéraux nécessaires dont vous avez besoin pour maintenir un régime sain. Etudiez ce que vous acheter. Si plus de 50 % de vos courses sont en conserve, vous devez réévaluer vos choix et vous diriger vers le rayon frais.

4. **Faites vos courses aux extrémités du magasin.**

Lorsque vous recherchez les produits frais, il est préférable de rester hors des allées centrales sauf si c'est absolument nécessaire. Dans votre supermarché local, les produits frais sont placés aux extrémités du magasin, ce qui inclut les produits laitiers et les fruits de mer.

5. **N'ignorez pas le rayon bio.**

En ce qui concerne les produits frais, la qualité est importante et le rayon bio devrait être un de vos premiers arrêts dans le magasin. Le prix sera peut-être supérieur que dans les rayons classiques, mais les bénéfices de ne pas avoir de produits chimiques ou de pesticides vaut bien l'excédent de prix. Si vous vous débrouillez bien, vous pouvez vous concentrer sur les produits en réduction et obtenir des aliments bio moins chers que les aliments réguliers.

6. **Evitez tous les aliments et les boissons qui contiennent du sirop de maïs.**

Le sirop de maïs ne contient pas de valeur nutritionnelle. Il n'est qu'un édulcorant presque aussi mauvais que le sucre raffiné. Ne vous faites pas avoir ! Assurez-vous de bien lire les étiquettes, et si le sirop de maïs est un des quatre premiers ingrédients, reposez-le et éloignez-vous. Vous serez surpris de voir combien de produits sont remplis de sirop de maïs comme les jus de fruits, les sauces spaghettis et même certaines sortes de pain.

7. **Les produits frais sont meilleurs mais les produits congelés sont bons aussi.**

Il n'est pas toujours facile d'obtenir des aliments frais. Ainsi, quand ces produits ne sont pas disponibles, dirigez-vous plutôt vers le rayon des surgelés. Les légumes et les fruits congelés sont généralement congelés immédiatement, ce qui préserve les nutriments. C'est toujours une bonne idée de garder un ou deux sacs de fruits ou de légumes congelés dans le congélateur. Vous pouvez le mettre rapidement au four micro-ondes pour un accompagnement rapide, faire des smoothies ou mettre dans un yaourt nature pour obtenir un goût fruité.

8. **Gardez des tomates en conserve dans votre placard**

Les tomates fraîches sont très bonnes mais voici une exception où le frais n'est pas la meilleure option. Des études ont montré que les sauces tomates, les tomates écrasées et les tomates étuvées présentent un taux plus important de l'antioxydant lycopène. Ceci est dû à leur concentration. Garder ces joyaux de la cuisine pourrait être utile la prochaine fois que vous ne savez pas quoi faire pour le dîner. Jetez juste du poulet et de la sauce tomate dans une casserole ou ajoutez des tomates écrasées dans une soupe et vous aurez un repas sain en quelques minutes !

9. **Evitez les aliments traités.**

Vous vous souvenez de toutes ces boîtes et de tous ces sacs que vous jetiez dans votre panier un peu plus tôt ? Il y a de grandes chances qu'il s'agissait d'aliments traités comme les chips, les cookies et la pizza surgelée. Economisez de l'argent et préservez votre corps. Evitez la « junkfood » et stockez les fruits, les légumes et les viandes. Vous éviterez les montées de sucre et vous vous sentirez mieux sur le long terme.

10. **Essayez les céréales complètes.**

Les céréales complètes sont de plus en plus disponibles et il n'est pas rare de trouver des produits à base de céréales complètes à côté de leur équivalent traités. Les pâtes, le riz brun et la farine de céréales complètes sont de bonnes alternatives qui sont non seulement saines mais qui ont également bon goût. Attention cependant lorsque l'on parle de produits à base de céréales complètes. Comme, aujourd'hui, de plus en plus de gens sont à la recherche de céréales complètes, les emballages peuvent parfois être un peu délicats. Par exemple, le pain aux céréales est une bonne alternative au pain blanc, mais regardez attentivement la prochaine fois que vous achetez une tranche de pain aux céréales. Si le premier ingrédient est de la farine de blé raffinée, reposez-le. Il est fait à partir des mêmes ingrédients qui se trouvent dans le pain blanc et est peut-être teint en brun pour le faire paraître plus sain. De manière générale, les pains à base de céréales complètes ont tendance à être plus lourds et denses que le pain blanc.

Vous n'avez pas besoin d'être un accro de la santé pour acheter des produits sains. Avec un peu de discipline et en suivant les conseils ci-dessus, vous verrez qu'il est facile d'acheter des produits sains dans votre propre supermarché local.

Les ingrédients à éviter

Il est important de lire les étiquettes sur les produits. Voici une liste d'ingrédients qui, d'après des études scientifiques, sont liés à des maladies et autres troubles. En ne consommant plus toutes les formes d'aliments traités et en suivant un régime naturel et composé d'aliments complets, tous ces dangers alimentaires peuvent être évités.

D'après mon expérience personnelle, les céréales et les sucres raffinés semblent être les aliments les plus difficiles à éliminer. Commencez par réduire peu à peu, ou par éliminer complètement dans les cas de type protéine, la consommation des céréales, des haricots et des légumineux. Les enfants atteints de scoliose active pendant la période de croissance ou qui ont des taux élevés d'insuline (vérifiez les taux d'insuline auprès d'un médecin) doivent absolument éliminer la consommation de sucre, de céréales raffinées et de glucides amidonnés.

Essayez de marcher dans votre supermarché et de trouver un produit qui ne contient pas au moins un de ces ingrédients. Alors que ce n'est pas impossible, cela sera cependant difficile sachant que la plupart des firmes alimentaires ajoutent régulièrement ces ingrédients pour améliorer leur durée de vie et augmenter leur goût. La solution la plus simple est d'essayer d'éliminer tous les aliments traités et de commencer à préparer les plats comme votre arrière-grand-mère le faisait, avec des aliments frais et complets.

Abandonnez les aliments que vos papilles gustatives aiment tant n'est pas facile. C'est en réalité un des changements les plus durs à réaliser. La médecine occidentale pense que l'être humain est intrinsèquement fainéant. La plupart d'entre nous préférerons sacrifier notre santé plutôt que de ressentir l'inconfort et les inconvénients qui découlent de l'abandon des aliments et des ingrédients qui sont en train de nous tuer.

Rappelez-vous : votre corps veut se guérir lui-même. Il vous suffit de le nourrir correctement, de lui fournir l'exercice dont il a besoin et d'arrêter de l'empoissonner avec des ingrédients alimentaires dangereux.

Ingredient	Les maladies associées
Le sucre	l'obésité, les maladies cardiaques, les troubles mentaux, les troubles hormonaux, les cancers, les diabètes
Les céréales raffinées : le riz blanc, la farine blanche, l'avoine instantanée	l'obésité, les maladies cardiaques, les troubles mentaux, les troubles hormonaux, les cancers, les diabètes
Les aliments traités : le pain, les pâtes, les céréales, les biscuits, les frites, les bonbons, la glace, les chips, les bretzels, les gauffres, les pancakes, les pâtisseries, les beignets	l'obésité, les maladies cardiaques, les troubles mentaux, les troubles hormonaux, les cancers, les diabètes
Les MSG : les soupes en boite, les bouillons de cube condiments comme les sauces barbecues, les repas congelés, les snacks comme les chips aromatisées et les biscuits, la plupart des fast-foods	La maladie de Parkinson, la maladie d'Alzheimer, les maladies cardiaques, les troubles reproductifs, l'obésité, les déséquilibres des hormones de croissance, l'hyperactivité, les comportements violents, l'asthme, les convulsions, les maux de tête
Les huiles hydrogénées : La margarine, les fast-foods, les produits traités, les pâtisseries industrielles, le beurre de cacahuète	Les maladies cardio-vasculaires, les cancers, les diabètes
Les nitrates de sodium (Viandes traitées comme le bacon et les saucisses)	les cancers, en particulier au niveau du tube digestif
L'aspartame : les sodas light, les chewing-gums sans sucre	les étourdissements, les pertes de mémoire, les problèmes de sommeil, la perte de vue, la confusion mentale, les cancers
Les ingrédients à forte acidité: le vinaigre, les sodas	l'ostéoporose, la perte de masse osseuse, les problèmes digestifs

Tableau 4: Les perturbateurs métaboliques

Feuille de suivi de régime alimentaire

Date:_____

Réactions après un repas	Bonnes	Mauvaises
Satiété/satisfaction, envie soudaine de sucre	Après un repas… ☐ se sent repu, satisfait ☐ n'a PAS envie de sucre ☐ ne souhaite PAS plus de nourriture ☐ n'a PAS faim rapidement après ☐ n'a PAS besoin de snacks avant le repas suivant	Après un repas… ☐ se sent physiquement repu mais a toujours faim ☐ ne se sent pas satisfait, comme si quelque chose manquait ☐ a envie de sucre ☐ a faim rapidement après le repas ☐ a besoin de prendre des snacks entre les repas
Niveaux d'énergie	Réponse énergétique normale ☐ l'énergie est restaurée après le repas ☐ a une sensation d'énergie et de bien-être normale, de qualité et qui dure	Réponse énergétique faible après un repas: ☐ trop ou pas assez d'énergie ☐ devient surexcité, excité, tremblant, nerveux et rapide ☐ se sent surexcité mais épuisé à l'intérieur ☐ perte d'énergie, fatigue, épuisement, endormissement, somnolence, léthargie ou mollesse
Bien-être mental et émotionnel	Qualités normales ☐ meilleur bien-être ☐ sensation d'être rechargé ☐ élévation des émotions ☐ clarté et acuité de l'esprit supérieures ☐ normalisation du processus de la pensée	Qualités anormales: ☐ mentalement lent, ailleurs ☐ incapable de penser rapidement et clairement ☐ hyper, pensées trop rapides ☐ incapable de se concentrer/de fixer son attention ☐ caractéristiques hypo : apathie, dépression, tristesse ☐ caractéristiques hyper : anxieux, obsédé, craintif, énervé, susceptible, irritable…

Tableau 5 : Feuille de suivi du régime alimentaire
(A photocopier et à conserver dans un journal de nutrition)

Etirements pour équilibrer le corps

☐ Flexion latérale du cou

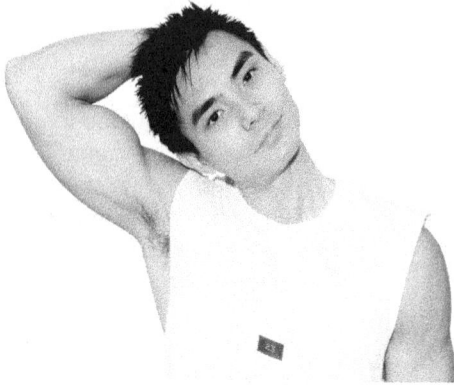

☐ Rotations du cou

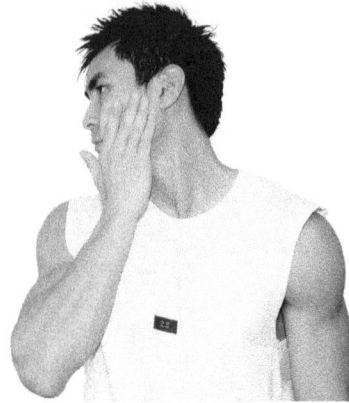

☐ Extensions du cou

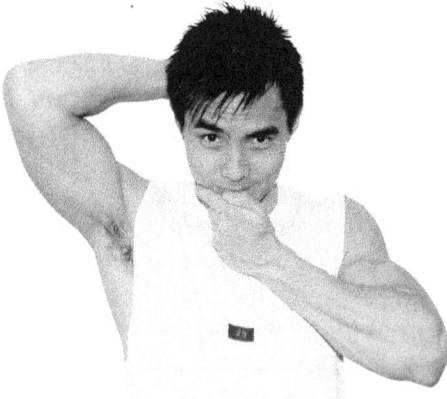

☐ Etirements des muscles élévateurs de la scapula

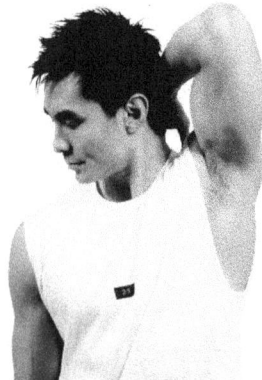

☐ Etirements de fortune

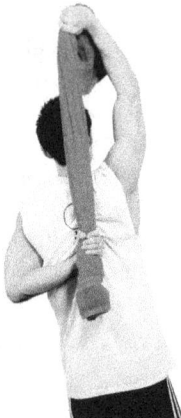

☐ Etirements des muscles rhomboïdes (entre les omoplates)

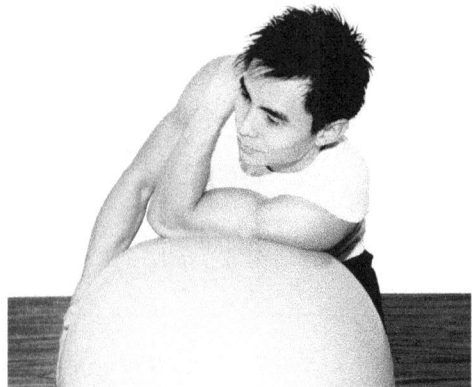

Etirements pour équilibrer le corps

☐ Etirements au dessus de la tête
(les mains jointes)

☐ Etirements au dessus de la tête
(paumes inversées)

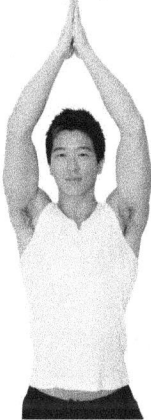

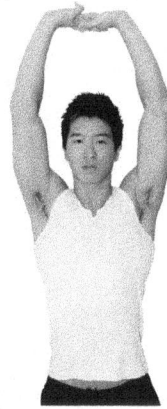

Penchement latéral du tronc (assis sur les talons)

☐ Penchement latéral du thorax
(au bord d'une table)

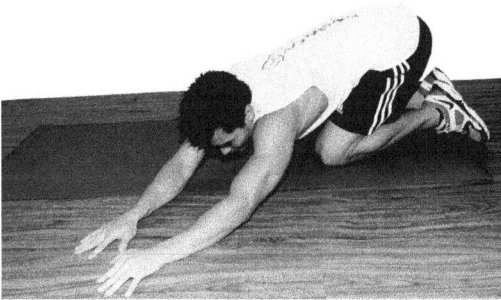

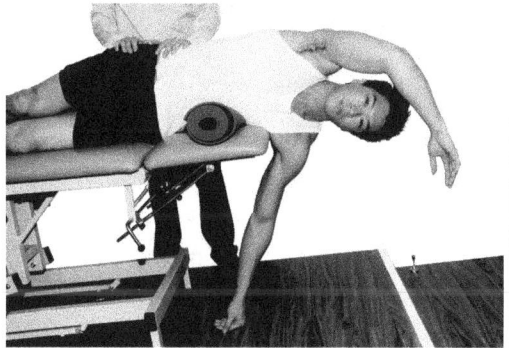

☐ Penchement latéral des lombaires
(au bord d'une table)

☐ Etirements de la scoliose lombaire

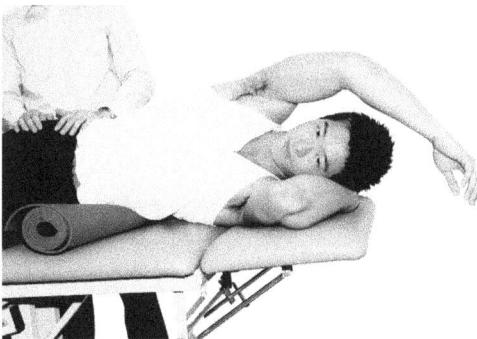

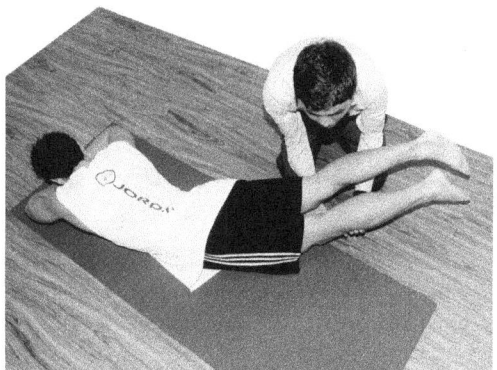

Etirements pour équilibrer le corps (continued)

☐ Rotation du tronc

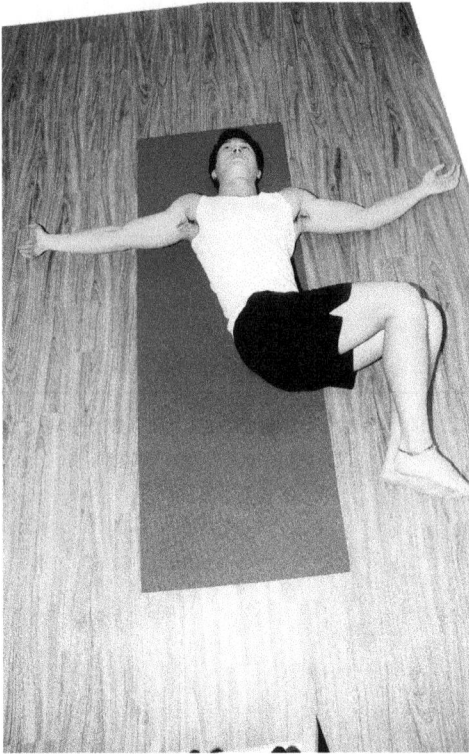

☐ Exercices des ischio-jambiers

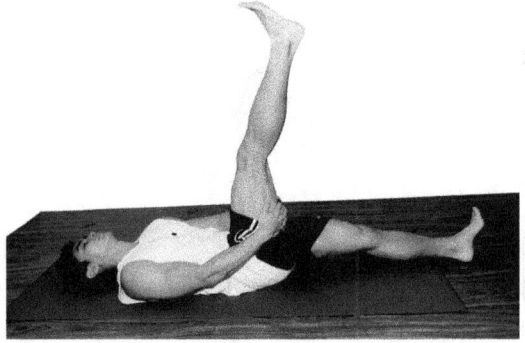

☐ Exercice de la bandelette de Maissiat

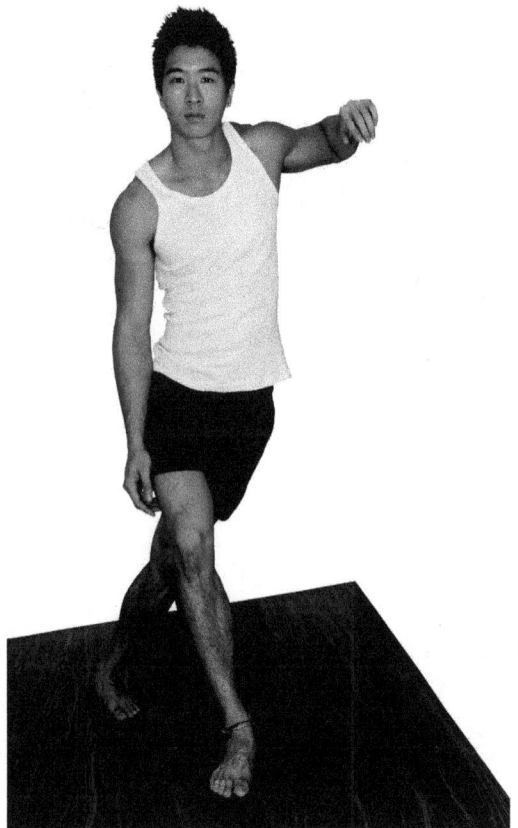

☐ Exercices du milieu du dos et des abdominaux

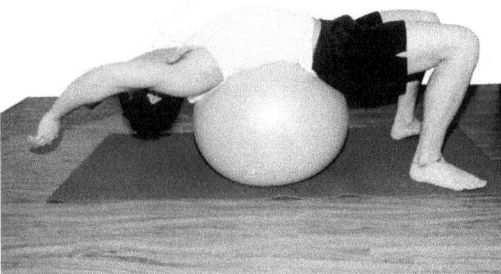

Bâtir son noyau corporel

☐ Niveau 1 : la position de la planche

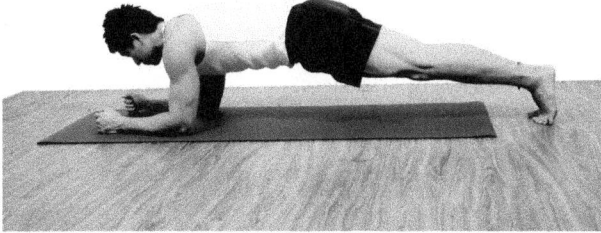

☐ Niveau 2 : La planche avec un bras levé

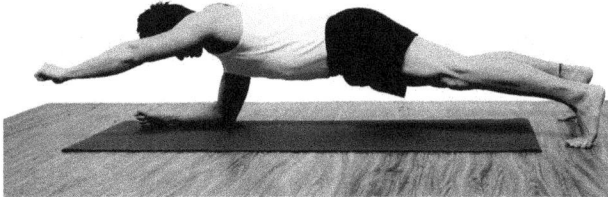

☐ Niveau 3 : la planche avec la jambe levée

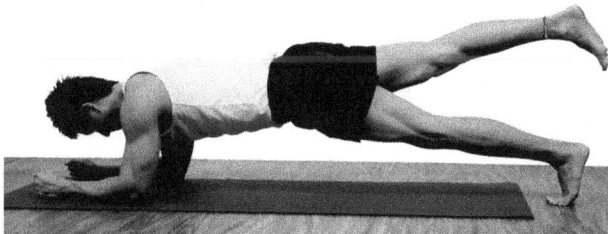

☐ Niveau 4 : la planche avec la jambe et le bras opposé levés

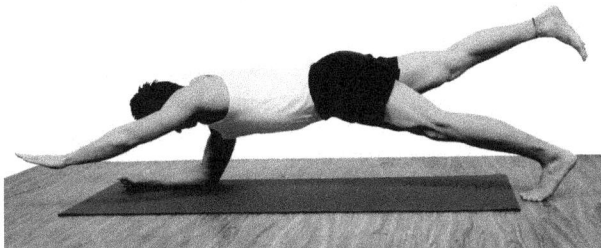

Exercices de stabilité pour débutants

Conditionnement des abdominaux inférieurs

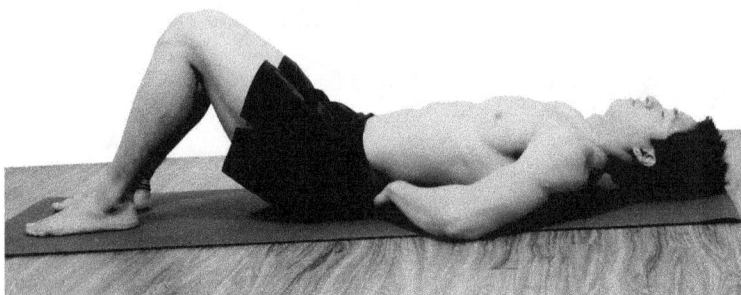

Conditionnement des abdominaux inférieurs avec la jambe levée

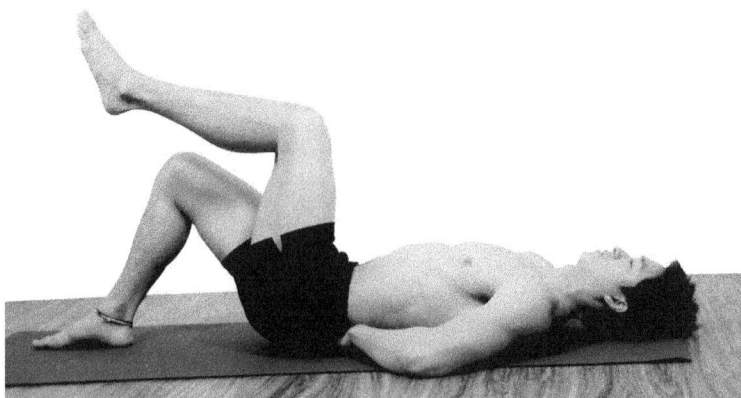

Le « tummy vacuum » à quatre points

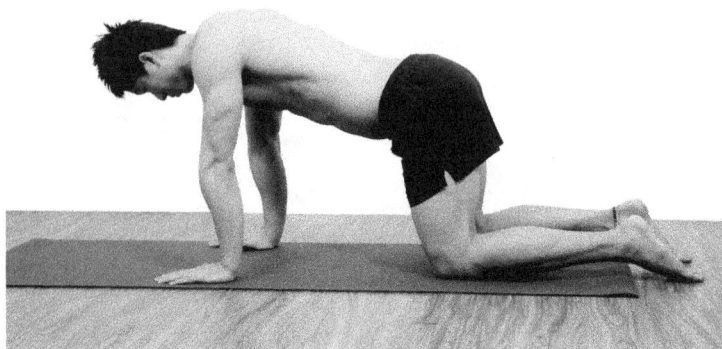

Exercices avancés du noyau

☐ Conditionnement des abdominaux inférieurs avec la jambe levée

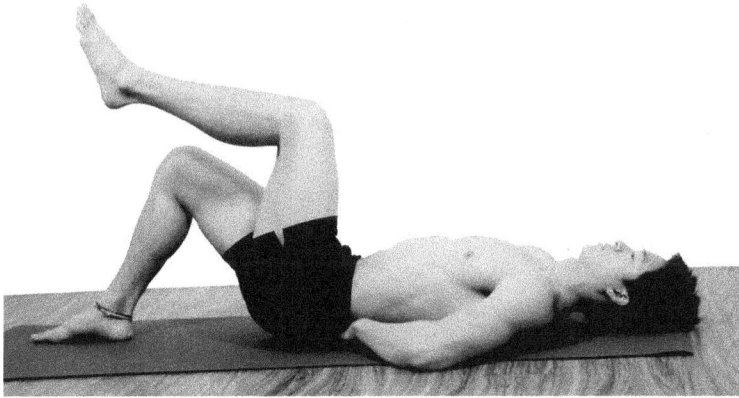

☐ Faire rouler le ballon vers l'avant

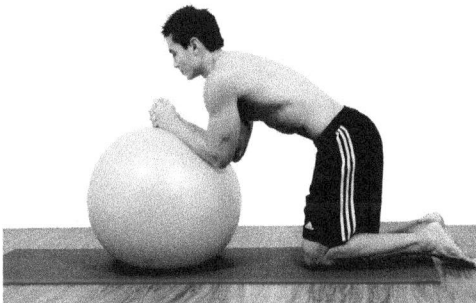

☐ Exercice du Jack-knife avec le ballon

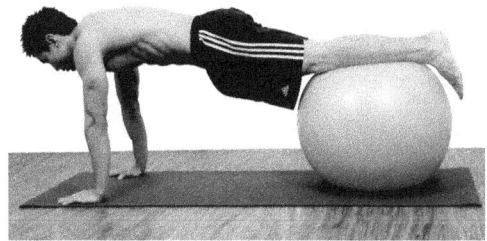

☐ Redressements à l'aide du Swiss-ball

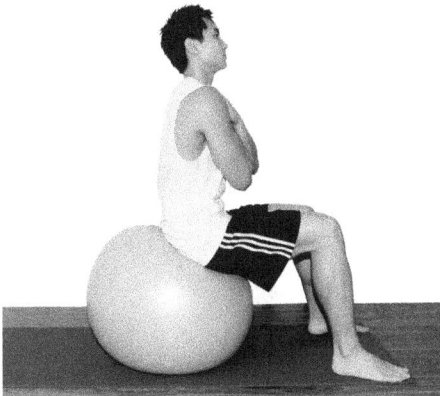

☐ L'exercice du cheval dynamique

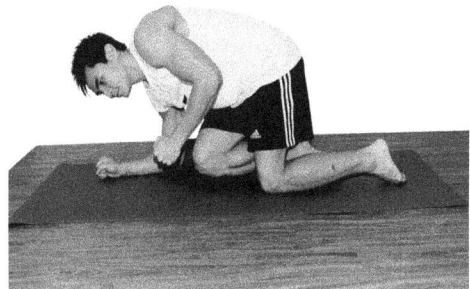

Exercices d'alignement corporel

☐ Exercices du cou avec un Swiss-ball

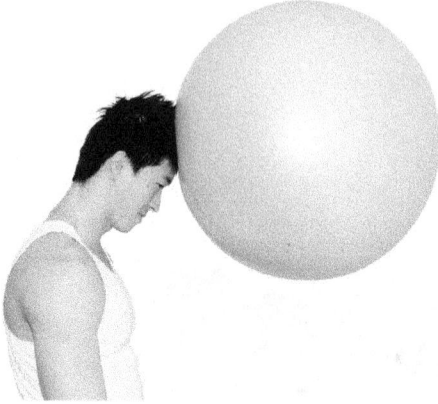

☐ Extensions du cou avec le ballon

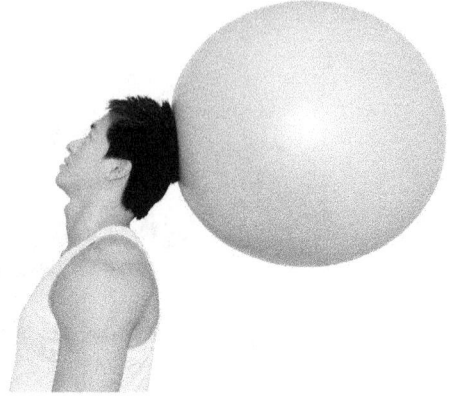

☐ Flexion latérale du cou avec le ballon

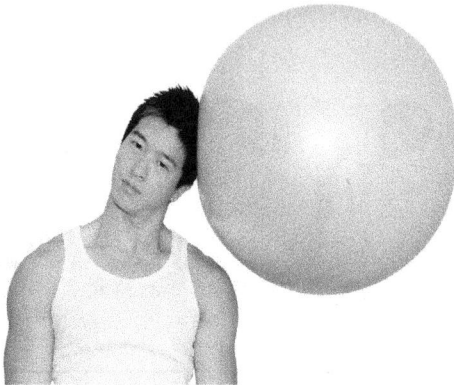

☐ Balancement du pelvis, d'avant en arrière

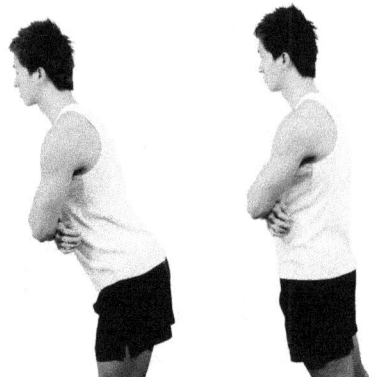

☐ Balancement du pelvis, d'un côté à l'autre

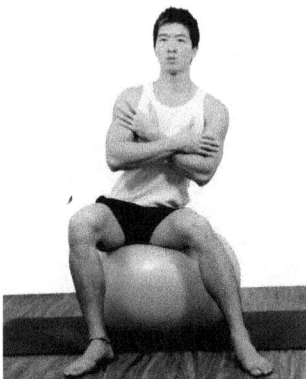

☐ Balancement du pelvis en forme de huit

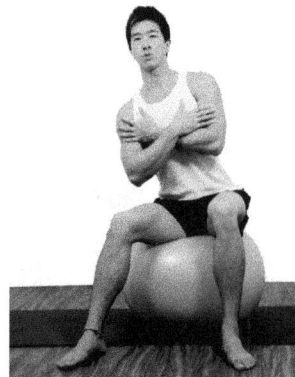

Exercices d'alignement corporel

☐ Accroupissements au rythme de la respiration

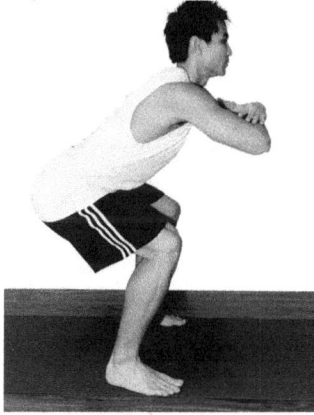

☐ Accroupissements avec un bras au dessus de la tête

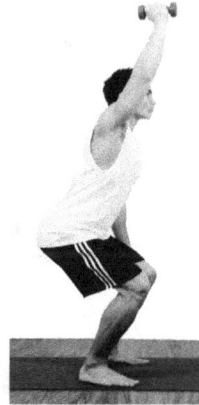

☐ Accroupissements avec le Swiss-ball

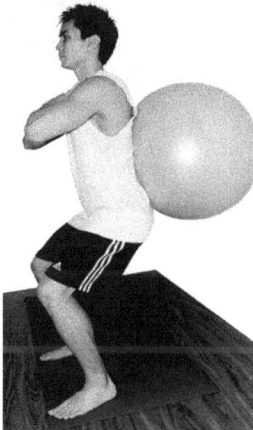

☐ Stabilisation du muscle carré des lombes

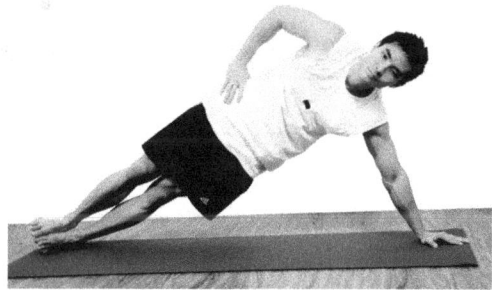

☐ Flexion latérale à l'aide du Swiss-ball

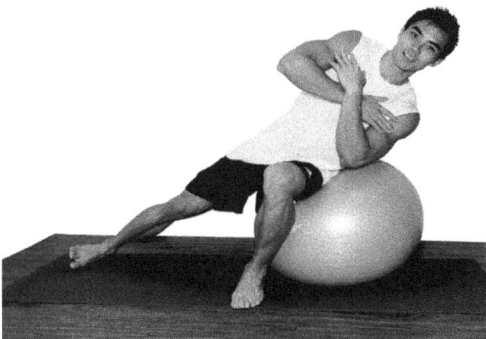

☐ Pompes contre le mur

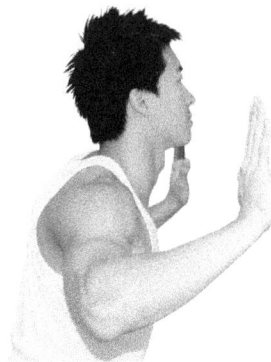

Exercices d'alignement corporel

☐ Tractions assises

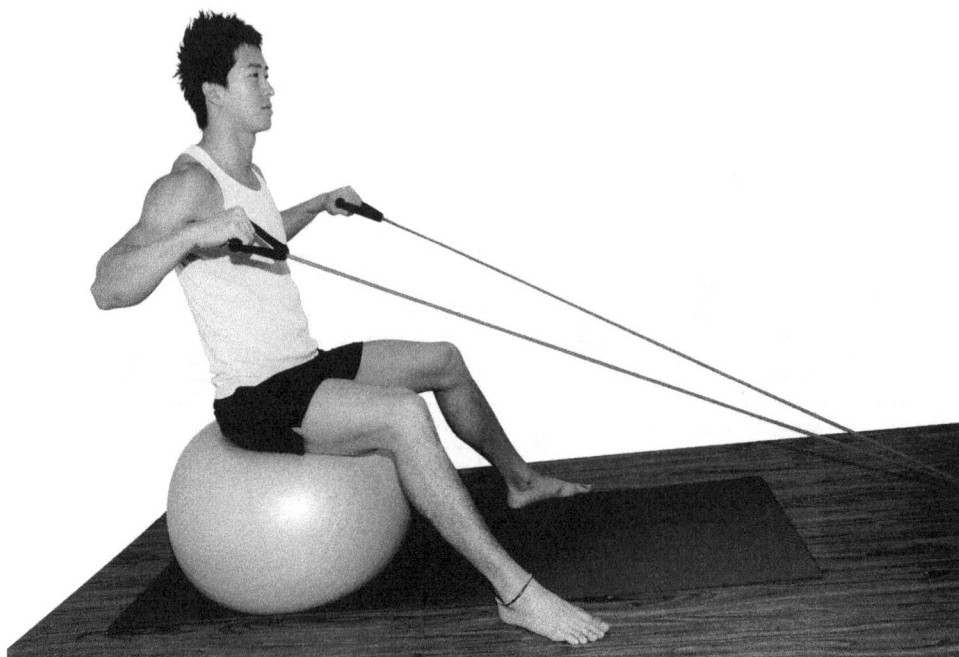

Yoga pour Scoliose

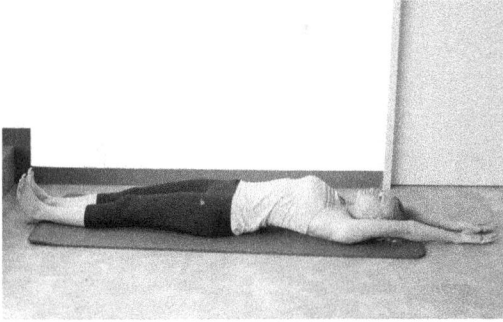

☐ Position de la montagne (sur le sol)	☐ Version couchée sur le dos de la position d'extension des mains et des pieds
☐ Position de l'arbre couchée sur le dos	☐ Position de la chaise couchée sur le sol ou féroce
☐ Position du héro face vers le bas	☐ Extension complète des bras et des jambes

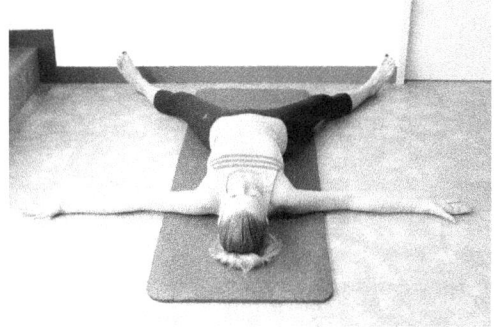

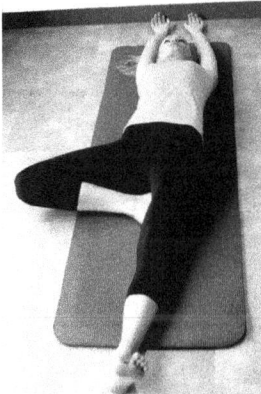

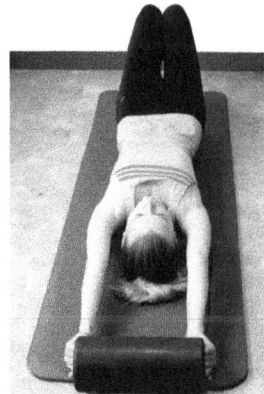

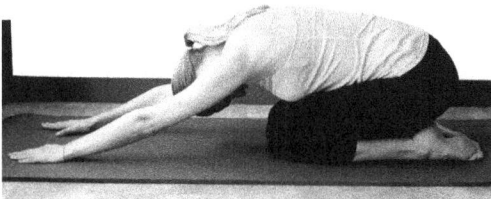

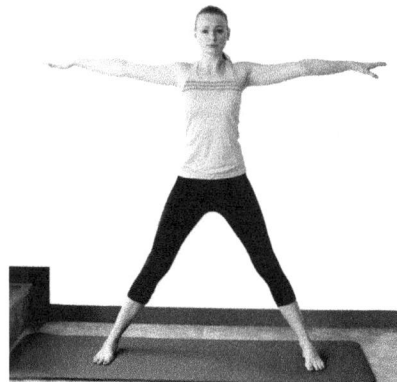

Yoga pour Scoliose

☐ Triangle pivoté

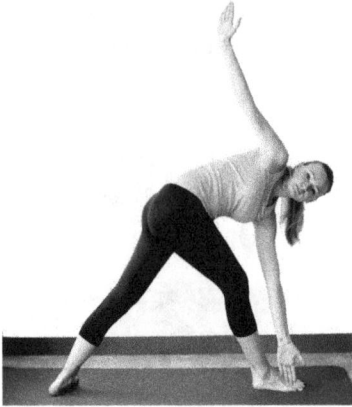

☐ Position du chien face vers le bas

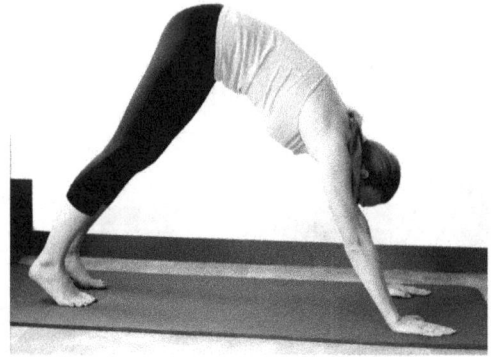

☐ Position du bâton

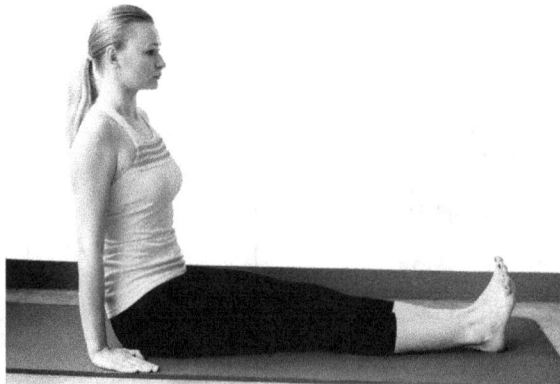

☐ Position assise en grand-angle vers l'avant

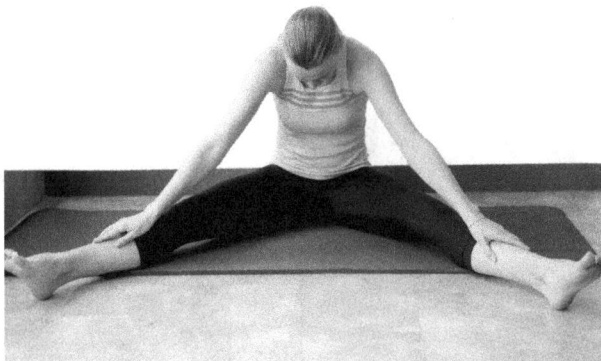

Pilates for Scoliosis

☐ Tonification du bas du dos et des jambes

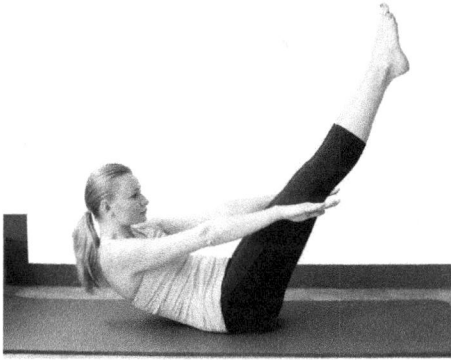

☐ Renforcement du plancher pelvien

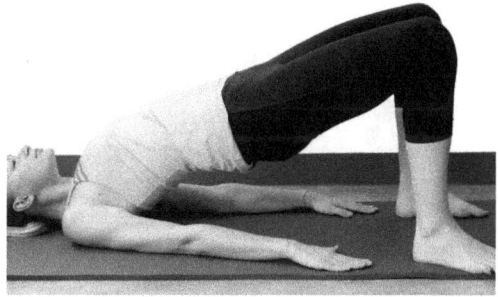

☐ Rotation de base en position assise

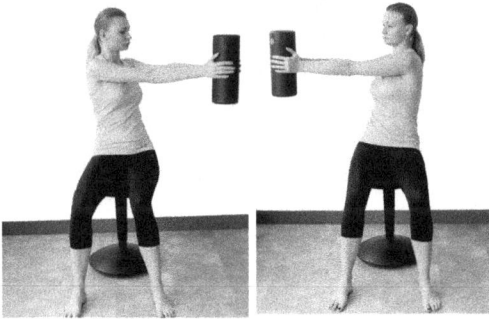

☐ Rotation du tronc avec bande

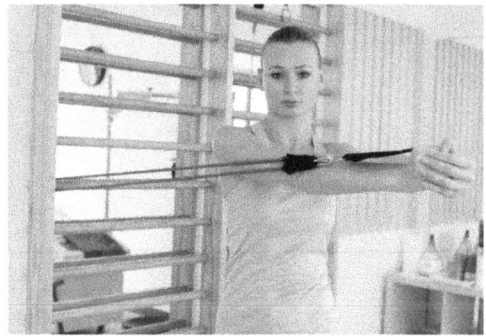

☐ Équilibre sur une balle

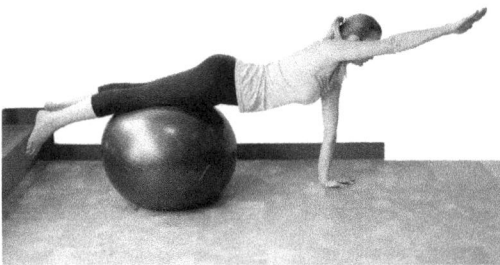

☐ Fortifiant de dos avec ballon

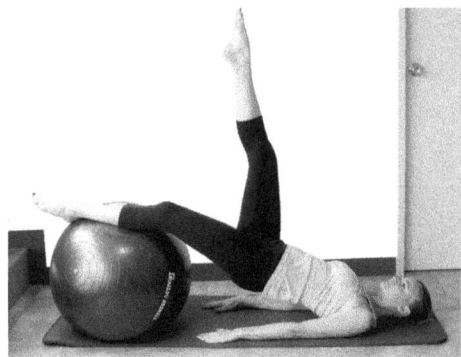

Pilates for Scoliosis

Entraînement de rotation de câble inversé

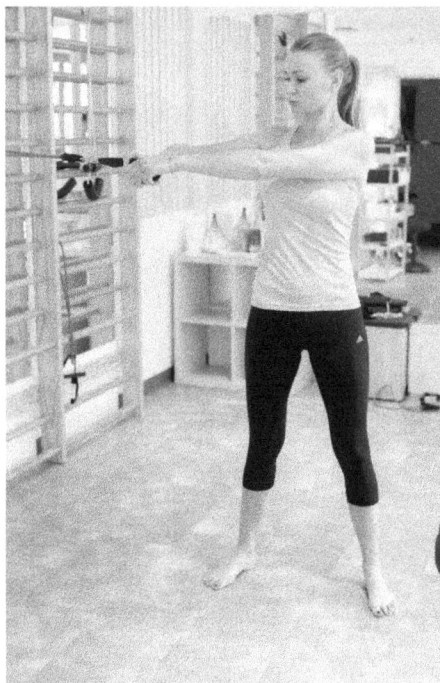

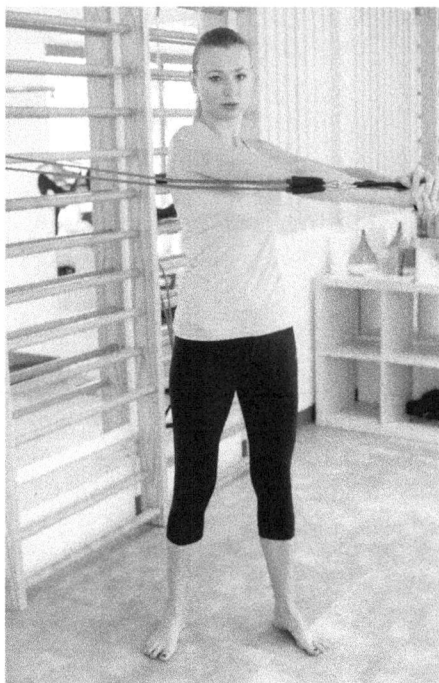

Mots de la fin

L a vie est faite de choix. Nous en faisons tous les jours, certains sont plus importants que d'autres. Les plus importants sont certainement ceux relatifs à notre santé.

Comme beaucoup d'autres, vous avez peut-être estimé à tort que vous étiez impuissant face aux risques de contracter une maladie. Rien n'est plus éloigné de la vérité : votre corps est peut-être prédisposé à certaines maladies, mais vous avez la possibilité de changer le futur de votre santé physique.

En mangeant simplement des aliments sains et en ajoutant des exercices à votre routine quotidienne, vous pouvez jouer un rôle essentiel sur l'expression des bons et des mauvais gènes. Plus simplement, ce n'est pas parce que vous avez des tendances génétiques pour les maladies cardiaques, le diabète et la scoliose que vous ne pouvez rien faire pour éviter de développer ces maladies. S'alimenter en suivant un régime alimentaire riche en nutriments et faire de l'exercice régulièrement peut améliorer votre santé et vous aider à vous protéger du développement de maladies.

Les médecins conseillent en permanence aux patients de modifier leur régime alimentaire et leur mode de vie. C'est parce qu'ils savent qu'agir ainsi peut réduire les risques de succomber à des maladies liées au style de vie comme l'obésité, le diabète, les maladies cardiaques et même la scoliose.

Nous avons en nous le pouvoir de modifier l'expression de nos gènes. Ils déterminent ce que nous sommes, mais pas comment nous sommes. Nous pouvons décider d'être en bonne santé et de diminuer les risques de certaines maladies auxquelles nous sommes peut-être prédisposés génétiquement.

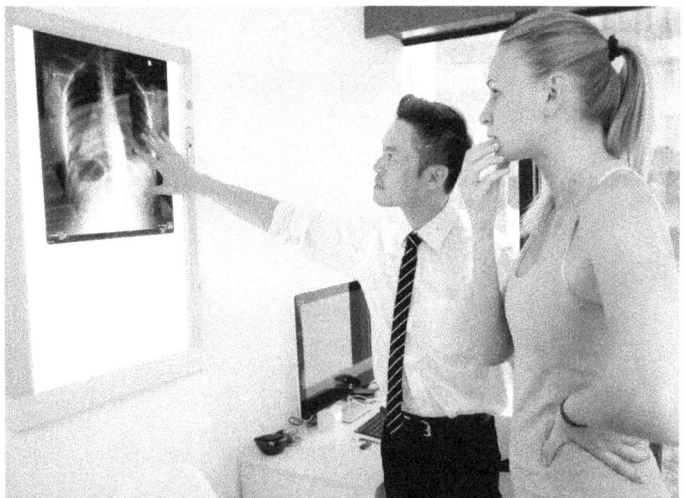

Manger est un des principes de la vie. J'ai présenté ici une explication et un programme pour améliorer vos gènes et votre état de santé. Je vous encourage à utiliser ces informations pour prendre les bonnes décisions, celles qui sont fondatrices d'une vie longue et en bonne santé.

Avant de terminer

J'espère que vous avez tiré profit et apprécié la lecture de ce livre autant que j'ai apprécié l'écrire pour vous. Il contient des informations aussi récentes que possible, certaines recherches comme l'importance d'une bonne santé intestinale et de la sérotonine dans la formation osseuse ont été découvertes pendant la phase finale d'édition de ce livre.

Cependant, notre voyage vers la guérison totale de la scoliose est loin d'être terminé. De nouvelles techniques et de nouveaux traitements sont découverts et redécouverts chaque jour.

Si vous avez connaissance d'un tel traitement, ou si vous avez des recommandations ou des commentaires qui pourraient améliorer ce livre, n'hésitez pas à m'envoyer vos commentaires à l'adresse suivante :

support@scoliolife.com

Si vous souhaitez en savoir plus sur les produits « Prenez votre santé en main » comme le DVD d'exercices, le livre audio et l'application ScolioTrack pour Iphone, rendez-vous sur le site suivant :

www.Scoliolife.com

Je vous serais très reconnaissant de m'adresser vos suggestions et j'essayerai volontiers de les incorporer dans la prochaine édition du livre.

La connaissance est le pouvoir, utilisez-la avec soin pour promouvoir une bonne santé.

Kevin Lau, Docteur en chiropractie

Références

Partie 1 Contexte et théorie du programme

(Chapitre 1 — 7)

1. Brignall, M. (Jun 13, 2002). Diet and Lifestyle Changes Slow Progression of Prostate Cancer, Stopgettingsick.com, http://www.stopgettingsick.com/Conditions/condition_template.cfm/5888/293/1.

2. Null, G. PhD, Dean, C. MD ND, Feldman, M. MD, Rasio, D. MD and Smith, D. PhD. (Oct, 2003). Death By Medicine, Nutrition Institute of America Report,http://www.nutritioninstituteofamerica.net/research/DeathBy Medicine/DeathByMedicine1.htm.

3. Jaganathan, J. (Jun 18, 2008). 1 in 10 above age 40 has curved spine disorder, The Straits Times.

4. Nowak, A. and Czerwionka-Szaflarska. M. (1998) Clinical picture of mitral valve proplapse syndrome in children - a study of a self-selected material. Med Sci Monit, 4(2): 280-284

5. Warren M.P., Brooks-Gunn J., Hamilton L.H., Warren L.F.and Hamilton W.G. (1986). Scoliosis and fractures in young ballet dancers: relation to delayed menarche and secondary amenorrhea. N Engl J Med, 314:1348—1353.

6. Akella P., Warren M.P., Jonnavithula S. and Brooks-Gunn J. (Sept, 1991) Scoliosis in ballet dancers. Med Probl Performing Artists. 84—86.

7. Tanchev, P.I., Dzherov, A.D., Parushev, A.D., Dikov, D.M., and Todorov, M.B. (Jun, 2000). Scoliosis in rhythmic gymnasts. Spine, vol 25 (issue 11): 1367-72

8. Omey, M.L., Micheli, L. J. and Gerbino, P.G. (2000). Idiopathic scoliosis and spondylolysis in the female athlete: Tips for treatment. Clinical orthopaedics and related research, 372, 74-84

9. Riseborough E. and Wynne-Davies R. (1973) A genetic survey of idiopathic scoliosis in Boston. J Bone Joint Surg Am, 55:974-982.

10. Czeizel A., Bellyei A., Barta O., et al. (1978) Genetics of adolescent idiopathic scoliosis. J Med Genet, 15:424-427.

11. Farley, D. (Jul, 1994). Correcting the curved spine of scoliosis - includes related article on X-ray safety. FDA Consumer. 28(6):26-29.

12. Bunnell, W.P. (1988) The natural history of idiopathic scoliosis. Clin Orthop. 229:20-25.

13. Weinstein S.L., Zavala D.C. and Ponseti I.V. (Jun, 1981). Idiopathic Scoliosis: long-term follow-up & prognosis in untreated patients. J Bone Joint Surg Am, 63(5): 702-12.

14. Fayssoux, R.S., Cho, R.H. and Herman M.J. (2010) A History of Bracing for Idiopathic Scoliosis in North America Clin Orthop Relat Res, 468:654–64.

15. Coillard C., Circo A.B. and Rivard C.H. (November, 2010) SpineCor treatment for Juvenile Idiopathic Scoliosis: SOSORT award 2010 winner. Scoliosis, 5:25, doi: 10.1186/1748-7161-5-25.

16. Negrini S., Minozzi S., Bettany-Saltikov J., Zaina F., Chockalingam N., Grivas T.B., Kotwicki T., Maruyama T., Romano M. and Vasiliadis E.S. (2010) Braces for idiopathic scoliosis in adolescents. Cochrane Database of Systematic Reviews, Issue 1. Art. No.: CD006850.

17. Dale, E. Rowe, M.D., Saul, M. Bernstein, M.D., Max, F. Riddick, M.D., Adler, F. M.D., Emans. J.B. M.D. and Gardner-Bonneau, D. Ph.D. (May, 1997). A Meta-Analysis of the Efficacy of Non-Operative Treatments for Idiopathic Scoliosis, The Journal of Bone and Joint Surgery 79:664-74.

18. Miller, J.A., Nachemson, A.L. and Schultz, A.B. (Sept, 1984). Effectiveness of braces in mild idiopathic scoliosis. Spine, 9(6):632-5.

19. Nachemson, A.L. and Peterson, L.E. (1995). Effectiveness of treatment with a brace in girls who have adolescent idiopathic scoliosis. A prospective, controlled study based on data from the Brace Study of the Scoliosis Research Society. The Journal of Bone and Joint Surgery, 77(6), 815-822.

20. Dolan L.A. and Weinstein SL. (Phila Pa 1976; Sep, 2007) Surgical rates after observation and bracing for adolescent idiopathic scoliosis: an evidence-based review. Spine, 1: 32(19 Suppl): S91-S100.

21. Ogilvie J., Nelson L., Chettier R. and Ward K. (2009) Does bracing alter the natural history of Adolescent Idiopathic Scoliosis? Scoliosis, 4(Suppl 2): O59.

22. Karol L.A. (Phila Pa 1976; Sep, 2001). Effectiveness of bracing in male patients with idiopathic scoliosis, 26(18): 2001-5.

23. Weiss H.R. (Jan 1, 2001). Adolescent Idiopathic Scoliosis: The Effect of Brace Treatment on the Incidence of Surgery. Spine, 26(1), 42-47.

24. Morningstar M.W., Woggon D. and Lawrence G. (Sep, 2004) Scoliosis treatment using a combination of manipulative and rehabilitative therapy: a retrospective case series. BMC Muculoskelet Disord, 14(5): 32.

25. Dickson, R. A. and Weinstein, S. L. (Mar, 1999). Bracing (And Screening) — Yes Or No?, British Editorial Society of Bone and Joint Surgery, 81(2): 193-8.

26. Farley, D. (Jul, 1994). Correcting the curved spine of scoliosis - includes related article on X-ray safety. FDA Consumer. 28(6):26-29.

27. Humke T., Grob D., Scheier H. and Siegrist H. (1995) Cotrel-Dubousset and Harrington Instrumentation in idiopathic scoliosis: a comparison of long-term results. Eur Spine J, 4(5): 280-3.

28. Mohaideen A., Nagarkatti D., Banta J.V. and Foley C.L. (Feb, 2007) Not all rods are Harrington - an overview of spinal instrumentation in scoliosis treatment. Pediatr Radiol, 30(2): 110-8.

29. Steinmetz M.P., Rajpal S. and Trost G. (Sep, 2008) Segmental spinal instrumentation in the management of scoliosis. Neurosurgery, 63(3 Suppl): 131-8.

30. Margulies J.Y., Neuwirth M.G., Puri R., Farcy F.V. and Mirovsky Y. (Apr, 1995) Cotrel Dubousset and Wisconsin segmental spine instrumentation: comparison of results in adolescents with idiopathic scoliosis King Type II. Contemp Orthop, 30(4): 311-4.

31. Sucato D.J. (Phila Pa 1976; Dec, 2010) Management of severe spinal deformity: scoliosis and kyphosis. Spine, 35(25): 2186-92.

32. Shamji M.F. and Isaacs R.E. (Sep, 2008) Anterior-only approaches to scoliosis. Neurosurgery, 63(3 Suppl): 139-48.

33. Wilk B., Karol L.A., Johnston C.E., 2nd, Colby S. and Haideri N. (2006) The Effect of Scoliosis Fusion Surgery on Spinal Ranges of Motion: a Comparison of Fused & Nonfused Patients with Idiopathic Scoliosis. Spine, 31(3): 309-314.

34. Yawn, B.P., Yawn, R.A., Roy A. (Sep 15, 2000). The estimated cost of school scoliosis screening. Spine, 25(18):2387-91.

35. Danielsson, A.J., Wiklund, I. , Pehrsson, K. and Nachemson, A.L. (Aug, 2001). Health-related quality of life in patients with adolescent idiopathic scoliosis: a matched follow-up at least 20 years after treatment with brace or surgery. European Spine Journal. 10(4), 278-288

36. Akazawa1, T., Minami1, S., Takahashi1 K., Kotani1 T., Hanawa T. and Moriya1 H. (Mar, 2005) Corrosion of spinal implants retrieved from patients with scoliosis. J Orthop Sci, 10(2):200-5.

37. Wilk B., MS; Karol L.A., MD; Johnston C.E., II MD; Colby S. and Haideri, N. PhD (Feb 22, 2006). The Effect of Scoliosis Fusion Surgery on Spinal Ranges of Motion: a Comparison of Fused & Nonfused Patients with Idiopathic Scoliosis. Spine, 31(3):309-314.

38. Weinstein S.L., Dolan L.A., Spratt K.F., Peterson K.K., Spoonamore M.J. and Ponseti I.V. (Feb, 2003) Health and function of patients with untreated idiopathic scoliosis: a 50-year natural history study. JAMA, 289(5): 559-67.

39. Götze C., Liljenqvist U.R., Slomka A., Götze H.G. and Steinbeck J. (Jul, 2002) Quality of life and back pain: outcome 16.7 years after Harrington instrumentation. Spine (Phila Pa 1976), 27(13): 1456-63.

40. Sponseller P.D., Cohen M.S., Nachemson A.L., Hall J.E. and Wohl M.E. (Jun, 1987) Results of surgical treatment of adults with idiopathic scoliosis. J Bone Joint Surg Am, 69(5): 667-75.

41. Akazawa T., Minami S., Takahashi K., Kotani T., Hanawa T. and Moriya H. (2005) Corrosion of spinal implants retrieved from patients with scoliosis. J Orthop Sci, 10(2): 200-5.

42. Bunge E.M. and de Koning, H.J. (Feb, 2009) The effectiveness of screening for scoliosis. Pediatrics for Parents. http://findarticles.com/p/articles/mi_m0816/is_2_25/ai_n31506277/

43. Hawes, M. (2006). Impact of spine surgery on signs and symptoms of spinal deformity. Developmental Neurorehabilitation, 1751-8431, 9(4); 318 — 339.

44. Ogilvie J.W. (Jan-Feb, 2011) Update on prognostic genetic testing in adolescent idiopathic scoliosis (AIS). J Pediatr Orthop, 31(1 Suppl): S46-8.

45. University of Utah (2007, December 11). Are Humans Evolving Faster? Findings Suggest We Are Becoming More Different, Not Alike. *ScienceDaily*. Retrieved Jan 2, 2007, from http://www.sciencedaily.com /releases/2007/12/071210212227.htm

46. Price, W. (1939) Nutrition and Physical Degeneration, sixth ed. Los Angeles: Price-Pottenger Foundation.

47. Opsahl, W., Abbott, U., Kenney, C., and Rucker, R. (July 27, 1984). Scoliosis in chickens: responsiveness of severity and incidence to dietary copper. Science, 225: 440-442.

48. Greve, C., Trachtenberg, E., Opsahl, W., Abbott U. and Rocker, R. (18 Aug, 1986). Diet as an External Factor in the Expression of Scoliosis in a Line of Susceptible Chickens. The Journal of Nutrition, 117: 189-193.

49. Johnston, W.L., MacDonald, E. and Hilton, J.W., (Nov, 1989). Relationships between dietary ascorbic acid status and deficiency, weight gain and brain neurotransmitter levels in juvenile rainbow trout. Fish Physiology and Biochemistry, 6(6): 353-365.

50. Lim, C. and Lovell, R.T. (1977), Pathology of the Vitamin C Deficiency Syndrome in Channel Catfish (Ictalurus punctatus). The Journal of Nutrition, 108: 1137-1146.

51. Machlin, L.J., Filipski, R., J. Nelson, Horn, L.R. and Brin, M. (1977), Effects of a Prolonged Vitamin E Deficiency in the Rat. The Journal of Nutrition, 107: 1200-1208.

52. Halver, J.E., Ashley, L.M., and Smith, R.R. (1969), Ascorbic Acid Requirements of Coho Salmon and Rainbow Trout. Transactions of the American Fisheries Society 98:762—771.

53. Choo, P.S., Smith, T.K., Cho, C. Y. and Ferguson H.W. (1991), Dietary Excesses of Leucine Influence Growth and Body Composition of Rainbow Trout, The Journal of Nutrition, 121: 1932-1939.

54. Lee W.T., Cheung C.S., Tse Y.K., Guo X., Qin L., Ho S.C., Lau J. and Cheng J.C. (2005). Generalized low bone mass of girls with adolescent idiopathic scoliosis is related to inadequate calcium intake and weight bearing physical activity in peripubertal period. Osteoporos Int. 16(9):1024-35.

55. Mantle D, Wilkins RM, Preedy V. A novel therapeutic strategy for Ehlers-Danlos syndrome based on nutritional supplements. Med Hypotheses. 2005;64(2):279-83

56. Worthington V. and Shambaugh P. (1993). Nutrition as an environmental factor in the etiology of idiopathic scoliosis. J Manipulative Physiol Ther., 16(3):169-73.

57. Kolata G., Bone Finding May Point to Hope for Osteoporosis, New York Times, Retrieved 11.12.08 from http://www.nytimes.com.

58. Donovan P. (Mar 21, 2008). Grow Your Own Probiotics, Part 1: Kefir, NaturalNews, Naturalnews.com, http://www.naturalnews.com/022822.html.

59. Neogi T., Booth S.L. and Zhang Y.Q. (2006) Low vitamin K status is associated with osteoarthritis in the hand and knee. Arthritis Rheum, 54:1255—61. PMID: 16572460.

Partie 2
Programme nutritionnel pour la santé et la scoliose

(Chapitre 8 - 10)

60. Brooks, D. (1 Apr, 2008). India, China lead explosion in diabetes epidemic: researcher, AFP.

61. Child & Family Research Institute (Nov. 21, 2007). Too Much Sugar Turns Off Gene That Controls Effects Of Sex Steroids. ScienceDaily, Retrieved January 9, 2007, from http://www.sciencedaily.com / releases/2007/11/071109171610.htm

62. French, P., Stanton, C., Lawless, F., O'Riordan, E.G., Monahan, F.J., Caffrey, P.J. and Moloney, A.P. (Nov, 2000). Fatty acid composition, including conjugated linoleic acid, of intramuscular fat from steers offered grazed grass, grass silage, or concentrate-based diets. Journal of Animal Science, 78(11); 2849-2855.

63. Resnick, Donald and Niwayama, Gen, *Diagnoses of Bone and Joint Disorders* (Philadelphia: WB Saunders, 1988), p. 758.

64. Jaksic, et al. Plasma proline kinetics and concentrations in young men in response to dietary proline deprivation, *American Journal of Clinical Nutrition*, 1990, 52, 307-312.

65. Gotthoffer, NR, *Gelatin in Nutrition and Medicine* (Graylake IL, Grayslake Gelatin Company, 1945), p. 131

66. Medline abstract of Koyama, et al. Ingestion of gelatin has differential effect on bone mineral density and bodyweight in protein undernutrition, *Journal of Nutrition and Science of Vitaminology*, 2000, 47, 1, 84-86.)

67. Oesser, S, et al. Oral administration of (14) C labeled gelatin hydrolysate leads to an accumulation of radioactivity in cartilage of mice (C57/BL), *Journal of Nutrition*, 1999, 10, 1891-1895.

68. Moskowitz, W, Role of collagen hydrolysate in bone and joint disease, *Seminars in Arthritis and Rheumatism*, 2000, 30, 2, 87-99.

69. Lubec, G, et al. Amino acid isomerisation and microwave exposure, *Lancet*, 1989, 2, 8676, 1392-1393.

70. Davis, Adele, *Let's Get Well* (Signet, 1972), p. 142.

71. Gotthoffer, NR, *Gelatin in Nutrition and Medicine* (Graylake IL, Grayslake Gelatin Company, 1945), pp. 65-68

72. Pottenger, FM, Hydrophilic colloid diet, *Health and Healing Wisdom*, Price Pottenger Nutrition Foundation Health Journal, Spring 1997, 21, 1, 17.

73. Ottenberg, R, Painless jaundice, *Journal of the American Medical Association*, 1935, 104, 9, 1681-1687

74. Reuter Information Service, "Can Gelatin Transmit 'Mad Cow' Disease," *Nando Times*, 1997, www.nando.net

75. Anthony W Norman. (Aug, 2008) A vitamin D nutritional cornucopia: new insights concerning the serum 25-hydroxyvitamin D status of the US population. American Journal of Clinical Nutrition, Vol. 88, No. 6, 1455-1456

76. Goswami, R., Gupta, N., Goswami, D., Marwaha, R.K. and Tandon, N. (Aug 2000). Prevalence and significance of low 25-hydroxyvitamin D concentrations in healthy subjects in Delhi. American Journal of Clinical Nutrition, 72(2), 472-475.

77. Holick M.F. (Sept, 2000). Calcium and Vitamin D. Diagnostics and Therapeutics. Clin Lab Med, 20(3):569-90

78. Tokita, H., Tsuchida, A., Miyazawa, K., Ohyashiki, K., Katayanaqi, S,. Sudo, H., Enomoto, M., Takaqi, Y. and Aoki, T. (2006). Vitamin K2-induced antitumor effects via cell-cycle arrest and apoptosis in gastric cancer cell lines. Int J Mol Med, 17(2):2355-43.

79. Neogi, T., Booth, S.L. and Zhang, Y.Q., et al. (2006). Low vitamin K status is associated with osteoarthritis in the hand and knee. Arthritis Rheum, 54:1255-61.

80. Geleijnse, J.M., Vermeer, C., Grobbee, D.E., Schurgers, L.J., Knapen, M.H.J., Van der Meer, I.M., Hofman, A. and Witteman, J.C.M. (2004). Dietary Intake of Menaquinone Is Associated with a Reduced Risk of Coronary Heart Disease: The Rotterdam Study. J Nutr. 134: 3100-3105.

81. National Health and Medical Research Council. (8 Mar, 2006). Joint Statement and Recommendations on Vitamin K Administration to Newborn Infants to Prevent Vitamin K Deficiency Bleeding in Infancy.

82. Purwosuna, Y., Muharram, Racjam I.A., et al. (Apr, 2006) Vitamin [K_2] treatment for postmenopausal osteoporosis in Indonesia. J Obstet Gynaecol Res, 32:230-4.

Partie 3 Exercices et étirements pour équilibrer le corps

(Chapitre 11 — 19)

83. Negrini, S., Fusco, C., Minozzi, S., Atanasio, S. Zaina, F. and M. Romano, (2008). Exercises reduce the progression rate of adolescent idiopathic scoliosis: Results of a comprehensive systematic review of the literature. Disability & Rehabilitation. 30(10) ; 772 — 785.

84. Smith, R.M. and Dickson, R.A., (Aug, 1987) Experimental structural scoliosis. The Journal of Bone and Surgery. 69(4):576-81.

85. Bogdanov, O.V., Nikolaeva, N.I. and Mikhaelenok, E.L. (1990). Correction of posture disorders and scoliosis in schoolchildren using functional biofeedback. Zh Nevropatol Psikhiatr Im S S Korsakova, 90(8); 47-9.

86. Woynarowska, B., and Bojanowska, J. (1979) Effect of increased motor activity on changes in posture during puberty. Probl Med Wieku Rozwoj. 8:27-35.

87. Wong, M.S., Mak, A.F., Luk, K.D., Evans, J.H. and Brown, B. (Apr, 2001). Effectiveness of audio-biofeedback in postural training for adolescent idiopathic scoliosis patients. Prosthetics and Orthotics International. 25(1):60-70.

88. Yekutiel, M., Robin G.C. and Yarom R. (1981) Proprioceptive function in children with adolescent idiopathic scoliosis. Spine. 6(6):560-6.

89. Klein, A.C. and Sobel D., (1985). Backache Relief. Times Books.

90. Petruska, G.K. DC, DACRB, A Functional Approach to Treatment of Scoliosis. Retrieved December 19, 2007 from www.doctorpetruska. com.

91. Pećina, M., Daković, M. and Bojanić, I. (1992). The natural history of mild idiopathic scoliosis. Acta Med Croatica. 46(2):75-8.

92. Timgren J & Soinila S. (2006). Reversible pelvic asymmetry: an overlooked syndrome manifesting as scoliosis, apparent leg-length difference, and neurologic symptoms. Journal Manipulative Physiological Therapeutics, ;29(7):561-5.

93. Hawes, M.C. (2002). Scoliosis and the Human Spine, West Press.

94. Mooney, V., Gulick, J. and Pozos, R. (Apr, 2000) A preliminary report on the effect of measured strength training in adolescent idiopathic scoliosis. Journal of Spinal Disorders, 13(2):102-7.

95. Weiss, H.R. (1992). Influence of an in-patient exercise program on scoliotic curve. Journal of Orthopaedic Trauma. 18(3):395-406.

96. Weiss, H.R. (Feb, 2003). Conservative treatment of idiopathic scoliosis with physical therapy and orthoses. Orthopade, 32(2):146-56.

97. Morningstar, M.W., Woggon D., and Lawrence, G. (14 Sept, 2004). Scoliosis treatment using a combination of manipulative and rehabilitative therapy: a retrospective case series. BMC Musculoskelet Disord. 5: 32

98. Athanasopoulos, S., Paxinos T., Tsafantakis, E., Zachariou, K. and Chatziconstantinou, S. (31 August, 1998). The effect of aerobic training in girls with idiopathic scoliosis. Scandinavian Journal of Medicine and Science in Sports, 9(1):36-40.

99. Timgren, J. and Soinila, S. (September, 2006). Reversible pelvic asymmetry: an overlooked syndrome manifesting as scoliosis, apparent leg-length difference, and neurologic symptoms. Journal Manipulative Physiological Therapeutics, ;29(7):561-5.

100. Hawes, M.C., (2002). Scoliosis and the Human Spine, West Press.

Notes

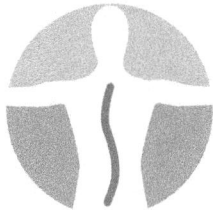

ScolioLife™

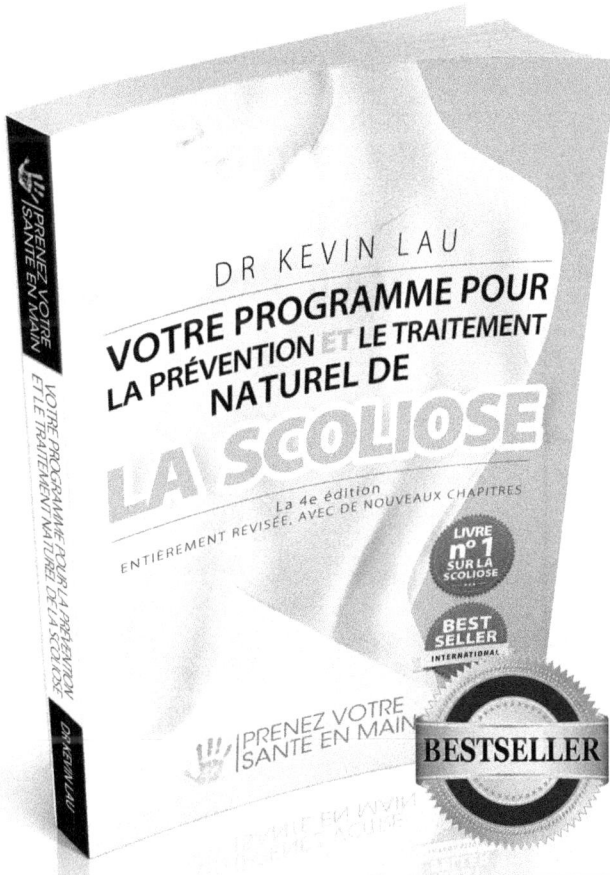

Un programme de nutrition et d'exercices completement naturel, sur et approuve pour le traitement et la prevention de la scoliose !

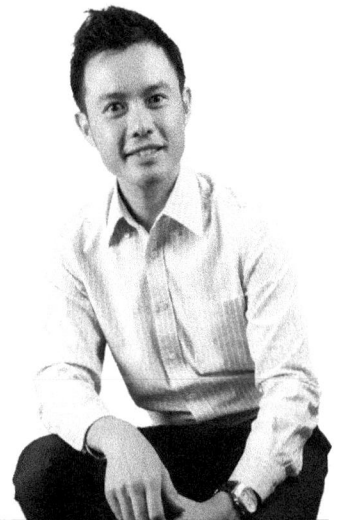

DR KEVIN LAU

VOTRE PROGRAMME POUR LA PRÉVENTION ET LE TRAITEMENT NATUREL DE LA SCOLIOSE

La 4e édition
ENTIÈREMENT REVISÉE, AVEC DE NOUVEAUX CHAPITRES

LIVRE n°1 SUR LA SCOLIOSE

BEST SELLER INTERNATIONAL

PRENEZ VOTRE SANTE EN MAIN

BESTSELLER

Dans ce livre, vous pourrez :

- Découvrir les dernières recherches réalisées sur les causes réelles de la scoliose.
- Découvrir comment le port du corset et la chirurgie se limitent à traiter les symptômes, sans s'attaquer aux causes de la scoliose.
- Discerner les traitements qui fonctionnent de ceux qui ne fonctionnent pas et apprendre pourquoi.
- Connaître les symptômes les plus courants chez les patients atteints de scoliose.
- Apprendre comment un dépistage de scoliose chez l'adolescent peut lui assurer une meilleure qualité de vie dans le futur.
- Apprendre pourquoi l'absence d'une bonne nutrition entraîne la maladie et affecte la croissance normale de la colonne vertébrale.
- Lire le seul livre publié dans le monde qui traite de la scoliose en contrôlant la façon dont les gènes liés à la scoliose s'expriment.
- Comprendre en profondeur le fonctionnement des muscles et des ligaments chez les patients atteints de scoliose.

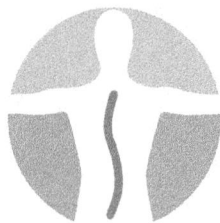

ScolioLife™

est une sélection minutieuse des exercices
que vous pouvez faire pour faire reculer
la scoliose dans le confort de votre domicile.

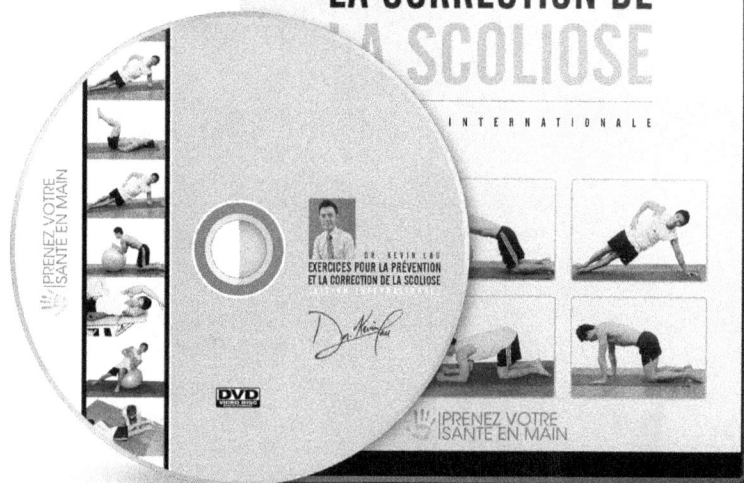

Divisé en trois sections simples à assimiler, le DVD vous fera passer par diverses étapes afin de commencer à reconstruire et à rééquilibrer votre colonne vertébrale. Les sections complètes couvrent tout, des étirements pour équilibrer votre corps à la Construction de votre centre, ainsi qu'un certain nombre de différents exercices d'alignement du corps qui ont tous été minutieusement conçus et sélectionnés par le Dr Kevin Lau.

Pour tous ceux qui souffrent de scoliose, les avantages principaux du DVD sont :

- Il offre une prolongation concise de 60 minutes du livre du Dr Lau portant le même nom, Votre programme pour une prévention et un traitement naturels de la scoliose.

- La section Equilibrer le corps du DVD explique en détail les techniques d'étirement correctes pour soulager la raideur chez les personnes atteintes de scoliose.

- La section Construire votre centre se concentre sur le renforcement musculaire qui donne de la stabilité à votre colonne vertébrale.

- Les exercices d'alignement du corps amélioreront l'alignement général de votre colonne vertébrale.

- Tous les exercices présentes sur le DVD sont adaptés pour une rééducation pré et post-opératoire en cas de scoliose.

- Sans risque, même pour ceux qui souffrent.

- Tous les exercices couverts dans Votre santé entre vos mains peuvent être pratiqués à la maison, et aucun équipement spécial n'est requis.

Livre de cuisine ScolioLife™

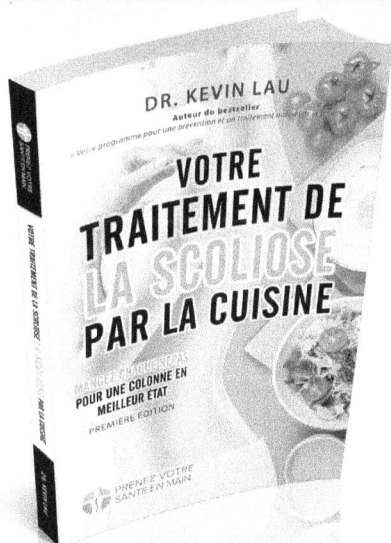

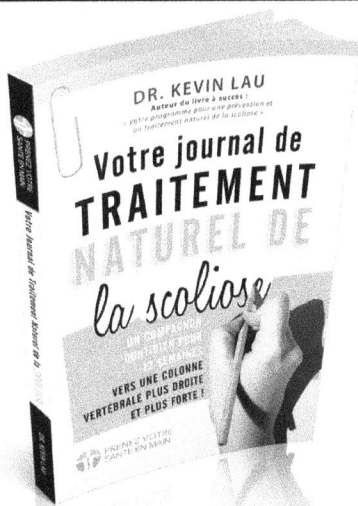

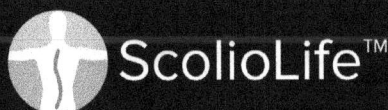

Le chirurgie

ScolioLife™

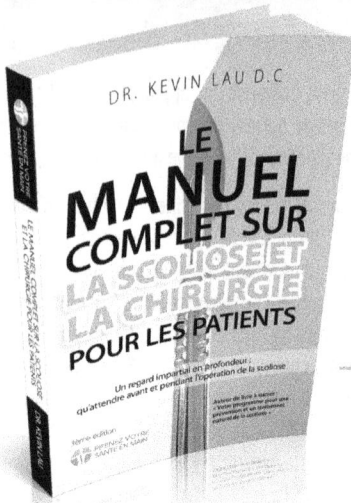

Un regard impartial en profondeur : qu'attendre avant et pendant l'opération de la scoliose

Une opération de la scoliose n'a pas besoin d'être une expérience problématique et pleine d'anxiété. En fait, avec la bonne connaissance et une information correcte, vous pouvez prendre en toute confidence et bien informé les décisions sur les meilleures options de traitement. Le dernier ouvrage de Dr. Kevin Lau vous aidera à découvrir des informations cruciales et actuelles qui vous guideront pour prendre les décisions au sujet de la santé de votre colonne vertébrale.

Vous découvrirez :

* **7 questions à vous poser** – La vérité est que, bien que la chirurgie soit appropriée pour certains patients, ce n'est pas nécessairement le cas pour tous. Considérez ces 7 simples questions pour vous aider à déterminer si la chirurgie est la meilleure option.

* **Les différents types de chirurgie de la scoliose** – Incluant comprendre les composants de la chirurgie comme pourquoi les broches posées dans votre corps pendant l'opération doivent-elle y rester.

* **Des histoires de la vie réelle** – Apprenez de plusieurs études de cas, les succès et les épreuves subies par les patients sur le chemin d'une vie normale et saine.

* **Comment évaluer** les risques associés avec les nombreux types de chirurgie de la scoliose.

* **Des astuces pratiques** – Comment vous permettre votre opération et comment choisir le meilleur moment, la place et le chirurgien.

La grossesse

ScolioLife™

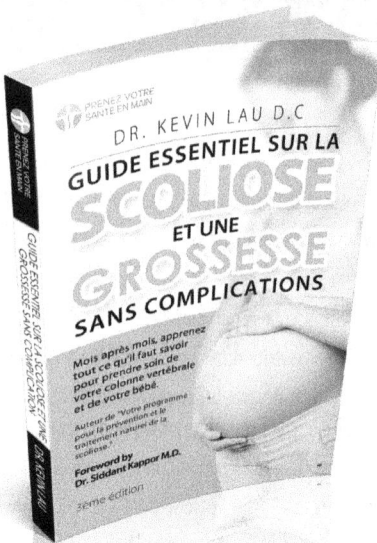

Guide complet et facile à suivre pour contrôler votre scoliose pendant une grossesse !

« Guide essentiel sur la scoliose et une grossesse sans complications » est un guide qui aborde mois par mois tout ce que vous devez savoir pour prendre soin de votre colonne vertébrale et de votre bébé. Le livre vous soutient et vous accompagne tout au long de ce voyage merveilleux vers la naissance d'un bébé en bonne santé.

Ce livre offre des réponses et des conseils professionnels pour les femmes enceintes qui souffrent de scoliose. Vous y trouverez de nombreuses informations pour faire face aux bouleversements physiques et émotionnels vécus au cours d'une grossesse si vous êtes atteinte de scoliose. De la conception à l'accouchement et après la naissance, ce guide vous accompagnera pour devenir l'heureuse et fière maman d'un bébé en pleine santé.

Scoliotrack

ScolioLife™

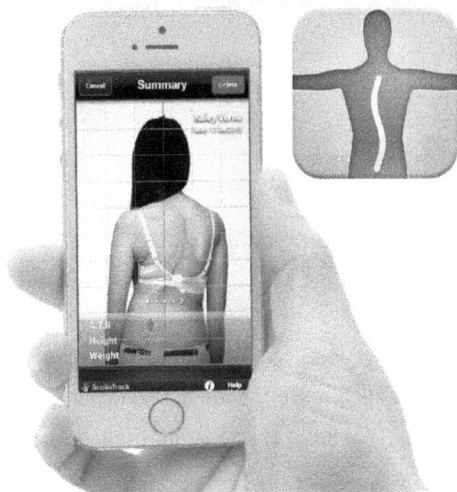

ScolioTrack est une manière sûre et innovante de suivre la scoliose d'une personne mois après mois en utilisant l'accéléromètre de l'iPhone et Android comme un médecin utiliserait un scoliomètre. Un scoliomètre est un instrument utilisé pour estimer le degré de courbure de la colonne vertébrale d'une personne. Il peut être utilisé pendant des examens de dépistage ou pour le suivi d'une scoliose, une malformation dans laquelle la colonne vertébrale se courbe de manière anormale.

Télécharger dans l'App Store

DISPONIBLE SUR Google play

Fonctionnalités de l'application :

- Il peut être utilisé par de multiples utilisateurs et il enregistre les données de manière pratique sur l'iPhone pour des examens de santé ultérieurs.
- Il suit et enregistre l'angle d'inclinaison du tronc d'une personne, une mesure clé dans le dépistage et dans la planification du traitement de la scoliose.
- Il suit la taille et le poids d'une personne – idéal pour les adolescents en pleine croissance atteints de scoliose, ou les adultes qui font attention à leur santé.
- Il affiche les flux d'information récents sur la scoliose pour maintenir les utilisateurs informés et à jour.
- Il propose une aide complète et des guides faciles à suivre afin que n'importe qui puisse suivre sa scoliose dans le confort de son domicile.

ScolioLife™ Le scoliomètre

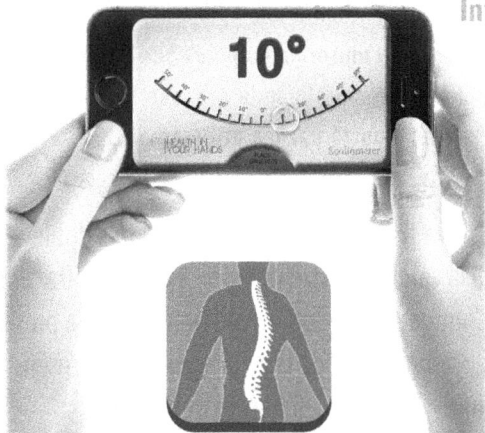

Introduction d'un outil convivial pour depistage de la scoliose : une app pour scoliometre

10°

Le scoliomètre est un outil utile et très innovant destiné aux professionnels de la santé, aux médecins et à ceux qui veulent réaliser des bilans de la scoliose chez eux. Nous pouvons toujours vous fournir un remplacement très précis pour un prix beaucoup plus abordable. Les médecins et les professionnels de la santé qui cherchent un moyen simple, rapide et élégant pour mesurer la courbure de la colonne vertébrale peuvent utiliser cet outil précis.

Télécharger dans l'App Store

DISPONIBLE SUR Google play

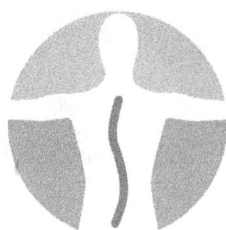

CEINTURE DE TRACTION
SCOLIOEASE

"Se libérer d'une vie de scoliose douloureuse."

Caractéristiques de la Ceinture de Traction ScolioEase

- Réduction des effets de la gravité et des charges de compression pour la relaxation des spasmes musculaires, crampes, entorses et douleurs liées à la scoliose.
- Aide à soulager la douleur causée par la scoliose, les maladies dégénératives discales et articulaires, la sciatique, la spondylose et la sténose spinale.
- La traction du disque intervertébral entraîne une réduction des douleurs au dos, aux hanches, aux cuisses, aux jambes et aux pieds, causées principalement par la scoliose, les hernies discales et le gonflement des os.
- Aide les personnes qui doivent soulever des poids lourds et celles qui doivent conduire ou s'asseoir pendant de longues heures, car il réduit la charge compressive sur les scolioses.
- Aide au maintien d'une bonne posture qui permet une répartition uniforme du poids sur l'ensemble de la colonne vertébrale de la scoliose lombaire.
- Peut être porté par les utilisateurs sous leurs vêtements.

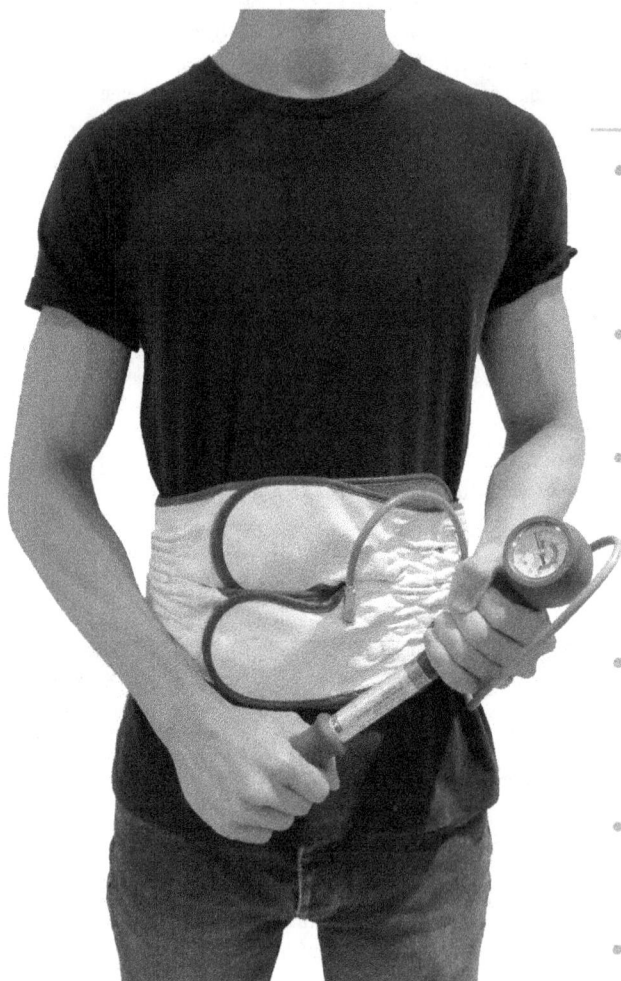

Nous sommes heureux de vous présenter la toute dernière technologie de traitement des douleurs lombaires causées par les maladies ou les blessures de la colonne vertébrale. La Ceinture de Traction ScolioEase est équipée d'une "Expansion à Poche d'Air" unique qui réduit considérablement la pression sur les vertèbres et est extrêmement efficace pour le soulagement de la douleur et le traitement. La Ceinture de Traction ScolioEase a un tout nouveau design qui est extrêmement bénéfique dans les cas pré- et post-opératoires et offre une plus grande flexibilité.

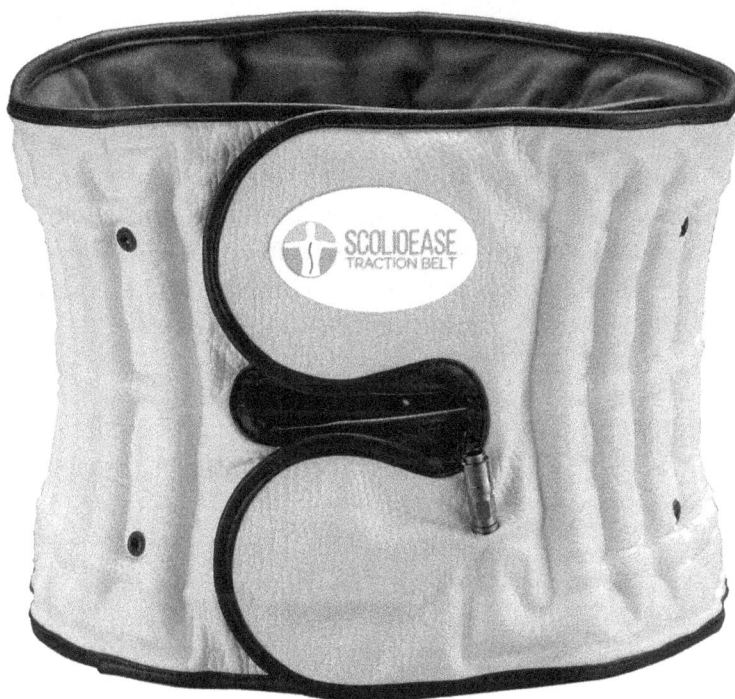

En dehors du moment où vous dormez, le bas du dos doit supporter plus de 60% du poids total de votre corps. La charge de compression prolongée des vertèbres lombaires est la cause de diverses affections du bas du dos et peut aggraver la scoliose. Ainsi, la prévention du niveau de pression sur les vertèbres lombaires aidera au traitement de la douleur lombaire et de la scoliose.

COMMENT FONCTIONNE LA CEINTURE DE TRACTION SCOLIOEASE ?

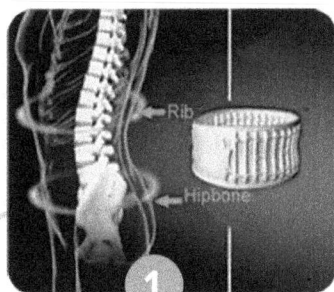

1 Placez la ceinture non gonflée autour de votre taille entre la côte inférieure et l'os de la hanche, en vous assurant qu'elle est bien ajustée.

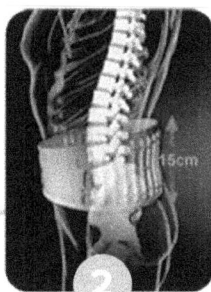

2 Procéder au gonflage de la ceinture. Cela aura un effet de traction sur les vertèbres.

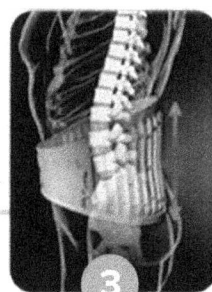

3 La Ceinture de Traction est tendue de 13 cm à 21 cm environ.

https://hiyh.info/es_ES/scolioease/

¡Disponible ya! ¡Visite nuestra página web desde donde podrá realizar su compra hoy mismo!

Suivez-nous

Restez connectés avec les tous derniers conseils, nouvelles et informations du Dr Lau sur les médias sociaux suivants. Rejoignez la page Facebook « Prenez votre santé en main » pour avoir l'opportunité de poser des questions au Dr Kevin Lau à propos du livre, la scoliose en général, l'App iPhone Scoliotrack et le DVD d'exercices.

facebook. www.facebook.com/Scoliose

Instagram www.instagram.com/drkevinlau/

You Tube www.youtube.com/DrKevinLau

Blogger www.DrKevinLau.blogspot.com

twitter www.twitter.com/DrKevinLau

Linked in https://www.linkedin.com/in/drkevinlau/fr